不孕不育怎么办

主　编
胥　波

副主编
胥受天　胥京生　谢英彪

编著者
房斯洋　虞丽相　陈泓静　卢　岗
黄志坚　严玉美　彭伟明　史兰君
徐凤霞　曲黎明　姜兆红　夏　天

金盾出版社

内容提要

本书第一部分介绍了人们非常关注的生殖系统医学知识，包括不孕不育的发生原因，影响生育的常见病防治；第二部分介绍了西医治疗不孕不育的药物疗法和手术疗法适应证；第三部分为中医治疗不孕不育的辨证施治方法和有效良方；第四部分推荐了多种自然疗法、心理疗法和起居疗法，帮助患者自我康复；第五部分详细介绍了人工授精、试管婴儿等高科技助孕方法；在书后附录中，详细列出了开展人类辅助生殖技术机构和设置人类精子库机构的信息以方便读者查找。本书内容科学实用，简单明了，适合广大读者和基层医师阅读参考。

图书在版编目(CIP)数据

不孕不育怎么办／胥波主编．—北京：金盾出版社，2014.8（2015.3 重印）
ISBN 978-7-5082-9252-6

Ⅰ.①不… Ⅱ.①胥… Ⅲ.①不孕症—诊疗 Ⅳ.①R711.6

中国版本图书馆 CIP 数据核字(2014)第 037234 号

金盾出版社出版、总发行
北京太平路 5 号（地铁万寿路站往南）
邮政编码：100036 电话：68214039 83219215
传真：68276683 网址：www.jdcbs.cn
封面印刷：北京盛世双龙印刷有限公司
正文印刷：双峰印刷装订有限公司
装订：双峰印刷装订有限公司
各地新华书店经销

开本：850×1168 1/32 印张：9.5 字数：230 千字
2015 年 3 月第 1 版第 2 次印刷
印数：4 001～7 000 册 定价：25.00 元

前言

婚姻的一个重要目的就是繁育后代，成功孕育宝宝是很幸福的事，但因某些原因所造成的不孕不育，却让有些夫妇难圆子女梦。

不孕不育分为不孕症和不育症。育龄夫妇同居一年以上，有正常性生活，在没有采用任何避孕措施的情况下未能成功怀孕，称为不孕症；虽能受孕但因种种原因导致流产、死胎而不能获得存活婴儿，称为不育症。因男性原因导致配偶不孕称为男性不育症，一般习惯称为男性不育。

婚后两年从未受孕，称为原发性不孕；曾有过生育或流产，又连续两年以上不孕，称为继发性不孕。绝对性不孕，是指夫妇双方不论是哪方患有先天性或后天性生殖系统的严重异常或生理性缺陷，不论采用何种方法治疗均无法矫治成功，如先天性无子宫。相对性不孕，是指某种病因造成受孕困难而降低了生育能力，致使患者暂时不能受孕，但通过治疗仍能受孕，如子宫发育不良等。

不孕症的发生率占生育年龄妇女的8%～17%，平均为10%左右。不孕症发病率的递增趋势可能与晚婚晚育、人工流产、性传播疾病等相关。女性不孕的发病因素大致有阴道因素、宫颈因素、子宫因素、输卵管因素、卵巢因素、内分泌因素、先天性因素、全身性因素、精神神经因素和免疫性不孕等。不孕症给育龄女性患者造成了极大的心理压力和创伤，甚至影响正常的生活和工作，应引起全社会和医务工作者的重视。

男性不育分为性功能障碍和性功能正常两类，后者依据精液分析结果可进一步分为无精子症、少精子症、弱精子症、精子无力症和精子数正常性不育。男性不育症除了先天性睾丸畸形和发育不良外，外在的潜在危害是男士内裤过紧，且往往容易被人忽视。现在流行紧身的男士内裤，一般前面设计都是双层的，将阴囊和阴茎包裹在一起，长期如此，导致胯下处于高温潮湿的环境中，成为病毒、细菌滋生的温床。这些部位长时间的高温潮湿，是引发男性前列腺炎、精索静脉曲张、精囊炎、阴囊湿疹等常见男性疾病的潜在危险。而前列腺炎、精索静脉曲张和精囊炎则是引发男性不育症的常见疾病。

临床研究发现，经过专业人员的帮助和治疗，可有60%的不孕夫妇顺利怀孕。还有一些不孕夫妇可能已经发现有些"问题"，或者虽然经过各种评估没有发现任何问题，但是夫妻俩也不愿仅仅等待的，进行下面的一些步骤也可以帮助解决不孕的烦恼：①排卵监测。②输卵管通畅试验。③诱发排卵。④补充黄体激素。⑤宫腔内人工授精。⑥试管婴儿。

全身及生殖系统疾病对生育能力有着重要的影响。影响妊娠的因素或疾病有：避孕方法、性传播性疾病、隐性泌尿系感染、内分泌紊乱、消毒不严格的人工流产、自然流产、子宫异常、不顺利的产科经历、遗传性疾病等。月经不规则的妇女多无排卵，需治疗后才能受孕。成年时患腮腺炎的男性和患有盆腔炎的女性，也会影响受孕。

失望、沮丧情绪常伴随着这些不孕不育的患者，他们热切地希望得到关心和帮助。编写此书的目的旨在帮助所有不孕夫妇找出不孕的原因和掌握处理方法，积极主动地配合医生进行治疗，早日圆自己对家庭幸福生活的渴望。

作　者

目　录

一、基础知识

二、西医疗法

三、中医疗法

四、自然疗法

五、其他疗法

附 录

一、基础知识

1. 不孕不育的女方原因有哪些

据统计，在不孕不育的原因中，约40%是由女方造成的。引起女性不孕的原因主要为排卵障碍、生殖道阻塞、受精卵着床障碍，以及免疫性不孕等。不孕症是指育龄夫妇的性生活正常，未避孕，而在一定期限内从未妊娠。这个期限各国的标准并不一致，我国是以1～2年为标准，与世界卫生组织的规定相符合。要实现妊娠必须具备以下几个要素：①有一个正常发育的卵子与正常精子相遇形成受精卵。②有一条健康的有功能的通道——输卵管。③受精卵能安全地种植在子宫腔内并得到发育、生长。这3个环节缺少任何一环或在任何一处出了问题均可以引起不孕，其中有男性因素，也有女性因素。男方因素引起的不育症占了40%，主要是由于精子异常或精子数过少，性功能障碍，输精管阻塞等原因。女方的主要原因如下。

(1)排卵障碍：正常排卵需要有功能完整的下丘脑-垂体-卵巢轴，这些部位的功能性或器质性改变均可影响排卵。因无排卵引起的不孕占女性不孕的29.1%。①卵巢。先天性卵巢发育不全或缺如，卵巢肿瘤行手术切除或放射破坏了卵巢组织。②脑垂体。脑垂体肿瘤、席汉综合征、原发性垂体功能低下。③下丘脑。多囊卵巢综合征、闭经泌乳综合征、精神过度紧张、劳累、生活环境改变、慢性消耗性疾病等。

(2)影响精子与卵子结合：①输卵管病变。输卵管在生殖中的重要作用是提供受精场所，为受精卵提供营养，及时将受精卵运送到子宫腔。因而要求输卵管必须通畅且功能正常，同时要有一定的长度，如输卵管结构和功能遭受到破坏可导致不孕。输卵管因素所致的不孕占女性不孕的30％～50％。输卵管因素所致不孕原因很多，感染是最常见的原因，感染的病因有需氧菌、厌氧菌、结核杆菌、淋病双球菌、支原体、衣原体等。急性输卵管炎多见于分娩、流产、宫腔手术感染，急性炎症治疗不彻底可演变成慢性炎症，形成输卵管积水或结节型峡部输卵管炎，可导致输卵管不通。结核感染是输卵管性病因的主要原因之一，输卵管结核多数由肺结核经血液循环蔓延而感染，少数由肠结核和腹膜结核经淋巴管直接蔓延而感染。输卵管结核感染可导致输卵管伞端粘连、闭锁，管腔内充满干酪样坏死，黏膜破坏，纤维组织增生，使输卵管管腔闭塞、功能丧失。输卵管先天性缺陷比较罕见，多伴有子宫发育异常。输卵管缺陷包括节段性闭锁、发育不全、副输卵管和输卵管缺如等。②手术后盆腔粘连。任何盆腔手术都可能对腹膜造成创伤，引起炎症渗出和纤维素沉着，继而纤维化和瘢痕收缩使输卵管推移、牵拉等导致输卵管功能异常。③盆腔子宫内膜异位症。可引起盆腔内广泛粘连，致输卵管阻塞或蠕动减弱，影响拾卵或受精卵的运行。④盆腔肿瘤。盆腔肿瘤可以压迫输卵管，使之变形、管腔闭塞或影响输卵管功能而导致不孕。⑤生殖道炎症。阴道宫颈的炎症改变了阴道的环境，不利于精子的生存和上行活动，如滴虫性、真菌性阴道炎和重度宫颈糜烂。⑥生殖道发育畸形。如完全性阴道横隔，使精子不能到达输卵管与卵子相遇。

(3)影响受精卵着床：①内分泌失调。黄体功能不足使子宫内膜与受精卵发育不同步，影响受精卵着床及发育。②子宫因素。子宫发育不良，子宫畸形，黏膜下子宫肌瘤，子宫内膜结核等均可影响受精卵着床。

如果女性月经不规律甚至闭经，或者合并经期延长等异常情形，需注意有否排卵障碍的因素。一些全身性的状况也会合并卵巢功能的异常而发生排卵抑制，如过度消瘦或超重，甲状腺、肾上腺等内分泌腺体功能障碍，重度糖尿病等。此时，首先需要进行全面的体检来排除全身性疾病的因素，可以在药店购买一种验尿的试纸来进行排卵测定。而妇科医生则会建议不孕女性采取连续测定基础体温并制成图表来分析是否有排卵，以及相关的可能引起不孕的生殖内分泌异常的情形；或者安排不孕女性在月经来潮的第一天，做一个采取子宫内膜活检的小手术来进行相应的检查。

女性生殖道阻塞的重要环节是输卵管不通。常见的引发原因是输卵管炎症和子宫内膜异位症。如果不孕女性曾经患急、慢性盆腔炎等，或者确诊为子宫内膜异位症，不孕的原因可能就是输卵管出问题了。其他引起生殖道阻塞的因素还有外阴、阴道或子宫颈的局部病变等。由于是否存在输卵管不通等问题无法自行测知，可请妇科医生进行相关的辅助检查来帮助评估。常用的方法如子宫腔输卵管通液或通气术、造影术，腹腔镜检查术等。

引起着床障碍的通常是子宫因素，这包括子宫发育不良、子宫内膜结核、宫腔粘连、子宫内膜息肉、子宫黏膜下肌瘤等。另外，卵巢黄体功能不良，导致黄体激素分泌不足，而使子宫内膜分泌反应不良等因素，也会影响受精卵着床。同样，不孕女性是否存在上述的影响因素无从自知，需辅助检查方法，常用的如子宫腔输卵管造影术，宫腔镜检查术等。连续基础体温测定经常可以提示卵巢黄体功能不良的情况，而子宫内膜活检术也同样是评价子宫因素的重要方法。

2. 女性不孕症状有哪些

(1)月经紊乱：①月经周期改变。月经提早或延迟。②经量改变。经量过多、过少。③经期延长。常见于黄体功能不全及子宫内膜炎症。

(2)闭经:年龄超过18岁尚无月经来潮;月经来潮后又连续停经超过6个月。闭经引起的不孕为数不少,后者按病变部位又有子宫性、卵巢性、垂体性、下丘脑性之分。

(3)痛经:子宫内膜异位、盆腔炎、子宫肌瘤、子宫发育不良、子宫位置异常等疾病存在时,可出现行经腹痛。月经前后诸症:少数妇女月经前后周期性出现经前乳胀、经行头痛、经行泄泻、经行水肿、经行发热、经行口糜,经期面部痤疮、经行风疹块、经行抑郁或烦躁等一系列症状,常因内分泌失调而黄体功能不正常引起,均可导致不孕。

(4)白带异常:有阴道炎、宫颈炎(宫颈糜烂)、子宫内膜炎、附件炎、盆腔炎及各种性传播疾病存在时,会出现白带增多、色黄、有气味、呈豆腐渣样或水样,或伴外阴痒、痛等,而这些疾病又都不同程度地影响受孕。

(5)腹痛:慢性下腹、两侧腹隐痛或腰骶痛,常常是在有盆腔炎、子宫肌炎、卵巢炎、子宫内膜异位症,子宫、卵巢肿瘤时出现。

(6)溢乳:非哺乳期乳房自行或挤压后有乳汁溢出,多提示有下丘脑功能不全、垂体肿瘤,泌乳素瘤或原发性甲状腺功能低下、慢性肾衰竭等疾病,也可以由避孕药及利血平等降压药引起。溢乳常常并发闭经,导致不孕。

3. 女性不孕症需要做哪些检查

女性不孕症的检查,除了医生询问病史,进行一般的体格检查和妇科检查外,大多先初步化验血液常规,尿、粪常规,血沉,血型,胸部摄片,以排除有无可以造成不孕的全身性疾病或其他部位疾病,再进一步就要检查排卵功能。检测排卵的方法很多,但最实用的还是测定基础体温和宫颈黏液检查。通过这两种方法大致能确定有无排卵，但不能明确肯定哪天排卵，前后可有5～7天的误差。也有的人虽然宫颈黏液一直少且稠厚，而且基础体温也极不典型，但仍有排卵。

性交后试验一般在排卵期进行，主要目的是检查精子是否能够穿过宫颈黏液而进入子宫，同时也可反映有无抗精子抗体或宫颈病变。

为了解子宫内膜发育程度，须在月经前做子宫内膜活组织检查。若基础体温疑与黄体功能不全有关，应测定尿中的孕二醇激素，以鉴别究竟是卵巢引起的黄体功能不全，还是子宫分泌期的子宫内膜功能不全。

为判断输卵管的通畅程度，应在月经干净后到排卵日前做输卵管通气试验或子宫、输卵管造影术。

如疑有子宫畸形、某些内分泌功能失调疾病（如多囊卵巢综合征），或者扪及盆腔内有肿块而需了解肿块与内生殖器的关系，可做盆腔充气造影或双重造影（在盆腔充气的同时做子宫输卵管造影）检查。

排卵功能有障碍者应做多种较复杂的试验，以判定原因。初诊时怀疑有内分泌疾病时，需做相应的内分泌检查，如甲状腺、肾上腺皮质、胰岛功能等方面检查；怀疑为神经性疾病引起者，应做自主神经系统功能检查。根据情况有的还需做免疫学试验以测定有无抗精子抗体存在，或做腹腔镜检查以寻找一般检查不易找到的原因。

4. 女性阴道异常有哪些

（1）处女膜闭：因在胚胎发育中尿生殖窦的阴道芽状突起未能被贯通所致。青春期后致生殖道经血潴留。原发性假性闭经，青春期后出现周期性下腹痛，婚后不能性交。检查可见处女膜无孔，局部饱满膨出;肛腹双合诊发现直肠前囊性包块感;B超或CT扫描等影像学检查可呈现阴道宫腔积液图像。处女膜最薄处穿刺可抽出咖啡色血性液。

(2)阴道横隔:可能因两侧副中肾管尾端与尿生殖窦相接处未被贯通所致。阴道横隔多位于阴道中1/3交界处,也有发生在其他部位者。完全性横隔少见可致阴道闭锁;通常在隔中央或侧方有小孔,其大小不一,影响阴道液与经血排放。不孕患者可能经血排放不畅致淋漓不尽,痛经、经血潴留可能合并感染,性交痛、性生活不满意。

(3)阴道纵隔与双阴道:因两侧副中肾管会合后,中隔部分消失则形成不完全纵隔;中隔未消失则致完全纵隔形成双阴道。同时合并双子宫畸形。阴道纵隔常合并子宫畸形,可能不孕;一般对性生活、妊娠影响不大。

(4)先天性无阴道:在胚胎期7～10周性器官分化形成中,两侧副中肾管会合后,其尾端发育受阻或停滞未能向下发展,而致先天性无阴道,常合并先天性无子宫或始基子宫,偶有正常发育的子宫。卵巢来源于生殖嵴,很少同时受累,通常发育与功能正常。先天性无阴道的临床表现是:原发性闭经,亦有周期性下腹痛者,婚后不能性交等。检查女性表型,外阴正常,处女膜内仅有浅窝无阴道;无子宫或始基子宫畸形,可能合并泌尿系统或骨骼畸形。卵巢功能测定属正常范围。

(5)阴道狭窄与粘连:先天性阴道发育不良狭窄,如阴道横隔、纵隔等;继发性阴道狭窄与粘连。

5. 外阴、阴道肿瘤有哪些

外阴、阴道肿瘤不多见,可能影响妊娠的为数亦较少。

(1)前庭大腺囊肿:主要因前庭大腺急性或慢性炎症控制后,遗留下腺管粘连闭锁,分泌物潴留形成囊肿;亦会再感染或复发,转为前庭大腺炎或脓肿等炎症表现。

(2)外阴纤维瘤或纤维肌瘤:多发生在大阴唇、单侧,也有发生在小阴唇或阴蒂者。呈圆形或卵圆形,有蒂,质较硬,大小不一,小无症状,大者致外阴坠胀,行动不便,性交困难,排尿障碍,肿物感染破溃或囊性变。

(3)阴道囊肿:①当囊肿较大,引起异物感或压迫邻近器官,如排尿不适、性交障碍致不孕症。囊肿破裂可流出液体或含血性黏液等。②检查见阴道壁囊性肿物,壁薄,单个或多个。抽取内容物为比较清澈的无色液体。

6. 危害女性生殖健康的阴道炎有哪几种

正常育龄妇女的生殖道有自然防御机制。阴道内微生物是以阴道杆菌占优势,在雌激素的影响下,阴道上皮不断增生并富含糖原,借助阴道杆菌作用,糖原分解为乳酸,维持阴道 pH 值4.0～5.0,能有效地杀灭病原菌或抑制其繁殖。由于阴道杆菌在阴道壁形成的生物膜可起保护作用,在正常妇女的外阴和阴道中也能见到不同的微生物,但临床上并不表现炎症。

(1)滴虫性外阴阴道炎:由阴道毛滴虫引起的滴虫性阴道炎是比较常见的。阴道毛滴虫为一种寄生性原虫,最适宜繁殖的 pH 值为 5.5～6.0,在 pH 值$<$5.0 或者$>$7.5 的阴道环境中不易生存。当滴虫大量繁殖可波及外阴部,引起滴虫性外阴炎。临床表现为外阴痒,夜间更甚,带下多、色黄有臭气味。检查见外阴有抓痕、潮红皮损,阴道液略呈灰黄绿色、稀薄呈泡沫状,系因糖原被分解产气所致。阴道黏膜充血,深部可见小出血斑点;常与真菌等合并感染,若泌尿道同时感染可出现尿痛、尿频、下腹坠胀感等。

（2）真菌性阴道炎：由白色念珠菌引起，此菌在 pH 值 5.5～6.5 的阴道环境中最适宜生长。在正常情况下阴道 pH 值 4.0～4.5 时，白色念珠菌即便存在也不能大量繁殖；阴道杆菌对其有抑制作用。正常人体的皮肤、口腔、肠道及阴道黏膜中隐藏白色念珠菌，可互相传染，但与手、足癣无关。长期用抗生素可致菌群失调，真菌增加，糖尿病及孕妇等易患此病。临床表现主要是外阴奇痒及白带多。阴道壁大量白色豆腐渣样或凝乳状白带，黏膜红肿充血或有红斑点状。

（3）非特异性阴道炎：常见的致病菌有葡萄球菌、链球菌、大肠埃希菌、加德那杆菌等。诱因有阴道损伤，阴道用药不当或腐蚀性药物，子宫炎症波及，使阴道自然防御机制、微生态平衡被破坏，利于异常病菌生长繁殖而致病。临床表现为外阴阴道烧灼感、下坠感、阴道排液多、脓性有臭味，可伴尿痛、尿频，性交后血性排液。

7. 排卵障碍的原因有哪些

正常排卵周期的建立需下丘脑-垂体-卵巢轴功能正常。其中任何一个部位功能障碍都可能导致不排卵，因而引起无月经、月经稀发、功血等不孕症状。无排卵症的原因如下。

（1）下丘脑障碍：分功能性及器质性两类。前者包括特发性间脑性无月经，心因性无月经，功能性高泌乳素血症，神经性厌食症；后者包括间脑部肿瘤，脑炎，头部外伤后。

（2）垂体功能障碍：垂体腺瘤，席汉综合征，结核或梅毒肉芽肿。

（3）卵巢功能障碍：包括卵巢原发性闭经和继发性闭经。前者包括特纳综合征等；后者包括卵巢早衰、卵巢的器质性损害，如放射线照射后功能丧失，肿瘤、炎症所致的破坏。

8. 输卵管堵塞是什么原因

(1)盆腔感染:盆腔炎是导致输卵管性不孕的主要原因。当性病从阴道向生殖道上方尤其是输卵管扩散时经常会引起盆腔炎。不幸的是,衣原体疾病、单纯性疱疹、淋病和生殖疣等性病在性接触中非常多见。衣原体疾病的感染人数每年达3万人,如果和携带性病的人有一次性交就会导致盆腔感染。盆腔炎的每次发作都会增加输卵管性不孕的可能性。一次发作后感染率可达12%,两次发作就会达23%,而三次发作输卵管感染的机会就可达54%。在大多数情况下,导致盆腔炎的疾病没有任何症状,即使有也几乎意识不到或者是后来才出现症状。多次感染而未被发现是完全有可能的,尤其是衣原体病毒的感染。衣原体疾病是一种常见的没有症状的性病,许多携带者自身一无所知。通常在对妇女由于输卵管性不孕做检查时才被发现。

(2)阑尾穿孔:有过阑尾穿孔病史的妇女,其输卵管受损的机会就会增加。在一项有实验组和对照组的研究中发现,阑尾穿孔可使输卵管性不孕的机会增加4.8倍。因为阑尾和输卵管之间的距离非常近,所以阑尾感染很容易扩散到输卵管并导致瘢痕组织。但如果只有阑尾炎而没有阑尾穿孔就不会增大输卵管性不孕的可能性。

(3)粘连:粘连就是将纤维组织连在一起。在正常愈合过程中,经常会有粘连的情况出现。在盆腔里,粘连通常会覆盖卵巢和输卵管的末端,或者是将输卵管与其他组织紧紧地粘在一起。如果是这样,这些器官就不能正常运作。在做过盆腔手术的女性患者中,75%出现粘连现象。

(4)流产引起的感染:流产或终止妊娠也有可能导致感染发生,它的发生率不到1%。因为发炎,所以有可能在输卵管里留下瘢痕组织,从而堵塞或损伤输卵管内部。

9. 急性输卵管炎是如何危害女性生殖健康的

急性输卵管炎的病原体为淋球菌、沙眼衣原体、支原体、病毒等,非特异性的有球菌类、大肠埃希菌、厌氧菌等,常是多种病原微生物混合感染。流产后、产后、月经期等全身及局部抵抗力低下,侵入性的检查或治疗时防治感染措施不严格,如在诊室进行诊断性刮宫术、宫颈炎治疗术、子宫输卵管通液术、置入宫内节育器术等,均可引发急性输卵管炎。此外,也可由邻近组织器官炎症波及而感染,主要是生殖道炎症,如宫颈炎、子宫内膜炎等逆行感染;亦见于化脓性阑尾炎、腹膜炎扩散到输卵管等盆腔生殖器官。还可通过性交传染,如不洁性交、滥交、丈夫感染性病反复传染给妻子。

急性输卵管炎的病变以内膜炎症为主,如果来自急性盆腔炎则病变广泛。输卵管等组织充血、渗出,腔内脓性渗出物等流入盆腔,引起盆腔腹膜炎,重者形成盆腔脓肿;炎症扩散到卵巢,形成输卵管卵巢炎或脓肿;若输卵管伞部粘连闭锁时可形成输卵管积脓,多见于慢性炎症急性发作。急性炎症的渗出物脓液中及黏膜面常可查到致病微生物。

临床表现为急性发作的下腹痛,坠胀;尿频、尿痛;阴道排液脓血状;可伴寒战发热,还可能有腹胀、便秘或腹泻。若在月经期或流产后发病,则流血量增多,经期延长。追问可能有妇科病或性病接触史等。体征可有体温高、脉率加快、下腹部可有肌紧张或抵抗感、压痛、反跳痛。妇科检查可有阴道宫颈脓血性排液,宫颈充血、触之易出血,举痛。附件区压痛,可能触到痛性包块。后穹隆穿刺术可抽出少量脓性液。血中白细胞计数增高,中性多核白细胞增加,血沉快;后穹隆液化验白细胞多,宫颈管涂片或培养可能查到淋球菌、沙眼衣原体等。

10. 慢性输卵管炎有哪些类型及表现

由于下生殖道炎症上行扩散感染、如慢性宫颈炎、子宫内膜炎、宫旁组织炎等，引起输卵管炎症改变。可因致病微生物毒力不强、机体有一定抵抗力；亦可因治疗不恰当、不彻底而呈慢性炎变。急性输卵管炎未经治疗，或治疗不彻底而转为慢性炎症。慢性输卵管炎常伴有卵巢炎，故临床称为附件炎。病变部位、程度不同常见如下几种类型。

(1)慢性间质性输卵管炎(单纯肥大型)：由于长期炎变、输卵管壁间结缔组织增生纤维化，使管壁增厚变硬，管增粗，管腔堵塞不通。输卵管迂曲常与卵巢炎性粘连于阔韧带后叶并难以分离。

(2)峡部结节性输卵管炎：特点为峡部结节性增粗变硬韧，肌层肥厚输卵管内膜腺上皮呈岛状侵入肌层中，是慢性炎症的一种改变；亦有人认为是输卵管内膜异位症，对病机尚存争议。病变致峡部阻塞不孕。

(3)输卵管积脓：可能是急性炎症遗留的后果，亦可能慢性化脓感染伞部粘连闭锁所致。表现管壁厚、管明显增粗，管腔内含有黏稠的脓液，内膜苍白黏膜皱襞减少或消失。可同时合并卵巢脓肿粘连、与阔韧带及子宫后壁粘连。

(4)输卵管积水：病因不太清楚，可能由于慢性感染致伞部粘连堵塞，输卵管液及炎性渗出液积聚于壶腹部，峡部壁厚腔狭细，若再有粘连堵塞，则管中积液难排，不易吸收形成胆囊形积液。与邻近组织无粘连或轻度粘连。

(5)结核性输卵管炎：结核菌所致输卵管炎常呈肉芽肿样输卵管，可见到各种类型的慢性炎症改变，如溃疡、干酪型、粟粒结节型、峡部结节型、单纯肥大型炎变，可查找结核杆菌，或病理检查找到结核结节特有改变。可有全身结核病的表现。

患者可无明显不适而以原发或继发不孕症就诊。部分患者有下腹隐痛、腰骶部坠胀痛，月经期、性交后或劳累时加重；平日带下增多，月经量较多、经期延长、痛经等。可有盆腔炎及宫颈炎等病史。慢性静止性输卵管炎，多无明显体征。部分患者下腹或附件区压痛，可有宫颈炎，黏性分泌物多，子宫体常呈后倾粘连固定，有轻度压痛，附件区可能触到界限不清不活动的包块、形状不规整有压痛。影像学检查多以B超图像，亦可酌情做CT扫描或磁共振成像。图像可显示输卵管增粗，附件包块，输卵管积液改变。

11. 危害女性生殖健康的子宫异常有哪些

为了使受精卵在宫腔内种植并生长发育成一个新的生命，子宫在生理上、形态结构上都做了充分的准备。若雌激素、孕激素比例失调，必将影响子宫内膜的同步生长，也相应地影响受精卵的种植。有时，受精卵与子宫内膜不同步也会影响受精卵的种植。

正如输卵管和子宫颈一样，子宫也有可能形状异常或者不具备接受胚胎和培育胚胎的能力。

(1)形状异常：子宫是在胚胎第10～16周形成的，两个输卵管系统即缪氏管扩大并连接成一个独立的结构，这个结构就形成子宫。如果这个过程发育不完全，那么女婴生下来就可能有一个分隔的子宫，或者有两个完全分开的子宫，甚至根本没有子宫。在这些相对较少出现的情况中，最常见的结构就是一小片很细的纤维组织将子宫分开(分隔的子宫)，或者是被肌肉壁分开(双角子宫)。这些情况通常有一个子宫颈，每一侧都有一个输卵管。另一种先天性子宫异常是由于母亲在怀孕后12～16周内为了防止流产而服用己烯雌酚引起的。在某些情况下，服用这种药会导致女胎的子宫颈变长但宫腔却很小。如果断定是己烯雌酚导致T形子宫，

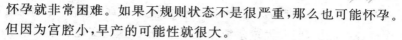

怀孕就非常困难。如果不规则状态不是很严重,那么也可能怀孕。但因为宫腔小,早产的可能性就很大。

(2)先天性子宫异常与妊娠:严重的先天性子宫异常(罕见)不能校正,既不可能怀孕也不可能培育胚胎至分娩。当子宫的形状异常程度较小,那么就有可能怀孕。这样的患者必须要由专门的熟练医生进行治疗。如果子宫是由一层细纤维壁隔开(隔膜),纤维壁上既没有血液供应也没有神经,那么要去除这层纤维壁要比去除肌肉隔层容易得多,因为去除肌肉隔层需要更复杂的手术。子宫输卵管造影经常可以检查到被分隔的子宫,这种分隔再通过磁共振成像或腹腔镜得以进一步确认,有时候超声波也能显示出这层壁到底是隔膜还是由肌肉组织构成。如果隔层是肌肉,那么在进行腹腔镜术时,在子宫外就可以看得见。有时候即使不去除隔层也可以怀孕至分娩,但有时候却不行。对此还没有充分的数据证明,但实际上流产的风险很大,尤其在子宫是由隔膜分隔的这种情况下。可以想象,这种高风险的怀孕给夫妇们带来多少实际问题。当子宫异常的妇女想怀孕之前,应该和医生详细讨论所有的风险,以及有可能出现的困难,如流产、早产或是难产。

(3)子宫发育不良:子宫发育不良又称幼稚子宫,一般指青春期后子宫仍小于正常。单纯小子宫不一定是不孕的直接原因。若卵巢同时发育不良,则生育希望不大。

(4)子宫内膜炎:子宫内膜的感染称之为子宫内膜炎,按病程长短可分为急性和慢性两种。按其感染的病原菌,又可分为结核性、性病性及一般细菌性,但有时也可以没有明显的诱因。不孕妇女中,经子宫内膜活检发现内膜炎概率可达9.4%。常见的病原菌多为葡萄球菌、大肠埃希菌、链球菌及厌氧菌。当然,近年淋菌及支原体、衣原体感染明显上升,在有些地区已成为主要致病菌。临床表现为白带增多,子宫不规则出血,腰酸腹胀,常于月经期间发作。急性期表现为发热,阴道脓性排液,有臭味;子宫压痛;白细胞上升，如未及时彻底治疗则渐转为慢性。子宫内膜充血、水肿、大量炎性渗出，间质大量浆细胞及淋巴细胞，这些变化可影响精子的运行及孕卵的植入和发育。当然，炎症时子宫内膜本身不能为着床孕卵提供足够的营养，同时炎症渗出物也有杀伤精子作用，从而造成不孕。如果抗生素治疗不能奏效的话，诊断刮宫术可以帮助患者清除感染的子宫内膜组织。

(5)子宫肌瘤：子宫肌瘤是女性最常见的肿瘤，根据肌瘤与子宫肌层的关系，分为肌壁间肌瘤，浆膜下及黏膜下肌瘤。肌瘤影响受孕的程度与肌瘤的部位、大小、数目有关。生长在子宫腔内的黏膜下肌瘤，犹如宫腔内异物机械性阻碍受精卵着床。如肌瘤表现缺血、坏死，患者反复不规则阴道出血，造成子宫内膜炎，又形成了炎症造成不孕的因素。生长在宫颈部位的肌瘤，因压迫子宫颈管，阻碍精子运行或改变颈管的位置，使颈口偏离后穹隆的精液池，不利于精子上行。生长在阔韧带及子宫角的肌瘤，长到一定大小可压迫、扭曲输卵管，妨碍受精卵运行及伞部的拾卵功能而造成不孕。较大的肌壁间肌瘤可使子宫腔变形，不利于精子上行，影响受精卵着床和胎儿发育。子宫肌瘤常同时发生子宫内膜增生性改变、子宫内膜异位症、附件炎，这些并发症也是不孕的重要原因。要注意鉴别子宫肌瘤和息肉，后者常较小，通过诊刮即可治疗。子宫肌瘤的处理是复杂的。子宫肌瘤剜除术，是将肌瘤切除，而将子宫完整地保留下来的手术。有些医生认为，这种手术只是暂时的，它可以给那些盼望怀孕而拥有孩子的妇女带来希望，但约有20%的妇女将在日后再次行子宫切除术。有肌瘤剜除术病史的妇女，妊娠足月时必须以剖宫产结束分娩，因为子宫的瘢痕可能给阴道分娩带来不安全因素。肌瘤剜除的手术技巧较子宫切除术更为复杂，术中出血多。因此，对于肌瘤较大且宫腔分离明显的患者，肌瘤剜除术就不合适了，当然最好还是咨询一下不孕症治疗专家。

(6)子宫腔粘连综合征：宫腔粘连也是不孕的原因之一。子宫腔、子宫峡部、子宫颈管，因创伤继发感染所造成的粘连，临床出现闭经、月经过少和不育，称子宫腔粘连综合征，亦称 Asherman 综合征。正常子宫腔的前后壁紧贴，但因内膜完整，不易发生粘连，即使在月经来潮内膜功能层剥脱，基底层仍完整，亦不会发生粘连。创伤(刮、吸宫)和继发感染是造成本病的主要原因。当然宫腔整形术后也是一种病因。粘连部位 56%发生在子宫腔，24%影响到子宫腔和宫颈管，20%在子宫峡部。宫腔粘连使宫腔变形或输卵管开口处阻塞而致不孕，宫腔变形及子宫内膜血供不足，可导致流产或早产。偶尔，很薄的膜性粘连正好位于输卵管开口部，这种隐性的不孕原因只有在宫腔镜下才能被发现。宫腔镜检查是将一根导管通过宫颈插入宫腔，在直视下进行检查。有 3%～5%的宫腔镜检查可以发现这种阻碍精子和受精卵运行的膜状瘢痕组织，同时得以治疗。

(7)子宫内膜功能不全：子宫内膜功能不全可分为子宫内膜萎缩，子宫内膜异常增生，以及黄体期内膜功能不全 3 种主要类型。子宫内膜萎缩因卵巢无雌激素产生或子宫内膜缺乏对激素的反应，内膜腺体和间质未见发育和增生；此种内膜可见于垂体前叶功能减退症和卵巢发育不良症。子宫内膜增生过长或腺囊性、腺瘤性增生，多由排卵功能障碍所致。黄体期内膜功能不全病人，有排卵、亦能正常受精，但由于受精卵着床部位的子宫内膜发育不健全，以致影响受孕。

(8)子宫内膜异位症：子宫内膜异位症是子宫内膜生长在子宫腔以外的任何部位所引起的妇科疾病。如在卵巢、子宫骶骨韧带、子宫下段后壁浆膜层、子宫直肠陷窝，以及乙状结肠的盆腔腹膜等处，亦可在子宫肌层发生，故临床上将子宫内膜异位症分为外在型子宫内膜异位症和内在型子宫内膜异位症。患者常主诉不孕、痛经及盆腔疼痛而就诊。据报道，子宫内膜异位症患者的不孕率达 40%左右。子宫内膜异位症是不孕症的主要原因之一，临床上对主诉不孕的妇女，如果输卵管通畅，基础体温双相，子宫内膜反应良好，性交后试验正常者，应考虑有子宫内膜异位症的可能。部分子宫内膜异位引起的不孕症输卵管通畅，并无盆腔解剖结构上的异常改变，其不孕有以下原因：①腹水的量、成分与不孕。②子宫内膜异位可伴随不排卵。③卵巢黄体期缺陷。④黄素化卵泡不破裂综合征(LUF)。⑤腹水中白细胞介素-1、白细胞介素-2 增高与不孕。⑥腹水中前列腺素分泌增高与不孕。⑦高泌乳素血症。⑧自身免疫与不孕。

12. 子宫内膜异位症的形成与表现如何

正常情况下，月经通过阴道排出体外。但由于某些原因，子宫内的部分经血通过输卵管倒流入盆腔，这时混在经血中的子宫内膜碎片就可能种植在盆腔器官和腹膜表面，并继续生长，同时在卵巢内分泌的刺激下和子宫里面的内膜一样发生周期性的变化，但产生的经血却无法找到一条通向体外的出路，于是就在局部形成一个个由子宫内膜组织构成的结节。子宫内膜本是体内的正常组织，但却由于生长在不应生长的部位，从而形成了人体中独一无二的奇怪疾病——子宫内膜异位症。这种内膜异位病灶，可以分布在盆腔的任何地方。但一般好发于容易存积经血的最低凹的子宫直肠窝和卵巢表面。发生在卵巢上的内膜异位症，往往可以形成较大的体积，其表现与一般卵巢囊肿颇为相似，但内容物则为长年累月聚积的经血，看起来有如巧克力酱一样，这就是人们所知道的巧克力囊肿。

子宫内膜异位症最主要的症状就是痛经，特别是从月经前几天或前半个月开始，持续整个行经期，至经后数日才逐渐消失。疼痛部位多在下腹正中，病变侵犯子宫直肠窝时，可以放射到直肠及会阴部，随着时间的推移，痛经往往进行性加重。发作时，卧床不起,辗转不宁,全身大汗,伴发恶心、呕吐,甚至虚脱。但是没有痛经的,不一定没有内膜异位症;而凡有痛经的,特别是严重痛经者,都应当首先想到子宫内膜异位症。

子宫内膜异位症可以使患者的受孕能力遭到不同程度的损害。早期轻度子宫内膜移位症,由于免疫和内分泌的原因,以及体内前列腺素升高的结果,一样可以妨碍受孕。根据临床分析,约有半数子宫内膜异位症的患者伴有不育;而大约有 1/3 的不育症是由异位症引起的。因此,可以认为子宫内膜异位症已成为当前最重要的女性不孕原因之一。如患者在发病时未婚或已婚尚无子女,则会对日后的生育问题造成威胁,甚至超过疾病本身所引起的痛苦。手术切除子宫可使 80%以上的病人获得痊愈,如同时切除卵巢则 100%可以获得根治。但这种办法将使患者永远丧失生育功能而不适用于年轻渴望子女的病人。为了保存和改善这些病人的生育能力,目前常用的疗法有药物和手术两种。药物主要包括孕激素、丹那唑和棉酚 3 类,其作用在于控制子宫内膜的增殖与脱落,用药后无月经来潮,使异位的内膜病变消退,但只适用于病情较轻、病灶不超过 2 厘米直径的病人。对于那些严重的或已形成大型巧克力囊肿的患者,最有效的办法是一种被称为保守性的手术治疗。术中以最精细、柔软的操作,尽可能地切除一切病变,分离所有的粘连;将子宫、附件完好地保留下来,术后可以为患者提供最大的生育机会。但这类手术或药物治疗都很难达到根治的效果。

13. 子宫发育畸形的种类有哪些

子宫是妊娠的重要器官之一。那么,子宫发育畸形妇女究竟能不能生育呢?这要根据畸形的种类和程度而定,不能一概而论。

子宫发育异常造成的畸形种类很多,主要将其分为闭锁性和非闭锁性两大类畸形。

(1)闭锁性子宫畸形:由于出口处封闭,所以来月经时经血不能外流,因此在性发育成熟后,就会出现周期性下腹部疼痛,这种情况未经治疗当然不能生育,但因为在婚前就会被发现,因而可得到及时的诊断和治疗,当然其中也有些是无法治愈的。

(2)非闭锁性子宫畸形:可有许多种类,例如:①双子宫。两个子宫同时分别进入各自的阴道,中间有结缔组织隔开。②双角双颈子宫。两个子宫进入同一阴道,所以可见 2 个子宫颈。③双角单颈子宫。两个子宫下部融合,而以一个子宫颈伸入阴道。④单角单颈子宫。实际上等于半个子宫,另一侧没有输卵管及子宫角。⑤残角子宫。半个子宫发育良好,另半个子宫虽然有子宫腔,但是没有子宫口,所以与发育好的半个子宫不相通。⑥不完全中隔子宫。一个子宫,部分子宫腔被隔膜一分为二。⑦中隔子宫。子宫腔完全被隔膜一分为二。⑧弓形子宫。子宫底部呈弓形。

(3)子宫发育不良:有的人也把子宫发育不良包括在子宫畸形范围内,主要指的是子宫发育过小。根据发育情况可分为:①原始子宫。子宫很小,仅 1～3 厘米长,没有子宫腔,故无月经。②实性子宫。这种子宫的外形和正常子宫相仿,但比正常的要稍小,内部无子宫腔和内膜,是个实心的子宫,所以也无月经。上述两种也属于闭锁性子宫。③幼稚子宫。也即一般的子宫发育不良,是指子宫结构和形状正常但较小,子宫颈相对较长。

在这么多的子宫畸形中,双子宫虽可妊娠,但受孕子宫发育增大,而未受孕子宫稍增大,因而造成不平衡,易发生妊娠子宫的扭转。双角子宫、单角子宫于孕晚期容易发生胎位异常,以臀位居多数。受精卵如果植入于残角子宫内,因无出路,所以多在妊娠第 16～20 周时破裂而发生内出血。受精卵如果植入于发育不良的子宫壁或纵隔上,因不能成熟,可造成流产、习惯性流产、早产等。幼稚子宫虽然常以不孕症求治,但治疗后多数还能怀孕。

子宫畸形大多数并无典型症状,所以常在子宫输卵管造影时才被发现。治疗则应根据具体情况决定，子宫发育不良可用雌激素治疗；用异物刺激法，如子宫腔内放置小型宫内节育器 2～3 个月，也有促进子宫增大的作用；对残角子宫、双子宫、中隔子宫等则需手术治疗。双子宫畸形的病人经手术后约 70%可以怀孕，而且妊娠过程大多正常。

畸形子宫怀孕后，应预防流产、早产。临产时应严密观察，选择分娩方式，产后注意防止胎盘滞留、出血及感染等，多数还能喜获婴儿。

14. 宫颈糜烂是如何危害女性生殖健康的

宫颈糜烂是慢性宫颈炎症的一种特殊表现。多发生在分娩、流产、产褥感染或手术操作损伤子宫颈之后，并常与阴道炎并存。此外，内分泌功能紊乱也是发病原因之一。患者主要表现为白带增多、黏稠，有阴道炎时可有异味，有时白带为脓性，偶可带血，并有腰酸、腹痛及下腹部重坠感。

宫颈黏液理化性质有明显的改变，含有较多的白细胞，黏液的 pH 值偏碱。当精子通过子宫颈时，不仅宫颈的炎症微环境会降低精子的活力，黏稠的分泌物难以使精子通过，炎性分泌物对精子的毒害使精子能量消耗过多，寿命变短，而且还有大量的精子被炎症细胞吞噬，被细菌及其毒素所破坏，其中大肠埃希菌对精子还有较强的凝集作用，使精子丧失活力。另外，在宫颈糜烂患者中有部分人往往合并有内分泌功能失调。这些都增加了她们受孕的困难。因而就群体而言，宫颈糜烂者的生育能力低于正常人群，但就某一个人而言，其能否生育则需视具体情况而定。

15. 宫颈异常的原因有哪些

子宫颈异常引起的不孕，一般不被人们所重视。据统计约占不孕因素的20%。子宫颈作为精子通过的第一道关隘，其解剖生理上的任何改变均可以影响精子的通过。

(1)宫颈管闭锁与狭窄：先天性宫颈管闭锁或狭窄多由于双侧苗勒管下段形成和融合不全所致，临床上罕见，常伴有子宫发育不全，第二性征大多发育正常。如患者子宫内膜功能良好时，青春期可因宫腔积血而出现周期性下腹痛，或月经过少伴痛经，经血还可经输卵管逆流入腹腔，引起盆腔子宫内膜异位症。后天性宫颈管闭锁与狭窄多见于人工流产后或宫颈炎电灼、冷冻治疗后。主要原因是吸宫时宫颈扩张不充分，或带着负压取出吸管，造成宫颈内膜损伤，创面粘连闭锁。宫颈炎治疗电灼或冷冻过深导致宫颈管粘连或狭窄。临床表现为人工流产后或宫颈炎治疗后出现闭经伴有周期性下腹痛。妇科检查发现阴道呈紫蓝色，宫颈举痛明显，宫体稍饱满、活动、有压痛。

(2)宫颈管发育不良可伴子宫发育不良：严重发育不良的宫颈呈细长形。中度发育不良的宫颈长度与宫体之比为1∶1，即所谓“青春型子宫”。宫颈发育不良可导致宫颈腺体分泌功能不足。

(3)宫颈管位置异常常伴有子宫体的位置异常：慢性盆腔炎或子宫内膜异位症等可引起子宫极度后倾、后屈或前屈，使宫颈外口贴向前穹隆，致使后穹隆变浅而失去了贮精池的作用，从而不利于精子的上行。此外，宫颈延长、过短或宫颈脱垂亦可能改变了宫颈外口与后穹隆之间的正常位置关系，妨碍精子上行。

(4)宫颈肌瘤：宫颈肌瘤造成不孕原因主要是颈管发生变形、狭窄，影响精子通过。临床表现主要为月经不规则，经血量增多，白带增多或膀胱、直肠症状。部分患者无症状。妇科检查可发现宫颈局部有突出肌瘤结节或子宫颈外形发生改变，肌瘤所在一侧宫颈扩大，而对侧被压变薄，宫颈外口伸张展平呈麻花形。

(5)慢性宫颈炎：是妇科常见病，一般不影响受孕。正常宫颈黏液能保护精子，供给能量，并且是贮存精子的场所。临床表现主要症状是白带增多。由于病原菌、炎症的范围及程度不同，白带的量、性质、颜色及气味也不同，可呈乳白色黏液状，有时呈淡黄色脓性、伴有息肉形成时易有血性白带或性交时出血。当炎症经子宫骶韧带扩散至盆腔时，可有腰、骶部疼痛、盆腔部下坠痛及痛经等，每于月经、排便或性交时加重。检查时可见宫颈有不同程度的糜烂、肥大，有时变硬，见息肉、裂伤、外翻及腺体囊肿等病变。

(6)宫颈黏液异常：宫颈黏液中所含的葡萄糖及其他营养物质对穿越宫颈时的精子的生存和活动力有很大影响。因为精子本身仅储存少量糖原，在它停留及穿越女性生殖道时必须依靠细胞外的营养物质来满足自身能量的需要。卵巢激素调节宫颈黏液的分泌，宫颈黏液的物理特性及某些化学组成呈周期性改变以利于精子的穿透、营养及生存。

16. 卵巢异常的病因及临床表现有哪些

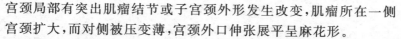

卵巢是生殖腺器官，在生育年龄期，卵巢长2.5～5.0厘米，宽1.5～3.0厘米，厚0.6～1.5厘米。正常时卵巢位于卵巢窝内。卵巢的主要功能是产生和排出卵细胞，以及分泌甾体激素。若卵巢发育不全、功能障碍或是发生肿瘤等均影响人体发育、健康及生育等。

(1)生殖腺发育不全：生殖腺发育不全包括单纯型生殖腺发育不全(不伴矮身材)、混合型生殖腺发育不全和特纳综合征。

①单纯型生殖腺发育不全。无染色体异常，染色体组型可为46，XX或46，XY。患者外形呈女性征。XY单纯生殖腺发育不

全的临床表现:原发性闭经;内、外生殖器为女性,发育差;阴毛、腋毛少;乳房不发育;身材、手脚发育似男性;缺乏特纳综合征的典型临床症状。此病不能生育。XX单纯生殖腺发育不全的临床表现:该病又称真性卵巢发育不全。卵巢不发育,女性生殖器发育不良,无畸形,女性第二性征发育差,无身材矮小及特纳综合征的特征。

②特纳综合征。原发性闭经,子宫不发育或发育不良,乳腺不发育,阴毛、腋毛稀少或缺如。身材矮小,成年后身高极少超过150厘米。半数以上颈部皮肤松弛,从耳后乳突部到肩峰,呈蹼颈占50%。桶状胸、后发际低、肘外翻,以及乳头位于锁骨中线外,两侧乳头距离远,第四、五掌骨较短。常并发主动脉狭窄与泌尿系统异常。有报道,每2 500名女婴中约有1名患此病。此病无生育功能。

(2)真两性畸形:外生殖器可呈男性型、女性型或混合型,但以男性型多见,约占2/3。新生儿期多作为男婴抚养,常见隐睾及尿道下裂。外生殖器呈女性型者常伴阴蒂肥大,乳房均在青春期后有发育,但面部可能有男性征,大部分有子宫,但多发育不全或伴畸形,一半以上有月经或周期性血尿。检查生殖腺可见男、女两套生殖腺,但发育不全。

(3)睾丸女性化综合征:外表为女性表型,外生殖器呈女性型,身材偏高,臂长,手足巨大。青春期后出现第二性征,乳房发育,阴毛、腋毛稀少或缺如,子宫及输卵管未形成,小阴唇发育差,阴道短,上段为盲端,生殖腺常于腹股沟或在腹腔中,有时可降至大阴唇。睾丸外观尚正常,但青春期后不再成熟,呈幼稚型。绝对不能生育。

(4)47,XXX综合征:该征患者的70%体格发育、女性第二性征、月经周期均正常,尚有少数妊娠、生育的报道,所生子女的染色体和外貌及智力均为正常。另30%的患者性紊乱较严重,可有闭经和不孕。

(5)卵巢炎:卵巢非特殊性炎症有急性卵巢炎和慢性卵巢炎,前者远较后者少见,且卵巢炎常包含在盆腔炎内,故临床常有以下体征和症状:急性者可能有发热,腹痛,呈钝痛,无向他处放射,腰骶部疼痛,肛门坠胀感等;慢性者则症状被包含在慢性盆腔炎内,如腰骶部不适酸痛,肛门坠胀感,食欲缺乏,全身疲乏无力,精神欠佳,月经改变,多数为经量增多,甚至下腹包块等。

(6)卵巢肿瘤:卵巢是卵子发育、成熟、排出的场所,而各个不同阶段的卵泡均在卵巢皮质,若卵巢遭受到破坏,使卵子发育、成熟、排出发生障碍,可导致不孕。卵巢肿瘤有非实质性肿瘤、实质性肿瘤;良性肿瘤、恶性肿瘤之分。卵巢恶性肿瘤主要是引起卵巢的破坏,肿瘤的淋巴转移,导致恶病质,最后导致死亡,因而主要应关注的是延长患者的生命问题,而不是考虑患者的生育问题。

17. 卵巢肿瘤手术后还能受孕吗

卵巢肿瘤种类甚多,不下80种,居女性各器官肿瘤之最。任何年龄均可发生,而大多数是发生于生育年龄的妇女。

卵巢肿瘤有良性和恶性之分。良性肿瘤的2/3好发于20～49岁的妇女,而恶性肿瘤的2/3以下,则好发于年轻和年老的妇女。此外,还有一些称为卵巢瘤样病变的囊肿,多为功能性的,大小不会超过直径10厘米左右,可自动长出,也可自然被吸收而消退,因而,多在妇科内诊检查时被发现,但经过一段时间后,再检查时又不复存在。因为多无症状,也不需治疗,所以常常被忽略。只是当囊肿破裂或发生蒂部扭转,引起急性腹痛时才被注意。

卵巢肿瘤治疗一般以手术为主。手术治疗方案,一般根据年龄、以后是否生育、肿瘤性质及大小等因素来决定。如果是恶性的,治疗原则是将子宫和双侧卵巢全部切除,这样患者术后就失去生育能力了。如果是良性的，可以将病侧卵巢全部切除，而保留对侧健康卵巢。也可以仅仅将囊肿部分切除，而保留卵巢的皮质部分，这样日后还可照样来月经，并像普通人一样孕育，同时也不会失掉女性的体态美。因为，切除了一侧卵巢，还保留有另一侧卵巢，而患侧仅切除了肿瘤部分，还保存有卵巢皮质部分，仍然还会保护其功能。

18. 两性畸形有哪些临床表现

两性畸形是由于遗传或不明原因引起性分化错乱或先天性内分泌失调所致。外生殖器表现为男、女两种性别的畸形，即阴蒂肥大或有阴茎，两侧阴唇有不同程度的融合；尿道下裂、大阴唇部似阴囊内有睾丸，第二性征可为女性或男性。在同一人体内，具有卵巢和睾丸两种组织者，称为真两性畸形；在体内只有一种生殖腺，而外生殖器与生殖腺下不一致者，称为假两性畸形。包括女性假两性畸形与男性假两性畸形。两性畸形比较罕见。

(1)真两性畸形：真两性畸形者体内具有发育程度不等的卵巢与睾丸组织。可能一侧为卵巢，另一侧为睾丸；亦可能一侧或两侧为卵睾。外生殖器多数与相邻的生殖腺相符合，半数以上有输卵管。一般都有子宫，但其发育程度不同。体内的生殖腺都可能有分泌功能，第二性征以优势性激素而决定。外生殖器男女不清伴有畸形，女性外阴与阴道发育不良。青春期后有月经周期性变化；乳房发育如女性。染色体组型可分为 46，XX；46，XY；或 46，XX/XY 等嵌合体。在 46，XX 核型的该患者体内可携带亚显微 Y 连锁遗传的睾丸决定因子。

(2)假两性畸形：①女性假两性畸形即女性男性化。此类患者除外生殖器部分男性化外，其染色体组型如内生殖系统均为正常女性。其外生殖器表现为阴蒂增大及两侧大阴唇不同程度的融合。②男性假两性畸形即男性女性化，实际为先天性雄激素不敏感综合征，又称为睾丸女性化综合征。患者生殖腺与染色体组均为男性，睾丸分泌雄激素，但机体对男性素不敏感。其内生殖器未发育或发育不全，其外生殖器为女性型。睾丸隐藏在阴唇、腹股沟或腹腔中。此睾丸在青春期后易发生恶变，应及早切除，向女性方向治疗。

19. 造成内分泌失调性不孕的因素有哪些

内分泌系统是人体生理功能的调控者，它通过分泌激素在人体内发挥作用。例如，细菌进入人体，胸腺素便会自动增加分泌，以抵抗病菌；女性经期，孕激素也会增多，而雌激素则相应减少。但是，因为某些病因，引起内分泌腺分泌的激素过多或过少，新陈代谢功能紊乱，就会造成内分泌失调，导致内分泌疾病发生。

(1)营养问题：人体维持正常的生理功能，就必须有足够的、适当的营养，否则内分泌就会出现问题。

(2)心理压力：心理也是个重要病因。我们要承受来自各个方面的压力，哪一种压力都需要打起十二分的精神来应对，难以彻底放松下来。这种紧张状态和情绪改变反射到神经系统，会造成激素分泌的紊乱，即通常所说的内分泌失调。

(3)生理紊乱：人体的内分泌腺激素可以保持生理处于平衡，但这些生长调节剂一般会随年龄增长而失调，这也就是为什么年纪越大，内分泌越少成为困扰我们的话题，而随着年龄增长，就需要给它更多的关注。有些人的内分泌失调来自于遗传。

(4)环境因素：严重的环境污染对女性内分泌失调难逃罪责。空气中的一些化学物质，在通过各种渠道进入人体后，经过一系列的化学反应，导致内分泌失调，使女性出现月经失调、子宫内膜增生等诸多问题。

20. 内分泌失调是如何危害女性生殖健康的

内分泌失调导致女性不孕的病因复杂繁多，但是其最终结果都会导致排卵功能异常、造成黄体功能紊乱等。因此，只有确诊导致不孕的内分泌病因才能更好地进行治疗，明确病因后，再采取相应的治疗措施，其目的就是重新诱发排卵，保证黄体功能。内分泌作为人体的生理功能调控者，利用它分泌的激素在人体发挥作用，意义重大。而一旦出现内分泌激素过少或过多，新陈代谢变得紊乱，就会造成内分泌失调，出现内分泌疾病，自然也会造成严重的后果。

(1)排卵障碍：各种内分泌功能失调引起的排卵障碍均可直接造成不孕。

(2)先天性性分化异常：主要包括雄激素过多，雄激素缺乏，雄激素功能异常等疾病。

(3)内分泌因素引起的闭经：闭经是月经稀少的一种极端形式，可分为原发性闭经和继发性闭经。原发性闭经是指女性 18 周岁后仍无月经来潮者；继发性闭经是指曾有规则的月经，而由于某种原因造成停经 3 个月以上者。

(4)多囊卵巢综合征：具有月经紊乱、闭经、无排卵、多毛、肥胖、不孕合并双侧卵巢增大呈多囊改变。

(5)多毛症与男性化：多毛症是指女性与其同族同龄女性相比，或与其本人病前相比，毛发过度生长、变粗、变黑。男性化是一种临床综合征，是指女性除表现多毛外，尚有阴蒂肥大、肌肉发达、声音低沉、面部痤疮、男性型脱发、女性第二性征减退或消失及闭经等。多毛症与男性化的发生是由于各种原因致体内雄激素水平不同程度增高或由于终末器官对雄激素的敏感性增高所致。

(6)高泌乳素血症:泌乳素分泌异常过高的不孕或不育,包括闭经、溢乳、月经过少与稀发,黄体功能不全,以及不能排卵。

(7)甲状腺:甲状腺功能亢进或减退,桥本甲状腺炎等都会影响排卵而引起不孕。

(8)黄体功能不全:月经提前、淋漓不尽、功能性子宫出血形成无排卵型月经等。

(9)其他:如糖尿病、肾上腺皮质功能异常等也会影响卵巢排卵。

内分泌失调性不孕者在检查的时候会明显发现两侧卵巢包膜增厚和变大,长期观察还可发现患者会出现闭经、肥胖和体毛增多变粗变黑等细微特征。作为女性,应该要好好爱护自己的身体,保持乐观开朗的情绪,不要生闷气;同时要注意饮食和作息时间,以维护自身正常的新陈代谢。

21. 高泌乳素血症会引起不孕不育吗

泌乳素是一种多肽激素,也叫催乳素,是脑垂体所分泌的激素中的一种。妇女在怀孕后期及哺乳期,泌乳素分泌旺盛,以促进乳腺发育与泌乳。非孕妇女血清中泌乳素水平最高值一般不会超过20纳克/毫升。泌乳素的分泌是脉冲式的,一天之中就有很大的变化。睡眠1小时内泌乳素分泌的脉冲幅度迅速提高,之后在睡眠中分泌量维持在较高的水平,醒后则开始下降。清晨3～4时的血清泌乳素分泌浓度是中午的一倍。

泌乳素的分泌受多种因素的影响。黄体酮、地塞米松、肾上腺皮质醇等药物,剧烈的体力活动、创伤等急性应激情况都可以引起泌乳素的分泌增多。在月经周期中泌乳素的分泌卵泡期低于黄体期,与促黄体生成素(LH)变化较同步。多巴胺与γ-氨基丁酸可抑制泌乳素的分泌，促甲状腺激素释放激素可刺激泌乳素的合成，舒血管肠肽可促进泌乳素的释放。高泌乳素血症是一种常见的下丘脑-垂体-性腺轴疾病，过高的泌乳素能干扰生殖腺的功能，是引起男女性功能低下和不育的病因之一。

如果血中泌乳素水平过高，则称为高泌乳素血症。这些人往往有乳房胀痛、溢乳、月经稀少甚则闭经的表现。因此有时也称之为溢乳-闭经综合征。在高泌乳素血症患者中，约1/4是由垂体肿瘤引起的，还有些可由于下丘脑、垂体功能障碍，甲状腺功能减退，肾功能不全，其他部位恶性肿瘤，胸壁损伤及药物作用等原因引起。

泌乳素升高可大幅度地抑制垂体促性腺激素（如卵泡生成素、黄体生成素）的正常分泌，影响卵泡正常发育、排卵功能和孕育功能。

泌乳素过高还会使卵巢对促性腺激素失去应有的反应能力，雌激素、孕激素合成因而明显减少，使在受孕过程中起重要作用的雌激素呈现低水平状态，直接影响孕育功能。当性激素的大量减少至一定程度，还会使患者出现酷似女性更年期的诸多症状。

卵泡生成素分泌减少会直接导致卵巢中的卵泡发育障碍，发育弱小或不健全（B超观察可见到直径小于18毫米或更小的卵泡），最终不能受孕；而孕激素（黄体生成素）分泌不足则引起黄体功能不健全，难以维持受精的卵泡继续着床、发育（如测试基础体温则显示低于36.8℃以下的低温相），不易怀孕，即使受孕也很容易发生流产。

22. 闭经的原因有哪些

闭经可由多种原因引起，是妇科一种常见的临床表现，一种共同的症状，并非单一的独立的疾病，但习惯上统称闭经。正常月经是女性步入青春期以后，在中枢神经系统、脑垂体、卵巢和子宫之间的功能相互协调作用下所形成的周期性的子宫内膜脱落出血。如果它们之间的某一环节发生了障碍，就会引起闭经。

月经是妇女生殖功能成熟的标志，是女性的生理特征之一。如果居住在温带的女性年满 18 岁还没有来月经，称之为原发性闭经，多为先天性生殖器官发育异常所致。如果已经有月经来潮，而后又停经超过 6 个月不来潮时，称之为继发性闭经，多由于生殖内分泌系统或全身疾病所引起。当然，在绝经后、妊娠期、哺乳期也是要停经的，这是正常的生理现象。

月经过期不来，临床上往往容易和早期妊娠相混淆。因此，在诊治时必须排除妊娠因素，然后再查找病因，明确病变部位，判断是器质性病变还是功能性病变，这是治疗和估计预后的关键。

生理性闭经常见于青春期前女孩、绝经期后妇女和孕妇等。

病理性闭经的原因大致有：①子宫性闭经。由于子宫内膜对激素不起反应或反应低下而引起。多见于子宫内膜结核，子宫内膜损伤，子宫内膜粘连及发育不良等。这种病人即使通过人工的激素调节，子宫内膜也不会脱落出血。②卵巢性闭经。主要由卵巢疾病所引起，由于雌激素水平过低，不能促使子宫内膜生长，如先天性卵巢发育不良、卵巢早衰、无反应卵巢等。这些人体内雌激素水平低而促性腺激素却正常或偏高，应用人工周期治疗，反应良好。③垂体性闭经。闭经与垂体功能不足有关，可见于颅脑损伤、席汉综合征、颅脑部放射治疗后等。④下丘脑性闭经。问题出在下丘脑，可以是神经系统器质性疾病，如炎症、肿瘤、缺血等造成的；也可以是精神因素、环境改变、全身疾病、营养不良及药物影响造成的。其他如甲状腺或肾上腺的功能亢进或减退，性染色体异常，长期营养不良，慢性消耗性疾病如贫血、结核、糖尿病，以及用药不当，长期服用避孕药、肾上腺皮质激素、抗癌药等，都可导致一系列的内分泌系统功能失调而发生闭经。

既然闭经的发病原因如此之复杂，那么就要针对不同病因给予相应的治疗，绝不能千篇一律，统一施治。手术治疗、药物治疗、心理治疗或补充营养、改善环境、减少运动量等，均可选用。原则上是根据患者的年龄、病变性质及治疗目的等综合考虑，辨因施治。

23. 功能失调性子宫出血的原因是什么

排除器质性病变和血液异常等病因，由于神经内分泌系统调节紊乱引起的异常子宫出血，称为功能失调性子宫出血。

由于下丘脑-垂体-卵巢性腺轴功能紊乱，使子宫内膜反应异常，其组织学变化失去规律性，可以是从增殖期到分泌期的任何一个阶段的改变。功能失调性子宫出血者大部分为无排卵性出血，卵泡有某种程度的发育并持续存在，但不能排卵也无黄体形成，长期受雌激素作用的子宫内膜以破绽出血或消退出血的形式出血，量的多少，持续时间长短都不确定。①排卵期出血。排卵前由于雌激素水平的低落，在排卵期可见少量阴道出血。②月经前出血。这是由于黄体功能不全，雌激素、孕激素分泌不足引起的。③月经后出血。由于黄体退行缓慢、孕激素持续分泌造成的。④子宫内膜增殖症所引起的出血。由于卵泡持续存在并分泌一定量的雌激素致使子宫内膜异常增殖，子宫内膜多呈腺囊性增生过长。⑤子宫内膜成熟不全所致的出血。由于雌激素、孕激素分泌失衡所引起的。

月经开始阶段正常，但是到后期少量出血持续时间延长。这种类型的出血是子宫内膜剥脱不全、组织学特点是剥脱不全的分泌期内膜与初期的增殖内膜混合存在。这主要是由于黄体退行缓慢、孕激素持续分泌造成的。子宫内膜增殖症所引起的出血是一种典型的无排卵型出血。由于卵泡持续存在并分泌一定量的雌激素致使子宫内膜异常增殖，子宫内膜多呈腺囊性增生过长。

子宫内膜成熟不全所致的出血是一种常见于黄体期的不正常出血。子宫内膜增殖期和黄体期改变可同时存在，是由于雌、孕激素分泌失衡所引起的。

24. 什么是高睾酮血症

正常月经周期的卵泡期，血清睾酮浓度超过 0.7 纳克/毫升(2.44 纳摩/升)，即称为高睾酮血症，或高雄激素血症。来源于多囊卵巢综合征者约占 34%，其次为肾上腺皮质功能亢进，占 29%，少数见于卵泡膜增生和肾上腺皮质增生；约 28%来源不明。高胰岛素血症能刺激卵巢分泌大量的雄激素而成高睾酮血症。

25. 危害女性生殖健康的全身性疾病有哪些

引起不孕的病因有许多，除了生殖、内分泌异常及生殖器官异常可导致不孕外，一些全身性疾病也可导致不孕。最常见的是内分泌及代谢方面的疾病，如糖尿病及肥胖症、甲状腺功能亢进、甲状腺功能减退、肾上腺皮质功能异常等。

(1)肥胖症：肥胖是指由于能量摄入和消耗之间平衡失调，多余的能量以脂肪的形式在体内聚积造成体重增加，体重超过理想体重的 20%或体重指数大于 26 者。随着现代化生产水平及人们生活水平的提高，尤其在发达国家，肥胖的发病率越来越高，并且与糖尿病、心血管疾病、高血压、高脂血症等病的发病密切相关。肥胖症还可导致卵巢功能异常、子宫发育不良、不孕症、性功能异常及外阴、阴道炎等妇科疾病。已经证实肥胖症患者不孕的发生率明显高于体重正常者。

(2)甲状腺功能障碍:可引起雌激素代谢障碍、促卵泡激素及黄体生成素分泌异常,常表现为明显的卵巢功能不全而很少妊娠。目前对于甲状腺功能异常导致不孕的病理机制尚无足够的认识,可能与下列因素有关:①卵巢功能异常。临床研究表明,甲状腺功能低下的患者促性腺激素的分泌呈脉冲式,但基线水平较正常者高,从而影响了排卵。部分患者虽然体内雌激素水平正常,有正常的或近似正常的月经周期,仍存在不孕,可能因垂体促性腺激素效能降低或存在抗卵巢作用,亦会造成不排卵。②自身免疫。在甲状腺功能障碍伴不孕患者中,甲状腺抗体阳性者所占比例较高,说明该类不孕可能与自身免疫功能异常有关。③代谢异常。在甲状腺功能减退的患者,常因代谢功能低下而导致肥胖,从而增加了不孕的发病率。④影响子宫发育。动物实验研究了甲状腺功能低下的大鼠子宫结构,发现子宫内膜减少,肌层变薄、宫角体积减小。

(3)糖尿病:可致糖、脂肪、蛋白质等体内多种物质代谢功能紊乱,女性患者常同时伴有不孕及月经紊乱,或妊娠后发生死胎、早产或巨大胎儿。糖尿病造成女性不孕的病因现在还不清楚,可能与下列因素有关:①自身免疫。在部分糖尿病伴不孕患者血浆中,可查到抗胰岛素抗体,其中一些病例还可同时测到卵巢抗体。②肥胖。部分糖尿病患者因代谢紊乱致肥胖,而肥胖是不孕的原因之一。

26. 女性性功能障碍的原因有哪些

众所周知,性功能障碍是男性不育的主要原因之一。事实上,女性性焦虑症有时也会导致不孕。与男性性反应不同的是女性的性欲短暂、不持久,这里仅讨论影响妊娠的女性性功能障碍。

(1)阴道痉挛:是指阴道外 1/3 及环绕阴道口的肌肉群,男方在试图性交时,女性阴道发生不自主痉挛性收缩,形成一个环状肌肉团块，使阴道入口关闭，以致不能性交，甚至连医生都不能置入窥阴器和阴道内诊。痉挛是不随意的，病人控制不住这种痉挛。发生率占女性性功能障碍的 13%。病人对性交感到恐惧，完成不了夫妻性生活，因而不能受孕。阴道痉挛按其程度不同分为 4 度。阴道痉挛有时与痛苦的性经历有关，如乱伦、强奸或女方在羞怯和违背意愿的情况下发生性交。阴道痉挛宜采用阴道扩张器或夫妇用手指扩张阴道以放松性交紧张情绪，重新刺激阴道，唤起快感。治疗时要注意心理、生理调节和适当的心理治疗技术的配合。对于引起性交困难的器质性原因应予以有效的治疗，如消除炎症等。

(2)性交不能发生：除了阴道痉挛外，阴茎不能进入阴道的原因还包括各种先天性异常，如先天性无阴道或阴道发育不全(只有 1～4 厘米长)，阴道闭锁或狭窄，阴道隔膜、处女膜闭锁或坚韧。此外，女性外阴、阴道炎症和溃疡、肿瘤、外伤等引起的机械性障碍也会影响性交的正常进行。这些情况通过临床检查不难诊断。

(3)性交体位不当：临床上还可见到个别妇女经过数年婚姻生活后，处女膜仍然完整，也有的妇女出现尿道口扩张等异常表现，说明她们的性知识过于贫乏。这就需要对病人进行具体指导。性交的体位或姿势不当也可能使女方不孕，其实性交体位不是决定因素，关键是女方在性交后抬高臀部仰卧 0.5～1 小时，这就有助于使宫颈口浸入阴道后穹隆处的精液池内，有助于精子向宫颈内游动。但是，对于子宫后位者来说，膝胸卧位式性交更易使宫颈口与精液发生接触。

(4)性交时机选择不当：有些夫妇的性生活太勤或太少都会产生不利影响，可影响精液质量。性生活过少时，不利于精子与排出的成熟卵子相遇，受孕机会自然较低。由于人卵只在排卵后 24 小时内有受精能力，其后迅速“老化”，不再有受精能力。射精后，精子在女性生殖道内的受精能力保持约 48 小时。即使精子滞留在宫颈隐窝内也不过能存活 3～5 天，是否还具有受精能力仍是个疑问。这样看来性交时间的选择是很关键的，特别是对于那些生育能力本来就不强的人来说更是如此。但是，目前判断排卵的方法存在很多缺点及难以逾越的障碍，有待于成功地发现一种简单、经济、准确的自我监测排卵手段。

(5)性高潮障碍：妇女受孕并非必须有性高潮，没有性高潮也可以受孕，只是有了性高潮可以增加受孕的机会，这是因为：①实验研究发现，性高潮中子宫内为正压，性高潮之后急剧下降到负压，因而产生了子宫吸入精子的作用。②在性唤起中，阴道内 2/3 呈球形膨大，外 1/3 因血管和环绕其外的肌肉收缩而致缩窄，形成“高潮平台”，导致性交后精液池形成，精液不易从阴道内流出，有利于受孕。③正常阴道环境呈酸性，不利于精子生存和活动，性高潮时，阴道壁血管的漏出液增多，趋向碱化，有利于精子活动。正常性交过程中出现性高潮时，子宫和阴道括约肌强烈收缩，将有助于精子的上行，有人形容这种收缩产生一种强烈的“吸吮”作用，协助精子进入宫腔之内并移行至输卵管受精。而性欲减退、达不到性高潮和性交困难的妇女，则缺乏这种协助精子运动的收缩活动，从而影响了受孕过程。这也是人工授精时成功率较低的可能原因之一。但是，也有不少学者对此持有不同观点，认为子宫收缩时是向外逐出，而不是吸吮。他们认为在性感异常与不孕症之间并无必然联系。不过，这些夫妇的性交次数可能受性感异常或性交困难的影响而减少，从而影响了受孕的机会。通过询问病史及妇科检查会有助于了解和判断性交障碍的病史和类型。如果基础体温测定及精液检查均正常，而反复的性交后试验，在阴道内总难得见到精子的话，就应高度怀疑性交因素对不孕症的影响，可以反过来详细追问病史，特别要注意分别询问双方病史，力求查明原因以便对症处理。

(6)性恐慌：阴道痉挛者可能伴有性恐慌，它是女性性功能障碍的另一种形式。性恐慌甚至发生在迫切希望怀孕的妇女身上。

性恐慌有两种表现，一种是对性的极度恐惧和躲避，另一种则是因性生活不和谐而产生强烈的抵触情绪。两者的鉴别有助于治疗的选择，性恐慌不像性抵抗那样，它可用一些药物进行有效地治疗。既往的性交史、妊娠史及过分亲昵的动作都可能使夫妇双方或其中一方产生性恐慌。增加个人修养及合适的职业有助于性的和谐。

(7)性交疼痛：性交疼痛是指因性交动作引起外阴、阴道或下腹部的疼痛。在女性性功能障碍中最常见。疼痛程度不同，轻者可以忍受，但也影响性的快感；重者不能性交，因而不孕，影响夫妻关系。

(8)不孕对性问题的反馈影响：不孕对夫妇双方都是一种精神上的压力，他们往往感到沮丧和忧郁，这又反过来加重了性功能障碍。例如，寻找排卵期使夫妻感到性交成为一种任务，而不是一种乐趣，甚至造成性高潮次数的减少和双方感情的分离。这也是在不孕门诊中必须妥善处理的问题之一。至于在阴道内使用人造润滑剂或经常冲洗阴道，都能造成不利于精子的环境，从而导致不孕。

27. 淋病导致不孕症的原因及临床表现是什么

淋病是由革兰阴性淋病双球菌引起的泌尿生殖器黏膜的炎症性疾病，是目前世界上发病率最高的性传播疾病。

淋病主要通过性交直接接触传染，尤其在月经期或经后，此时防止细菌侵入作用的宫颈黏液栓脱落，使淋菌得以进入宫腔、输卵管，以至于盆腔而发病。淋菌进入生殖道后很快引起宫颈管淋菌性炎症，它和宫颈管内柱状上皮细胞有特殊亲和力，进一步上行，破坏输卵管黏膜上皮、黏膜下及浆肌层，引起输卵管急性炎症、水肿、管腔积脓，脓液还能流入腹腔，又能引起盆腔脓肿或腹膜炎，甚至可出现中毒性休克。输卵管炎症的结果，使输卵管内瘢痕形成，粘连不通，输卵管伞端也渐渐与周围粘连、闭锁，使精子、卵子不能结合，这就是导致不孕症的原因。

急性淋病潜伏期约 7 天，开始表现为急性尿道炎、宫颈炎、尿道旁腺炎及巴氏腺炎。排尿时有烧灼样痛及尿频，白带增多，呈黄色脓性。或有阴道下部肿胀，触痛或发现有疼痛的肿块。急性淋病未经治疗或治疗不彻底可逐渐转为慢性，表现为下腹部隐痛或腰骶部疼痛，常有盆腔炎急性发作。妇检可能有慢性尿道炎，慢性宫颈管内膜炎，前庭大腺囊肿体征。

28. 梅毒的临床表现有哪些

梅毒是由苍白螺旋体引起的性病，是一种慢性全身性传染病。

(1)一期梅毒：性交接触感染梅毒后 10～90 天发病，在外阴、阴唇、阴道、宫颈、肛门、口唇或乳头等处出现硬性下疳，为无痛性炎性硬结，圆形或椭圆形，边缘整齐，境界明显，直径 1 厘米左右，表面浅溃疡，边缘隆起。

(2)二期梅毒：梅毒螺旋体通过血行播散除引起皮肤病损外，还可引起多器官损害，如视网膜炎、脑膜炎等，此期传染性极大。

(3)三期梅毒：一期梅毒未经治疗或治疗不彻底，发展为三期梅毒，或直接由二期梅毒发展而来。三期梅毒病程缓慢，持续10～30 年。

如果孕妇为梅毒患者，梅毒螺旋体通过母血及胎盘绒毛的渗透及弥散作用通过胎盘，沿脐静脉周围淋巴间隙或血流侵入胎儿体内，一般妊娠 4 个月后胎儿易感染。孕妇感染梅毒后，一般在孕 4～8 个月易发生流产、早产或死胎。

梅毒患者需定期复查，最初 3 个月，每月做一次血清学试验，以后每3个月查一次，共3次，两年后再复查一次；第一年后查脑脊液一次；若血清学试验原为阳性，后始终阴性，也无症状，为治愈。梅毒患者完全治愈后方可结婚、生育。

29. 尖锐湿疣是如何危害女性生殖健康的

尖锐湿疣属病毒感染性疾病，是一种由某些类型的人类乳头瘤病毒(HPV)引起的增生性疾病。尖锐湿疣是一种良性病变，可反复发作。多发生在阴唇、阴道口、肛门周围，阴道及宫颈。呈小疣状红色突起或呈菜花状不平，易溃烂感染、分泌物臭，易出血；外阴痒痛、带下多。常合并其他感染。80%～90%的患者通过性活动传播，少数人通过非性传播的途径被传染，如洗浴、穿不洁净的内裤、污染过的被褥或马桶等。

尖锐湿疣在感染初期，大多患者没有明显的症状，之后随着病情发展出现外阴瘙痒，有时有灼热感，阴道分泌物明显增多，而且有恶臭味，影响夫妻双方的性欲，使精神上受到不良刺激，也会影响到女性正常排卵。由于该病感染面积大，对局部表皮破坏严重，性交时疼痛明显，甚至引发病变部位出血，致使大部分患者害怕、拒绝性生活。如果病变发生在肛门和直肠，可出现里急后重的感觉。

尖锐湿疣之所以引起不孕，与性交痛或不适而害怕性交所导致性交次数大大减少有关。另外，由于病毒感染的持续存在，阴道受到不断的恶性刺激和严重感染，原本洁净的阴道内环境处于恶劣的病毒(有时还会合并细菌感染)污染之中，酸碱度改变，不再是一个适合精子暂时存在的场所，其活力大打折扣，使部分精子失去战斗力，不能完成精卵结合。

中医根据患者的体质和尖锐湿疣的疣体大小，并结合全身症状，常将尖锐湿疣分为3型，即湿热下注证、外染毒邪证和气血瘀滞证。中医治疗尖锐湿疣通常是根据不同的病变类型，进行辨证论治及加减治疗。

30. 衣原体感染是如何危害女性生殖健康的

衣原体是介乎细菌与病毒之间的一类微生物，可引起男女泌尿生殖系的感染，尤其是女性生殖系统的感染。由于检查技术的进步，已发现许多过去原因不明的炎性疾病与衣原体感染有关，如宫颈炎、子宫内膜炎等。

女性生殖道非淋菌性感染的主要病原体之一是沙眼衣原体感染。感染方式是以性接触传播为主，其次是手、眼或病人污染的衣物、器械等物的间接传染。沙眼衣原体在受感染细胞内发育繁殖，于胞浆内形成各型的包涵体，只感染黏膜上皮细胞，不侵犯上皮下组织。

女性生殖道感染可致前庭大腺炎、宫颈炎、输卵管炎、子宫内膜炎等，约3/4的患者无症状，易被忽视，从而不能及早诊治，使感染长期持续、传播蔓延，甚至导致异位妊娠或不孕等毁坏性的后遗症。

沙眼衣原体女性生殖感染，临床以宫颈内膜炎最常见。宫颈感染后，有黏液脓性分泌物，宫颈充血、水肿、接触性出血，也可完全无症状，上行感染导致子宫内膜炎及急性输卵管炎。也易引起急性尿路综合征（尿急、尿频、尿痛、无菌尿）及前庭大腺炎。孕妇患沙眼衣原体生殖道感染，新生儿经阴道分娩可感染沙眼衣原体结膜炎及衣原体肺炎。沙眼衣原体宫颈感染，使精子不易上行，导致不育；沙眼衣原体感染可导致生殖腔道的炎症粘连和阻塞，导致不育。故对此种感染患者临床医师应非常重视。

31. 弓形虫感染是如何危害女性生殖健康的

病原体为弓形虫，是一种寄生虫，猫为终宿主，寄生在猫体内繁殖生长。急性感染阶段在猫的组织中形成包裹，其卵子在猫的肠道中随猫粪排出。其他家畜的肌肉中也可以有弓形虫包囊。人被感染患病，是经口食入病原体或虫卵所致。被传染途径有以下几种：①食入未熟的肉类，食入弓形虫包囊。②饮污染的水或吸入病畜排泄物的飞沫。③接触抚摸受感染的猫。④蔬菜或餐具被猫粪污染。

病原虫可通过胎盘传给胎儿，致胚胎死亡或致成畸胎，对人类危害较大。弓形虫在细胞内寄生和增殖，以致细胞被破坏，弓形虫逸出后又侵犯邻近的细胞，如此反复破坏，因而引起组织的炎症反应，水肿，单核细胞和少数多核细胞浸润。弓形虫经血流散播可侵犯多种器官及组织。弓形虫抗体广泛存在于人群中，但临床上弓形虫病患者却不多见，说明绝大多数感染是无症状的。

32. 生殖器结核有哪些

由结核杆菌引起的女性生殖器的炎症称为生殖器结核。多见于20～40岁的生育妇女。在原发不孕症的妇女中，生殖器结核常为主要原因之一，约占10％。近年来有不断增长的趋势。

(1)输卵管结核：由于感染途径不同，结核性输卵管炎初期有不同的表现类型：①结核性输卵管周围炎。②结核性输卵管间质炎。③结核性输卵管内膜炎。

(2)子宫内膜结核：常由输卵管蔓延而来，输卵管结核中有50％同时伴有子宫内膜结核。结核杆菌破坏子宫内膜使宫腔瘢痕粘连、缩小。

(3)子宫颈结核:较少见。常由子宫内膜结核蔓延而来或经淋巴或血循环传播。病变可表现为乳头状增生或为溃疡。

(4)卵巢结核:由输卵管结核蔓延而来,常仅有卵巢周围炎,而向卵巢深层的侵入较少。但由血循环而来的感染,则可在卵巢深部形成结节及干酪样坏死性脓肿。

(5)盆腔腹膜结核:多合并输卵管结核。分为渗出型及粘连型。

生殖器结核的临床表现不一,有些无明显临床症状。主要有以下症状:①月经失调。②下腹坠痛。③全身症状。④全身及妇科检查发现异常。

33. 支原体感染是如何危害生殖健康的

支原体是一类原核细胞微生物,体积介于细菌与病毒之间,对人类致病的支原体有 3 种,其中解脲支原体是人类泌尿生殖道的常见病原体,与许多泌尿生殖道感染症、围产期感染和不孕、不育症等都有关系,是性传播疾病的病原体之一。

女性生殖道非淋菌性感染的另一主要病原体是支原体。在我国,泌尿系感染疾病引起的不孕不育症中,以解脲支原体感染最为常见。据统计,本世纪初,男性不育患者精液检测中发现,解脲支原体感染率已达 40.59%,而女性不孕症中感染率高达 40.93%。不孕不育患者中解脲支原体感染率呈现明显上升趋势,标志着泌尿系感染疾病成为男女不孕不育的首要因素。

我国学者对不孕夫妇进行解脲支原体培养共 2 181 例,有 1 203例感染,占 55.16%。其中男性 511 例,占 42.48%;女性 692 例,占 57.52%。可见该病原体在我国的不孕夫妇中感染之普遍。

支原体经尿道感染后患者可出现尿道炎症状,并可继发慢性前列腺炎。在检查前列腺液时，可见活泼、泳动的微生物群体。支原体还继续感染输精管、精囊和睾丸，影响精子和精液的质量，引起不育。经观察发现支原体可通过下述环节引起不育症。①干扰精子运动。精子运动是健康精子的一项重要功能，是衡量精子能否受孕的重要指标，而且精子的运动必须有一定速度和频率。支原体感染精子后，常常附着在精子的头部和尾部，使整个精子挂满了大小不等的附着物，致使精子泳动无力，互相缠绕，导致不育。②精子畸形率增加。支原体感染导致精子畸形率增加是造成不育的另一特征。据临床观察，在这类不育患者中，精子畸形率有时可高达80%。③破坏生精细胞。睾丸的曲细精管中有大量生精细胞，这些生精细胞经过发育繁殖形成精子。当支原体从尿道、前列腺等部位进入睾丸曲细精管后，会破坏生精细胞，使“生精工厂”产生伪劣产品，导致不育。

对于女性患者来说，解脲支原体等病原体的感染，可造成生殖道内环境改变，不利于精子生存和活动；或继发感染，炎症造成生殖器管道狭窄和阻塞，造成精子和卵子无法相遇。某些病人即使输卵管通畅，但因受病原体感染，造成黏膜细胞的纤毛受损而功能不良，仍会导致不能孕育或宫外孕。

生活中，该病原体主要通过性行为传播。性生活混乱或性伴不固定大大增加了病原体感染的几率。要预防解脲支原体感染，有必要在健康人群中进行有关方面的教育，提高大众预防性病知识和预防意识，提高自我生殖保健能力。尤其要杜绝婚前性行为及婚外性行为，以免贻害自己和他人，同时引起自身不育或不孕。在病原体引起不孕不育治疗方面，男女双方的共同诊断和治疗，可达到事半功倍的效果。因支原体缺少细胞壁，因此青霉素、头孢菌素治疗无效。解脲支原体对红霉素敏感，人型支原体对林可霉素敏感，这两种支原体对克敏安和四环素敏感。

34. 黄体功能不足也会导致不孕吗

黄体功能不全是指黄体分泌的雌、孕激素不足，子宫内膜的分泌性变化不充分。黄体功能不全常导致黄体期出血、孕卵着床障碍、不孕、习惯性流产。黄体是由那些在排卵之前，围绕在卵子周围的颗粒细胞形成的。排卵后，黄体继续分泌孕激素。通常排卵后8～10天，如卵子未受精黄体即开始萎缩。黄体功能不足的妇女，排卵后4～5天黄体就开始萎缩，月经的后半期也相应缩短。通常，这种月经周期雌激素也相对不足，子宫内膜发育不良，因而受精卵无法种植。有些妇女受孕后流产极早，可能仅见到月经周期延迟了1天至数天。临床上无从察觉是流产，有人称之为隐匿妊娠。黄体功能不足占不孕病因的3%～8%。

黄体功能不足的病因可能是来自垂体促性腺激素分泌功能欠佳，或促黄体生成素(LH)/基础促卵泡激素(FSH)分泌的时相与协调不适当，也可因子宫内膜的增殖作用准备不足或内膜对黄体激素反应欠缺，部分原因可由高催乳素血症引起。近年有报道，黄体缺陷常发生在不孕症的治疗过程中，如临床上常见经氯米芬治疗后，诱发排卵率虽高而妊娠率相对较低。

黄体功能不足临床表现：一般可有月经周期过短，经前淋漓出血，生育期妇女不孕或习惯性流产等。判断是否黄体功能不足，一般需测基础体温，如黄体期体温短于12天，或体温上升较慢，下降较早，上升幅度低于0.5℃，或黄体期体温波动较大，均为黄体功能不足的表现，但需注意应连续测定3个月经周期方可确定。此外，月经来潮12小时内取子宫内膜，若表现为分泌不良，也可作为参考。

反复自然流产的原因可以是黄体功能不足。在妊娠的头3个月，黄体功能尤为重要，这个阶段黄体分泌高水平的激素以使子宫内膜增生、肥厚，为胚胎种植提供有利的环境。正常黄体功能的维持有赖于下丘脑-垂体-卵巢性腺轴功能的完善，不仅黄体期，卵泡期出现异常也可致黄体功能障碍。目前，一般认为黄体功能不全与下列因素有关：①卵泡期促卵泡激素分泌不足，卵泡液中促卵泡激素和雌二醇低值。②排卵期黄体生成素峰值不充分。③黄体期黄体生成素分泌不足或其脉冲式分泌不充分。④子宫内膜细胞甾体激素受体异常，对黄体分泌的激素反应性低下，即使黄体功能正常，内膜也发育不良。

35. 习惯性流产的原因有哪些

习惯性流产是指自然流产连续3次或3次以上者。其临床特征与一般流产相同，但病因十分复杂，涉及遗传、免疫、感染、子宫病变及内分泌等多方面因素。发生率占正常妊娠的1%～2%。反复的流产给病人带来极大痛苦，应该仔细寻找病因，对因治疗，以保证下一胎妊娠成功。

(1)免疫异常：免疫因素与习惯性流产的关系越来越引起人们的重视。有些原因不明的习惯性流产，现认为与免疫因素有关，大约20%的习惯性流产为免疫因素所致。胎儿具有来自父方和母方的基因，是一个半同种自然移植物，绝大多数的胎儿能正常发育至足月分娩，是由于妊娠后很多因素参与免疫调节，使母胎间在免疫上保持协调。例如，妊娠初期滋养层细胞抗原随着合体滋养层细胞不断脱落入母血，导致免疫识别和免疫反应，这一过程对保护胎儿免遭排斥，维持妊娠很重要。任何因素导致母胎间的免疫协调失衡，均可导致流产。

(2)子宫病变：子宫病变的分类：①先天性子宫发育异常。②宫腔粘连。③子宫肌瘤。④子宫颈功能不全。

(3)感染：妊娠期的感染不仅危害母体，某些感染还可对胎儿和新生儿产生严重的影响。除可能引起流产、早产或死胎外，还可致胎儿各种畸形及智力低下，从而影响人口素质。

(4)黄体功能不全：①卵巢卵泡发育不良，黄体形成缺陷，与血中促卵泡激素不足或缺乏和血中雌激素、孕激素比例过高，血中没有出现足够高度的黄体生成素峰值有关。②黄体期子宫内膜分泌延迟改变或分泌期不完全，子宫内膜的孕激素受体不足，导致子宫内膜对孕激素的效应差。③内分泌异常，如高泌乳素血症，甲状腺功能低下等。④子宫内膜异位症。⑤其他，如因人工流产后及医源性结扎等。

(5)染色体异常：习惯性流产夫妇染色体异常率为3.2%～4.9%，明显高于正常人群(0.5%)。主要表现为孕早期胚胎停育、习惯性流产。妊娠12周内约60%的流产胚胎染色体异常，妊娠24周后染色体异常率明显减低，约为7%，说明染色体异常所致的自然流产是人类进化中自然选择的一种方式。随着基因探针及重组技术的发展，染色体异常与不育的关系将进一步阐明。

36. 男性不育的原因有哪些

男性不育症是指夫妇婚后同居1年以上，未用避孕措施而妻子未能生育，原因发生在丈夫的病症。过去曾分为男性不育症和男性不育症两种。男性不育症是指丈夫可使妻子怀孕，但胎儿不能存活，如发生流产、死胎等；而男性不育症则指丈夫不能使妻子怀孕。当前不再详细区分以上两种情况，而统称为男性不育症。世界卫生组织所下的不育定义为：至少有12个月的不避孕性生活史，而仍未受孕。目前我国普遍接受的定义为：至少有2年以上的不避孕性生活史而未能使妻子受孕。

男性不育涉及原因是多方面的，对不育症患者来说，任何原因导致精子的发生、输送，以及精子和卵子相结合发生障碍，均可导致不育。常见原因是睾丸发育不全，隐睾症，青春前期因患腮腺炎而并发睾丸炎，精索静脉曲张，维生素A、维生素E缺乏，长期受高温及放射的影响，自身产生精子抗体，以及输精管先天性缺损或外伤后狭窄，附睾、输精管、精囊、前列腺疾病，勃起功能障碍，不射精，逆行射精等。临床上主要表现为无生育能力。精液检查见精子减少，每毫升在0.6亿以下，或见精子坏死、畸形、活动力差。

男性不育的原因大致有以下几个方面。

(1)性交功能障碍：勃起功能障碍、遗精、早泄、阳痿、不射精等，均可致精液不能进入阴道。

(2)精子先天不足：睾丸是产生精子的场所，如果睾丸的生理功能发生故障，精子的产生(数量和质量)就会受到影响。常见的原因有：脑垂体、肾上腺、睾丸本身的内分泌功能紊乱；睾丸的先天性畸形或隐睾症；腮腺炎引起的睾丸萎缩；经常接触同位素、X线等放射性元素后损伤了睾丸；精索静脉曲张，睾丸血液循环受阻造成生精障碍等。此外，缺乏维生素A、钙、锌、磷等物质，也是精子产生异常的原因。

(3)精液异常：血精、白浊、精液不液化等。

(4)输精管道受阻：睾丸产生的精子要经过附睾、输精管、射精管和尿道的长途跋涉，才能离开男性的生殖道与卵子结合。男性外生殖器先天畸形或外伤致畸及生殖道沿途器官的炎症，均可阻塞输精管，使精液不能正常输出；或各种原因所致膀胱内括约肌关闭不紧或无法关闭，性交时发生逆行射精，精液不能正常地射出，致使精子与卵子不能交合。

37. 男方精液质量与孕育有何关系

除了母体疾病对胎儿的发育有着重要的影响之外，父亲精子的质量也影响受精卵的发育，甚至胎儿的成长。

一般人常常只注意了妇女在孕育后代中的作用，因为卵子的受精及发育成长都是在母体中进行，故认为母亲的责任重大。殊不知，男子精液的质量对孕育后代的影响也同样重要。

受精的完成，除了卵细胞之外，精子的数量、质量、活动度都起着重要的作用，其中精子的质量尤为重要。男方的身体素质、生殖器官的健康和功能状况及某些外界环境因素，都影响着精子的质与量。

男方每次排的精液量少于1.5毫升，精子数少于2 000万个，精子畸形率超过20%，精子死亡率超过50%，精子活动力低于60%，精液半小时内不液化等，都可引起不孕。在临床上常常碰到一些不孕症的患者，女方经治疗后问题已基本解决，但还是难以成孕，结果往往是男方的精液有问题。一些体内与体外的因素，可以造成精子生成方面的缺陷，以致男方发生不育，或者引起后代的缺陷。

临床上至少有85%的男性不育患者是属于精子本身的缺陷问题。其主要原因有：①先天性因素，如睾丸发育障碍或成熟不完全，以及染色体异常等。②内分泌疾病，如垂体、肾上腺、甲状腺疾病引起睾丸生精功能障碍。③感染因素，常见的是患腮腺炎引起的睾丸炎。④放射线的照射。⑤温热的影响，如高温职业及穿紧身裤，使睾丸压向腹股沟管而增加睾丸温度，致睾丸生精功能减退。⑥化学物质中毒及抑制生精药物的应用，如白消安、呋喃类药物及长期大量服用睾丸素、雌激素、孕激素。⑦长期慢性疾病和营养缺乏。⑧睾丸损伤等引起的免疫性突发性少精子症。⑨精索静脉曲张引起的少精子症等。

服用镇静药，有致雄性动物精子畸形作用，影响后代健康。因此在怀孕前，要考虑到男方服药有使后代发生先天性缺陷的可能。某些化学制剂可损害精细胞的产生与成熟，影响男性精液的质量，且药物及其分解产物对精子的输送也不利。此外，男方处于慢性疾病状况，营养不良，缺乏维生素A、钙、磷等，严重的烟酒嗜好，苯、铅、砷中毒，也都会影响精子的质量。

因此，男方应该避免在上述不利条件下受孕。要提高身体素质，戒除烟酒嗜好，谨慎服用药物，从而创造一个适宜的受孕条件，以保证孕育出一个健壮的宝宝。

38. 精液异常的原因有哪些

正常健康男子，每次性交射出的精液量为1.5～6毫升，如果出现精液量异常时，表现为下列两种情况：一是精液过少，少于1毫升，这时很可能有精管堵塞；二是精液过多，超过8毫升，这究竟是怎么回事呢？这也会引起不育吗？

精浆是精子的介质和营养的来源，精浆中所含有的稳定精液酸碱度的缓冲物质能保护精子在酸性阴道分泌物内的存活。由于精子只占精液量的1%，所以当精液体积出现异常时无疑是精浆成分出现显著变化的结果。如果精液量过少，精浆不能稀释附睾中的精子，精子往往失去活力，并因精子活动所需要的能量物质和介质不足而丧失功能，这样精子不能通过宫颈并进入输卵管内受精，从而造成不育；反之，精液过多时，精子密度降低，同时由于精液过稀，易于从阴道内流失，使精子数迅速减少，也不利于受孕。

(1)精液量过少：在男性不育患者中，大约有2%属于精液量过少。一般情况下，正常男性每次射精量2～6毫升，射精量的多少与射精频度有一定关系。精液量每次1毫升称为精液量过少。精液减少的原因：射精管阻塞或先天性精囊缺乏引起。脑垂体或睾丸间质细胞病变，造成促性腺激素降低或雌激素减少引起精液生成减少。生殖道感染也可造成附属性腺功能损害，精液生成减少。

在分析精液减少的原因时，应注意首先排除禁欲时间太短的影响。因为性交次数过于频繁时，精浆组成成分出现供不应求的情况，精液可以显著减少，只要在禁欲5～7天后，重新测定一次精液量就可作出判断，如果精液量骤然增加，说明前次检查结果确实受性交过频的影响。反之，若体积仍不够或略有增加，则可排除禁欲时间太短的问题。其次，如果取精技术掌握不得当，使精液丢失，也可能造成精液量过少的假相。如果这些因素都排除了，那么造成精液量过少的原因主要有下列因素。

①附性腺因素。当患者因为机体神经内分泌轴系原因，特别是睾丸功能有障碍，引起雄激素分泌不足，这样就使得附睾、精囊、前列腺等附性腺器官发育不良或继发性萎缩，不能正常地行使分泌足够量精液的任务，因此影响了生殖功能。治疗往往很困难，可试用人绒毛膜促性腺激素，隔日注射1 000单位，共4周。当附性腺出现感染或其他病变时，特别是精囊腺和前列腺分泌的液体可占精浆容量95%，一旦发生严重炎症，精浆体积会明显增加或大为减少。治疗以消除感染、恢复其正常分泌功能为主。

②射精管梗阻。可因尿道狭窄、尿道憩室引起，也可能因感染水肿造成。治疗时可消除感染，必要时可手术治疗，以解除排精受阻问题。其他原因包括精囊肿瘤或囊肿，手术致输精管道损伤。

③逆行射精。如有膀胱括约肌功能紊乱，或局部神经支配失调时，可出现部分性逆行射精。治疗可给拟交感药物；或者收集尿液，离心、洗涤或服碱性药物，把尿液pH值由通常的酸性调为碱性后，进行人工授精。

(2)精液量过多：可见于精囊炎，当炎症分泌物过多时，精囊液显著增加。大多数原因不明的少精子症患者，可采用分段射精(首段射出的精液中精子较多)和离心分离精子的方法取精，将精液离心浓缩精子后进行人工授精。这两种方法如果能获得疗效，有可能给稀释性少精子症患者带来福音。

(3)精液不液化：正常精液在射出时为液化状态，以后立即形成胶冻状或凝块，在37℃水浴中5～20分钟以后，精液经凝固状态转变为液化状态，这一现象被称为精液液化。如果这一过程长于1小时，称为精液液化时间延长。精液的凝固是由精囊产生凝固蛋白所致。而液化是由前列腺分泌的一系列蛋白水解酶即液化因子作用的结果，所以前列腺和精囊发生炎症，其分泌功能紊乱，使精液凝固因素增加或液化因素减少，造成精液不液化。精液不液化使精子被黏液网络，阻碍其在女性生殖道中的运动能力，所以造成男性不育。

如果患者睾丸发育不良、射精管道完全阻塞、不射精、逆行射精时，则根本无精液排出。

39. 精子异常的原因有哪些

一般认为，多次正规精液化验精子数均低于2 000万/毫升称为少精子症。这将使受孕率明显下降，是导致男性不育的常见原因。导致少精子症的原因包括以下7个方面：①精索静脉曲张。精索静脉曲张时，使睾丸的局部温度升高，血管活性物质增加，从而影响睾丸生精功能。但精索静脉曲张程度与精子质量不成比例。②隐睾。隐睾是影响精液质量重要原因之一。单侧隐睾约60%病人不育，因此若精子密度低，又有隐睾存在，必须及早治疗。③生殖道感染。附属生殖腺的慢性感染，可以影响精液中的各种化验指标。④自身免疫。研究发现，男性自身免疫可影响生育能力，抗精子抗体可影响精子的产生和运送。⑤内分泌异常。男性正常生精功能依赖于下丘脑-垂体-性腺轴功能的正常，其中任何一环节障碍，都会影响生精功能，其他如甲状腺、肾上腺疾病也会影响生殖腺功能而致少精子症。⑥染色体异常。染色体畸变对精子密度、活动率及形态均有严重影响。⑦其他。阴囊温度过高，放射损伤，化学毒品及药物影响均可造成少精子症。

无精子症是指射出的精液离心沉淀后，经显微镜检查无精子。无精子症可分为两大类：第一类是睾丸生精功能障碍，精子不能产生，又称真性无精子症。第二类是睾丸生精功能正常，但输精管道阻塞，精子不能排出体外，又称阻塞性无精子症。

正常人精液中也存在异常精子，一般所占百分率低于30%，如果畸形精子百分率高于50%则称为高畸形率精子，可以导致不育。精液中出现大量畸形精子反映睾丸有异常；某些药物如呋喃类可以使精子畸形率上升；精索静脉曲张可以导致畸形精子增加，典型的是双头精子。另外，一些急性疾病及物理、精神因素都有致精子异常的作用。

精液中混有血液即为血精症。一般呈粉红色、红色、棕红色或带有血丝。根据病变性质不同及含血量的多少可以表现为肉眼血精，含血凝块及镜下血精。精囊及前列腺的炎症、结核、血丝虫、结石、损伤等可导致血精，其中以精囊炎最为常见；一些肿瘤如精囊、前列腺癌、精阜乳头状瘤、良性前列腺肥大也可引起血精，精索静脉曲张及一些血液系统疾病也可能引起血精。

排精后1小时内，有活力精子应在70%以上，若有活力精子低于50%为异常，称为精子活动力低下，也称无精子症。若精子完全无活动力为死精子症。精子活动力低下及死精子症是造成男性不育的重要原因之一。精子的活动力直接反映精子的质量，世界卫生组织（WHO）推荐的方法，把精子活动力分为4级：0级：不活动，无前向活动；1级：活动不良，前向运动微弱；2级：活动一般，有中等前向运动；3级：活动良好，前向运动活跃。病因在于：①长期禁欲。长期不射精往往精子密度高，死精子多，精子活动度差，这种情况属正常，所以检查精液前以禁欲5～7天为宜。②生殖系统感染。生殖系统感染使精液成分改变，锌、镁、柠檬酸、果糖减少和pH值升高都会影响精子活力。③精索静脉曲张。因睾丸、附睾血液循环障碍，局部温度升高，有毒物质积聚，使精子活动力低下。

40. 精子过多为何也不育

一男子精子数总是特别多，每次检查均在每毫升2亿～3亿，总数超过6亿（禁欲时间也只2～3天），却不生育，问题就在于精子数太多。

精子多也会引起不育？是的，没有精子不会生育，精子少也难生育，但精子数太多同样也可以引起不育。精子太多称为多精子症。一般认为每毫升精液中超过2亿个精子就属多精子症。一次射出的精子数达6亿是相对性多精子症，如一次射出的精子数超过6亿，则属绝对性多精子症。

多精子症是一种病态。一是因为精子太多不利于精子的运动。二是因为精子太多，能量供应不足。精子进入女性阴道后，主要靠活跃的向前运动才能到达女性输卵管，与卵子相遇以便结合。但精子运动要消耗能量。其能量来源：一是精子自身；二是靠精液及女性生殖道液体。粥少僧多，能量供给不足，精子也就难于维持自己的活力，因而不能到达胜利的终点；三是因为精子数多而造成质量不佳。

治疗多精子症可以用取其精华，弃其糟粕的方法，适当减低精子密度，优选质量好的精子进行人工授精。这在临床应用中已经取得了一定的经验，效果颇不错。

41. 睾丸异常是如何影响男性生殖健康的

人的睾丸位于阴囊中，这里的温度较之腹腔温度低4℃～7℃，同时多皱褶的阴囊皮肤还有大量的汗腺可通过汗液分泌加速散热，以利于精子产生和生存。大多数孩子在出生时睾丸已从腹腔降入阴囊内，少数在出生后逐渐下降，但最晚不应超过1年。睾丸未能按期降入阴囊内称为隐睾症，可以是一侧的，也可以是双侧的。

睾丸具有一个庞大的“精子制造工厂”。睾丸内有数百条弯弯曲曲的小管，称为曲细精管。每条小管的直径还不到1毫米，但很长，所有小管的长度加起来约有250米。这些小管就是产生精子的场所。曲细精管的生精上皮含有生精细胞。这些生精细胞在不断发育的过程中，逐渐地向管腔方向移动，最终脱离曲细精管上皮，以成熟精子的形式向管腔内释放。

睾丸除了具有生精功能以外，另一重要功能就是分泌雄激素。胎儿时期的睾丸就开始了内分泌的功能，以促使向男性分化。如因先天缺陷，雄激素分泌不足或缺乏接受雄激素作用的受体，胎儿会出现不同程度的假两性畸形；因各种原因致青春期时雄激素分泌不足，会使男性第二性征延迟出现、不出现或得而复失，且常常伴有不育症。此时需要外源补充雄激素，以促使内外生殖器官和第二性征的发育。

42. 副性腺异常的原因是什么

副性腺是产生精浆的主要腺体，包括精囊、前列腺和尿道球腺。精浆是精液中的液体成分，精子仅仅在排出体外的一刹那与精浆接触几秒钟，但精浆对精子的转运和生理功能有重要影响，不少副性腺的疾病可造成不育。其中常见的是前列腺炎及精囊炎。

慢性前列腺炎是成年男子的常见病。引起慢性前列腺炎的主要原因是细菌感染，其次如性交过度、频繁手淫、酗酒或者受凉都可导致前列腺充血、腺小管阻塞及腺体功能低下。此病的临床表现多种多样且经常变化，如排尿异常，如尿急、尿频、尿痛或排尿不畅，尿痛可向会阴及肛门周围放射，甚至伴腰骶痛；可出现性功能障碍，如性欲减退、勃起功能障碍、早泄和遗精等。严重的慢性前列腺炎可导致男性不育。

43. 阴囊出现哪些问题可影响男性生殖健康

阴囊是腹壁的延续部分，形成一个囊样结构，中间有一个中隔，将其分为左右两室。两个睾丸即分别位于两侧阴囊内。阴囊的主要功能是调节温度。阴囊皮肤多皱褶，当其松弛时，起到散热和降温的作用；收缩时则起升温和保温作用。因为阴囊皮肤富含汗腺，所以其调温能力很强，有利于睾丸生精上皮产生精子。由于阴囊的保护还使睾丸、附睾和精索免受外伤。但是当阴囊异常时，也会影响睾丸的生精功能。

阴囊皮肤下面有一个两层腹膜形成的鞘膜，正常情况下两层膜之间有少量液体，可以减少睾丸在阴囊内移动时的摩擦。因炎症、外伤、淋巴管阻塞等因素，可使鞘膜内液体量增加，形成囊性肿物样，称为鞘膜积液，有些小儿出生时就有先天性鞘膜积液。先天性鞘膜积液有时会不治自愈，有时需要手术治疗。

位于阴囊内，来自附睾和输精管的静脉汇合成精索静脉。当精索静脉曲张时，可影响睾丸的血液回流，从而影响睾丸的营养和氧气供应，以及代谢物排出，同时还会提高睾丸的局部温度，对睾丸新陈代谢和生精作用产生不良影响。有部分患者可导致不育症。对明显的精索静脉曲张实行高位结扎是主要的治疗方法，也可以进行精索静脉分流术或静脉栓塞。许多患者经治疗后精液质量得到改善，生育力恢复。当然，也有一些患者照样有良好的生育力，所以不要因患有此症而紧张。事实上，有相当一部分男性都患有程度不同的精索静脉曲张，至于是否应该治疗和如何治疗，可与医生讨论后决定。

44. 阴茎、睾丸大小是否影响男性生殖健康

只要阴茎发育正常，能正常勃起，就能过好性生活，不影响男性生育力。有人总是怀疑自己的阴茎小，其实勃起后的大小是正常的。还有人担心自己的阴茎粗，其实女性阴道的伸缩性很大，完全可以容纳。

需要重视的是睾丸的大小和质地。从出生到12岁青春期之前，睾丸处于相对静止期，一般体积为1～4克；之后睾丸体积迅速增大，成年男性的睾丸体积为16～25克，平均19.8克；60岁以后睾丸体积逐渐缩小。凡育龄男性睾丸体积小于15克，则显示睾丸的曲细精管生精上皮有损害。通常体积不超过3克的小睾丸多见于克氏综合征；睾丸大小在5～12克的病人可见于低促性腺激素型性腺功能低下症；睾丸不对称增大明显时提示有睾丸肿瘤；睾丸对称性增大，可称为巨睾症，属于正常，但较少见。睾丸的质地亦应重视。正常睾丸轻压时有弹性，如轻压时感觉睾丸质软，则常伴有生精功能损害，可影响男性生育力，应及时就诊。

45. 引起早泄的原因有哪些

早泄是射精障碍的一种类型，是男性性功能障碍的常见病之一。一般是指出现过早的射精反射，但目前还没有一个完整确切的定义，因此早泄的标准也各不相同。一般认为，健康成年人在性交2～6分钟时射精或更短时间内射精均属正常。阴茎勃起未进入阴道即发生射精应为早泄，可进入阴道进行性交者，究竟时间多长为早泄，则甚难确定。

(1)精神行为性因素：包括与伴侣、环境、手淫、精神、行为等有

关的焦虑、紧张、恐惧、自卑、胆怯等，这些精神因素往往可影响高级性神经中枢兴奋与抑制，造成不能随意射精功能。至于尿道炎和前列腺炎引起早泄的说法，早已被临床医学否定了。多年来，早泄一直被认为是无法医治的，20 世纪 70 年代起，开始使用精神分析、性感集中疗法、阴茎挤压、药物和其他方法综合治疗。由此早泄一举而跃为最易医治的男性性功能障碍，经短期治疗就明显好转。

(2)婚前性行为或境遇性行为：一般是在充满恐惧气氛下进行，多次快速方式完成射精活动或有施暴意识，动作过于强烈或心理过于激动，易于兴奋射精。日后则形成手淫一样的过早射精的时间概念和习惯，加之心理影响，在正常性交时多不能随意控制射精而早泄。

(3)早泄的器质性原因：较少见，常见的有神经病变，脊髓肿瘤，癫痫状态或脑血管意外造成性反射中枢的兴奋抑制失调。

46. 引起不射精的原因有哪些

不射精是指在正常性交过程中不能射精，或性交后的尿液检查没有精子和果糖。按其发病原因可分为功能性和器质性两类：若在清醒状态从未发生过射精称为原发性不射精；曾有在阴道内射精史，尔后出现不射精称继发性不射精。

(1)功能性不射精：多有遗精史和非性交状态下射精史。①性知识缺乏。往往是由于缺乏婚前性教育，不懂性交过程，而在性交时体位不当或不知道阴茎在阴道内需进行频率较快、幅度较大的持续摩擦，使阴茎的刺激强度不够而不能射精。或错误认为性生活污秽、肮脏而抑制性欲，致使性兴奋不够而不能射精。②心理因素。常见于新婚时的紧张情绪，过度担心手淫的危害而致忧虑和紧张；对配偶缺乏感情或夫妻生活不和谐；家庭过于拥挤嘈杂，使性交时注意力不集中，或害怕弄出声响，以致使阴茎摩擦的刺激强度不够等而不能射精。男女双方心理因素的影响，如担心性交时疼痛而限制阴茎的摩擦，女方对男方的冷遇等恶性刺激，均可使男子的性冲动受挫而致不射精。③射精衰竭症。是指男子过度纵欲、频繁性交射精，致使射精中枢处于疲劳衰竭状态而不能射精。

(2)器质性不射精：多有神经、内分泌疾病或手术、创伤史。①神经系统病变与损伤。大脑侧叶的疾病或手术切除；腰交感神经节损伤或手术切除；各种原因所致的脊髓损伤；盆腔手术，如前列腺摘除或根治、直肠癌根治术等，引起了神经系统损伤，使射精功能失调而不射精。②内分泌异常。主要见于垂体、性腺、甲状腺功能低下及糖尿病引起的周围神经损伤。③阴茎本身疾病。包皮过长、包皮口狭窄使性交时嵌顿，产生疼痛而使性交中断。由于包皮遮盖龟头所致，包茎使摩擦产生的刺激减弱，达不到射精阈值。此外，阴茎龟头炎症、过敏等不能耐受来回摩擦而不射精。④药物性因素。许多药物可引起射精功能障碍，如镇静药、安眠药(使神经的兴奋性降低，性兴奋亦受到抑制)，肾上腺素能受体阻滞药(胍乙啶、吩噻嗪类)，抗雄性药(醋酸环丙氯地黄体酮等)，均可对射精产生抑制作用，此影响射精的程度多与用药量大小和用药时间长短有关，用药量大且时间长，影响就大，但多半于停药后可逆转。⑤毒物因素。慢性酒精中毒，尼古丁中毒，以及吗啡、可卡因、可待因中毒等，均能使中毒者性能力低下而引起不射精。

47. 逆行射精的病因有哪些

逆行射精是指患者性交时有性欲高潮及射精感觉，但无精液从尿道口射出，精液随射精动作从后尿道逆行进入膀胱。在性交过程中随着性欲递增，即有精液泄入后尿道，在达到性欲高潮时出现射精。此时膀胱颈部在交感神经支配下关闭，阻止精液向后逆流进入膀胱，而使精液由尿道外口射出。因此，任何原因引起的膀胱颈部关闭不全或膜部尿道阻力过大均可出现逆行射精。射精的方向性错误必然导致精子不能与卵子相遇，因而造成了不孕不育。

发生逆行射精的病因：①先天性因素。先天性宽膀胱颈，先天性尿道瓣膜或尿道憩室，先天性脊柱裂。这些先天性疾病使得膀胱颈关闭不全及尿道膜部阻力增加，造成逆行射精。②医源性因素。主要包括各种膀胱颈部和前列腺手术，胸腰部交感神经切除术，腹膜后广泛淋巴结清除术及其他的盆腔手术，导致了神经根切除或损伤，使膀胱颈部关闭不全，发生逆行射精。③机械性因素。外伤性及炎症性尿道狭窄由于尿道阻力增加，导致射精时精液受阻。外伤性骨盆骨折常可引起后尿道损伤导致狭窄，同时骨折片又可破坏膀胱颈部的结构，致膀胱颈关闭功能不良造成逆行射精。另外，长期排尿困难亦可使膀胱颈部张力下降，导致关闭无力。④疾病因素。糖尿病可并发逆行射精，脊髓损伤可使患者丧失排精能力或逆行射精，发病率较高。⑤药物性因素。服用α-肾上腺素能受体阻滞药，如利舍平、胍乙啶、胍法辛及溴苄胺等，都可引起平滑肌收缩无力而出现逆行射精。⑥特发因素。部分原因不明。

48. 鞘膜积液是如何影响男性生殖健康的

正常睾丸鞘膜囊内有少量浆液存在，性质与腹腔内浆液相似，有滑润作用，能使睾丸在其中自由滑动。在正常情况下，鞘膜囊壁有分泌和吸收浆液的功能，并使其容量保持稳定。若鞘膜本身及周围器官或组织发生病变，使鞘膜的分泌、吸收功能失衡时，则形成各种不同类型的鞘膜积液。本症经治疗后一般预后良好。临床的重要性在于鞘膜内长期积液，内压增高，而使睾丸缺血，睾丸生精功能不良，导致不育。同时成人巨大鞘膜积液影响正常性生活，也可导致不育。

49. 阴茎异常是如何影响男性生殖健康的

(1)先天性小阴茎：小阴茎是指阴茎结构正常，但与同年龄的人比较阴茎过小。正常的男性新生儿阴茎长度平均为3.75厘米，而小阴茎多不足1厘米。进入青春期，男性的小阴茎呈儿童型。小阴茎的病因目前尚不完全清楚。可能是在妊娠第三个月雄激素缺乏，或促性腺激素低下，以及外生殖器对雄激素不敏感所致。小阴茎常伴有双侧隐睾、睾丸发育不良、垂体功能减退及肥胖等。也可见于染色体缺陷。先天性小阴茎的临床表现为：①新生儿小阴茎多在1厘米以下，甚至有不足0.5厘米者，青春期或成年期均短于5厘米，横径亦小。阴茎外观大致正常，尿道正常并开口于阴茎头部。②阴茎勃起无力或不能勃起，绝大部分不能性交。③睾丸、阴囊及前列腺发育不全。④第二性征不发育，如无胡须、腋毛及阴毛稀少，无喉结，部分病人有乳房增生。⑤严重的小阴茎可出现排尿困难。

(2)阴茎硬结症：患者每因阴茎有硬结、疼痛、痛性勃起及勃起时阴茎向患侧弯曲而就诊，可影响性生活。触诊硬结界限清晰，椭圆形或条索状，位置常在背侧中线靠根部处，少数亦可位于远端或侧方。有的患者有排尿不畅感。此病有自限性。

(3)尿道下裂：是男性下尿路及外生殖器常见的先天性畸形，属常染色体显性遗传，妊娠期如用求偶素与孕激素可增加尿道下裂的发病率。尿道下裂的发病率，各学者的统计有很大差异，一般认为150～250个出生男婴中有1例。此症似有遗传性和家族性，但与种族关系不大。先天性尿道下裂是由于胚胎期道沟两侧之尿道皱襞未能完全融合，使尿道远端出现缺损，在尿道缺损部分，常为结缔组织或纤维索条所代替，这种病理改变的结果，除尿道有部分缺损外，使阴茎产生两方面的畸形。一是阴茎腹侧屈曲，不能伸直；二是包皮在阴茎背部堆积过多，而阴茎腹侧面则嫌不足，所谓包皮呈鹰帽式畸形。故尿道下裂稍重者，由于阴茎呈腹侧屈曲畸形，勃起时此种畸形更严重，难以进行正常的性生活；又由于尿道部分缺损，性生活时难以将精液射入阴道内，从而导致不育。

50. 精囊炎的病因及临床表现有哪些

精囊腺在解剖上与前列腺、输精管、尿道、膀胱等紧邻，并且相互交通，因此精囊炎往往继发于尿道生殖系统其他器官感染。

单纯精囊炎较少见，但精囊的慢性炎症可引起不育。精液中90％为精囊分泌物，其中果糖可以被精子利用作为动力来源；精囊发炎时这些分泌物减少，可以影响精子的活力；精液量不足，不能充盈阴道后穹隆的精液池也可以引起不育。

精囊炎可分为急性和慢性两类。精囊炎多与前列腺炎一起发生，要严格区分前列腺炎或精囊炎有时比较困难，精囊炎常累及两侧，炎症多由细菌经后尿道沿射精管的逆行感染或因附睾炎的细菌沿输精管侵入精囊腺所致。感染的细菌以大肠埃希菌多见，其次是葡萄球菌、链球菌、类白喉杆菌等。

精囊发炎时精囊黏膜充血和水肿，腺腔可因炎症闭塞而形成脓肿，精囊脓肿还会向邻近组织扩散穿破精囊后侵入周围组织。

急性精囊炎临床表现与急性前列腺炎症状相似。表现为会阴部疼痛，疼痛可放射至腹股沟、腰骶部及耻骨上；有伴发热及血中白细胞增高等；有时伴有精液潴留，病人感胀痛；若并发邻近器官的感染，可引起腹痛；慢性精囊炎常与慢性前列腺炎并发，并以血精为主，精液呈粉红色、红色或带有血块，可出现性交疼痛；由于精神上恐惧、紧张等原因，可出现性欲减退等性功能障碍等症状。

51. 附睾炎是如何影响男性生殖健康的

(1)急性附睾炎:常见的致病菌以大肠埃希菌多见,其次是变形杆菌、葡萄球菌、肠球菌及铜绿假单胞菌等,沙眼衣原体也可引起急性附睾炎。致病菌多经输精管逆行进入附睾。此外,细菌侵入附睾也可经淋巴管或经血行感染引起附睾炎,但少见。

在临床,下列几种情况容易发生急性附睾炎:①尿道长期留置尿管和尿道内器械检查可诱发前列腺感染,继而出现急性附睾炎。②前列腺切除术后,尤其是经尿道方式的前列腺切除,由于射精管开口在前列腺窝,排尿时尿道压力可将尿液逆流进射精管,前列腺切除术后8～12周内,尿流中常含有一定数量的细菌。③部分病人述急性附睾炎前有阴囊损伤史,但阴囊外伤病人并不都发生急性附睾炎。

附睾炎可发生在一侧或双侧,以一侧多见。急性附睾炎常先从附睾尾部发生,附睾管上皮水肿、脱屑、管腔内出现脓性分泌物,然后经间质浸润至附睾体部和头部,并可形成微小脓肿。晚期瘢痕组织形成附睾管腔闭塞,故双侧附睾炎常造成不育。

急性附睾炎起病急,患侧阴囊坠胀不适、疼痛明显,可放散至同侧腹股沟区及下腹部,影响活动,并常伴有畏寒、高热、体温可达40℃。查体患侧附睾成倍肿大,触痛明显。若蔓延到睾丸,则睾丸与附睾界限不清,称附睾睾丸炎。炎症较重时,阴囊皮肤红肿,同侧精索增粗,有触痛。

(2)慢性附睾炎:临床上较多见。部分病人为急性附睾炎未得到有效治疗或治疗不彻底而转为慢性。大多数病人无急性发作史而常有慢性前列腺炎。

病变多局限在附睾尾部,有炎性结节;也可由纤维性增生使整个附睾硬化;组织切片上可以看到瘢痕形成及附睾管闭塞,而在输精管、前列腺及精囊可有慢性炎症改变。

病人症状较轻，可有阴囊坠胀感，疼痛可放散至下腹部及同侧大腿内侧；患侧附睾轻度肿大、变硬、有硬结，局部压痛不明显；同侧输精管可增粗，偶有急性发作史。如果是双侧慢性附睾炎，可以出现少精引起不育。

52. 附睾结核是如何影响男性生殖健康的

附睾结核是最常见的男性生殖道结核。一般认为附睾结核是泌尿系结核的一部分，附睾结核常伴有前列腺结核或精囊结核。结核菌通常由肾到前列腺、精囊，再到附睾，也有部分通过血行感染所致。附睾结核的主要后遗症是附睾管和近端输精管不全或完全梗阻，可表现为少精或无精而导致不育。

附睾结核一般发展缓慢，病变附睾逐渐肿大，形成附睾硬结，不存在疼痛或略有隐痛，附睾肿大明显时可与阴囊粘连，形成寒性脓肿后经阴囊皮肤破溃，流出脓汁及干酪样坏死组织，形成窦道。严重者附睾、睾丸分界不清，输精管增粗呈串珠状改变。双侧附睾结核可以表现为无精症，导致不育。

53. 精道梗阻的病因及临床表现有哪些

精子由睾丸生精小管产生，然后经附睾、输精管、射精管及尿道，将成熟的精子送出体外。只要任何一处发生阻塞，精子运行和排出发生障碍，均可导致不育。精道梗阻可由先天性和后天性两大类因素引起。

发生精道梗阻的病因有：①先天性梗阻。先天性附睾发育不全，先天性输精管发育不良或缺如，先天性输精管闭锁，先天性射精管梗阻等，可引起先天性精道梗阻。②后天性因素致精道梗阻。包括感染、损伤及手术结扎。

由精道梗阻所致的不育症患者性欲、性功能往往正常，第二性征也发育正常，血中激素水平正常，仅精液化验发现少精子或无精子。另外，视病因不同，病人可有尿频、尿急、尿痛等泌尿系感染症状，或有不洁性交史、淋病感染病史，或有生殖系结核病史，或有尿道外伤史及排尿困难表现。

生殖系统检查可发现附睾肿大、结节，或输精管有增粗或呈串珠样改变，或输精管触摸不清或触摸不到。

54. 男性假两性畸形的原因是什么

(1)睾丸女性化综合征：在男性假两性畸形中，睾丸女性化综合征较为常见。此种病人有睾丸，性染色体组型为XY，性染色质为阴性。睾丸虽然分泌雄激素，但由于体细胞不能形成雄激素受体，从而不能使生殖器男性化。

(2)睾酮合成障碍：在睾酮合成过程中，不同的酶缺陷在不同阶段导致不同的代谢紊乱，从而引起生殖器官不同程度的分化异常，从不同程度男性化到出现女性外生殖器。患者一般身体修长，呈去势体态，乳房不发育。在腹股沟或阴囊内触及到发育欠佳的睾丸组织，多伴有尿道下裂、双阴囊。

(3)5α-还原酶缺陷：患者多表现为男性生殖器发育不全。由于靶器官部位的5α-还原酶缺陷，不能将睾酮转化为双氢睾酮。前列腺不发育，外生殖器分化不全，这是一种常染色体遗传病。

(4)抗中肾旁管激素缺乏：中肾管发育正常、中肾旁管退化不完全。临床表现为男性，但男性第二性征不明显，毛发细、皮肤嫩、性功能不全，并可出现发育不全的子宫和输卵管。

55. 睾丸发育障碍有哪几种

(1)先天性睾丸发育不全综合征:或称小睾丸症,Klinefelter 于 1942 年首先发现并描述了小睾丸及青春期乳房发育为临床特征。1959 年,Jacobs 等首次用细胞遗传学方法发现了 1 例先天性睾丸发育不全综合征患者,证实了他的染色体有异常。先天性睾丸发育不全综合征的个体表现为男性,幼年及少年时期体征不明显,而到青春发育时期逐渐出现乳房增大,胡须、阴毛及腋毛稀少,肩窄、臀宽等女性体态。

(2)隐睾症:睾丸在胎儿期从腹膜后降入阴囊,若在下降过程中停留在任何不正常部位,如腰部、腹部、腹股沟管内环、腹股沟管或外环附近称为隐睾症。隐睾患者中不仅约 80%可能发生睾丸肿瘤或外伤、精索扭转、心理障碍,更多的是造成生育功能异常。

(3)无睾症:可分为 3 类:①睾丸缺如。②睾丸、附睾和输精管的一部分缺乏。③睾丸、附睾和输精管全部缺乏。其病因尚不清楚,可能在胚胎期睾丸被毒素破坏或继发于血管的闭塞和外伤引起的睾丸萎缩。单侧无睾多发生于右侧并常伴有对侧隐睾。双侧无睾由于缺乏分泌男性激素的间质细胞,所以常导致性别异常及合并类宦官症。亦有个别不伴有类宦官症者,可能有异位间质细胞存在。

56. 隐睾是如何影响男性生殖健康的

隐睾是指男孩出生后睾丸尚未下降入阴囊,它可停留在腰部、腹部、腹股沟管内环、腹股沟管或外环附近。

为什么隐睾患者睾丸会停留在上述部位呢?原来在胚胎期,睾丸位于腹膜后脊柱两侧、肾脏下方,在胚胎发育过程中,睾丸逐渐下降，大约在妊娠近6个月时，即下降入阴囊内，如果睾丸在下降过程中受阻，就可在不同部位停留形成隐睾。有时两侧睾丸均不下降，称为双侧隐睾；单侧睾丸不下降，称为单侧隐睾。

产生精子的睾丸上皮生殖细胞必须在略低于体温1.5℃～2℃的环境中才能正常发育，阴囊内的温度略低于体温，是睾丸生殖细胞发育的适宜部位。隐睾患者体内较高的温度妨碍生殖细胞的发育，严重者可完全无精子产生，轻者也往往精子数减少，或全部为死精，或精子活动力极低而引起不育。

单侧隐睾，虽然有一侧睾丸位于阴囊内，但另一侧睾丸受损害后可引起正常侧睾丸的损害，即所谓“交感性睾丸病”，这是由于单侧隐睾者本身就存在双侧睾丸发育不全，或隐睾侧的睾丸产生的抗体、体液因子影响正常侧睾丸的发育，形成交感性损害，并可引起不育。

隐睾的另一个严重并发症是恶变的机会比正常睾丸高30～50倍，最常见为精原细胞癌。因此，对隐睾必须尽早处理。

隐睾在出生第一年内尚有可能自行下降，但一年后自行下降的机会明显减少，10岁以后如不下降，睾丸可形成不可逆的损害。因此，隐睾患者可在2～9岁用人绒毛膜促性腺激素治疗，促进睾丸下降，在10岁左右可进行手术治疗，把睾丸下移并固定于阴囊内。

57. 睾丸炎是如何影响男性生殖健康的

睾丸炎是由各种致病因素引起的睾丸炎性病变，可分为非特异性、病毒性、真菌性、螺旋体性、寄生虫性、损伤性、化学性等类型。特异性睾丸炎多由附睾结核侵犯睾丸所致，十分少见。临床上常见的是非特异性睾丸炎及腮腺炎性睾丸炎，它是男性不育症常见病因之一。

(1)急性非特异性睾丸炎:急性非特异性睾丸炎多发生在尿道炎、膀胱炎、前列腺炎、前列腺增生切除术后及长期留置导尿管的患者。感染经淋巴或输精管扩散至附睾引起附睾睾丸炎,常见的致病菌为大肠埃希菌、变形杆菌、葡萄球菌及铜绿假单胞菌等。细菌可经血行播散到睾丸,引起单纯的睾丸炎。但睾丸血运丰富,对感染有较强的抵抗力,故这种情况较少见。

(2)慢性非特异性睾丸炎:慢性睾丸炎多由非特异性急性睾丸炎治疗不彻底所致,也可因真菌、螺旋体、寄生虫感染造成。

(3)急性腮腺炎并发睾丸炎:急性腮腺炎是最常见的睾丸炎发病原因,约20%腮腺炎患者并发睾丸炎。多见于青春期后期。肉眼可见睾丸高度肿大并呈紫蓝色。切开睾丸时,由于间质的反应和水肿,睾丸不仅不能挤出,组织学观察还可见水肿与血管扩张,大量炎性细胞浸润,生精小管有不同程度的变性。在睾丸炎愈合时,睾丸变小、质软。生精小管有严重萎缩,但保存睾丸间质细胞,故睾酮的分泌不受影响。

睾丸炎一般在腮腺炎发生后3～4天出现,阴囊呈红斑与水肿,一侧或双侧睾丸增大并有高度压痛,偶见鞘膜积液。一般可查到腮腺炎病灶,经对症治疗10天左右,睾丸肿胀消退,有1/3～1/2病人于发病后1～2个月时,可观察到睾丸萎缩。一般单侧睾丸受损不影响生育。急性腮腺炎引起的睾丸炎约有30%病人的精子发生不可逆的破坏,受损睾丸高度萎缩,如双侧感染,睾丸可萎缩,引起精子生成障碍不育症,但雄激素功能一般是正常的。

58. 勃起功能障碍的病因有哪些

勃起功能障碍,通常是指男性在性欲冲动和性交要求下,阴茎不能勃起或阴茎虽能勃起但不能维持足够的硬度,以致性交时阴茎不能置入阴道或置入阴道内旋即变软。勃起功能障碍是指阴茎不能进入阴道进行性交，能够进入阴道进行性交的即不称为勃起功能障碍。国际勃起功能障碍学会，对其所作的定义是：性交时阴茎不能有效地勃起致性交不满足。勃起功能障碍是男性性功能障碍中最为常见的病症，其发病率为10%。

（1）精神性勃起功能障碍：①内在精神性因素。妒忌亲热、厌恨妇女、性犯罪感、缺乏男性阳刚之气。②人与人之间的因素。如不适当的依赖性，竞争失败，长期愤怒和怨恨，配偶有慢性病、生命危机等。③经验-行为因素。如缺乏性知识，错误经验，性行为迫切，外界旁观等。

（2）血管性勃起功能障碍：阴茎勃起必须有3个方面的血管变化才能完成。即：在神经反射作用下动脉主动扩张，海绵体血流量增加；海绵体血窦松弛、扩张、充血；海绵体静脉被动受压和主动收缩，阻力增高；另外，还需要一个正常的白膜。其中任何一方面的缺陷都可使阴茎勃起障碍，即血管性勃起功能障碍。

（3）神经性勃起功能障碍：中枢及周围神经的病变可引起阴茎勃起的神经反射障碍，包括颅内疾病、脊髓损伤和脊髓疾病、周围神经功能障碍。

（4）内分泌性勃起功能障碍：原发性生殖腺功能低下；继发性生殖腺功能低下；高泌乳素血症；甲状腺功能亢进、甲状腺功能低下等均可影响性激素的改变。

（5）药物及其他器质性疾病：药物导致勃起功能障碍屡见不鲜，生殖器官疾病如尿道下裂和尿道上裂等疾病，亦可导致勃起障碍。

59. 遗精是如何影响男性生殖健康的

遗精是指在无性交活动的状态下发生的射精。多见于未婚男子，据统计80%未婚青壮年都有此现象。当睾丸、精囊、前列腺及尿道球腺产生的精液积聚到一定的数量处于饱和状态时，就会通过遗精方式排出体外。在睡眠状态下发生的射精称梦遗，而在清醒状态下发生的射精称遗精。通常，健康未婚男性每月遗精2次左右，属正常生理现象，但若频繁发生，每月5次或更多，则为病理性遗精。已婚男性过频的遗精，会使精液产生发生异常，使精子在精液中密度降低，对正常受孕有一定影响。

60. 输精管异常的病因有哪些

精子在睾丸生成后，经一段距离的运行后，最终到达目的地阴道。睾丸中运送精子的管道和储藏精子的仓库都是十分脆弱的，极易受到损伤，管道阻塞或仓库泄漏都将会引起不育。输精管阻塞占男性不育的5%，大多数患者是后天损伤和感染所致的，少数病例属先天发育不全。精子在睾丸生成、发育成熟后储存在附睾中。精子经附睾的曲细精管到达输精管，输精管介于附睾和前列腺之间，精子与前列腺分泌的精浆混合，形成精液。

许多原因均可引起输精管阻塞而造成男性不育：①先天异常。输精管先天未发育或发育不良，与附睾不相通等。常伴精囊不发育，致精液量少，无精子。②炎症性狭窄。各种致病菌使输精管发炎，形成瘢痕，致管腔闭塞。严重者致无精症。③肿瘤。来自输精管或邻近器官肿瘤压迫所致管腔不通，也是造成无精子症的原因之一。④外伤或手术损伤。如疝气修补术等致管腔梗阻。输精管结扎术就是人工将管腔阻塞，阻止精子排出而达到节育目的，是男性绝育的主要方法之一。

因输精管不通所致的不育，其睾丸生精功能是正常的，但精液中找不到精子，常常需要做各种造影，如输精管精囊造影、输精管附睾造影及尿道造影等来判明梗阻的部位。

与女性妇科检查相似的男性泌尿系统检查，对不育原因的诊断是必要的。检查可发现阻塞的病因并给予相应的治疗，如抗生素、消炎药及手术。当今显微外科手术在提高男性生育力方面已取得了长足的进步。精子的运行须借助于输精管的运动功能。引起输精管瘢痕、粘连、增厚以致阻塞的病因有多种。

输精管阻塞最常见的病因是损伤、炎症及感染。若导致输精管阻塞的疾病能得到及时治疗，则还是可以生育的。一些性传播疾病在男性患者中可无临床症状，但仍可形成瘢痕粘连；淋病和支原体感染在美国是男性发病率最高的性病，也是最常见的引起瘢痕粘连的原因。男性淋病患者在感染不太严重时，也常会感到疼痛，而女性患者大多无症状；但支原体感染的夫妇双方均可无临床症状。

结核杆菌同样会侵袭男性生殖系统，破坏附睾的曲细精管和输精管。此外，生殖系统的结核还可通过性交传播给女性，导致女性不孕。支原体、衣原体等微生物与尿道炎有关，有时可阻塞输精管、损伤精子、破坏精浆质量。由于对该类微生物的生物特性掌握不多，因此治疗往往无效。受病毒和细菌感染的前列腺主要改变精浆的成分，细菌易停留在前列腺，有时细菌溢入精浆，杀死精子。前列腺炎还可引起输精管阻塞，改变精浆的成分，使精浆黏稠、精子积聚。尽管前列腺炎的治疗较困难，但大多数感染都可用抗生素控制。

手术同样可致输精管阻塞，有时会发生在术后数年。疝气修补术及隐睾复位术，由于解剖位置与精索关系密切，易损伤输精管和血管。若动脉损伤，则可引起睾丸的坏死，通常可用显微外科手术修复输精管，但是任何手术都有瘢痕粘连的可能。

因睾丸扭转引起的输精管阻塞较罕见。睾丸扭转后，血供中止、睾丸迅速肿大、剧烈疼痛。睾丸扭转属急诊范畴，若 6 小时内扭转仍得不到复位，睾丸即可坏死。睾丸扭转后，泌尿系统专家可迅速将睾丸复位，复位后将组织缝合固定，以免再次发生扭转。过去认为,因扭转失去一侧睾丸的男性,生育能力可从另一侧睾丸得到代偿。其实不然,这种患者多属绝对不育。其机制是:损伤引起的机体免疫反应既作用于患侧睾丸的生精细胞,又作用于健侧睾丸的生精细胞。

因输精管阻塞所致不育可视病变情况选择手术,使输精管复通。例如,输精管与附睾头吻合术、输精管梗阻部位切除后的吻合术等。有些已做输精管结扎术后欲再生育的男子也可经输精管复通手术恢复生育能力。显微外科技术的发展明显地促进了手术的成功率。如果是炎症引起的阻塞则应尽早抗感染治疗,也许能使炎症性水肿消退,恢复通畅。

61. 为什么精索静脉曲张影响生育

所谓精索静脉曲张是指阴囊内睾丸周围及其上方精索静脉因瓣膜功能失灵或不全而引起血液在阴囊内倒流、淤滞,使阴囊内静脉迂曲扩张。曲张侧睾丸位置常常较低,透过阴囊皮肤隐约可见迂曲粗静脉血管,若用手扪之又如摸到一团团散乱的粗毛线或如蚯蚓。精索静脉曲张系精索的静脉回流受阻或瓣膜失效,血液反流引起血液淤滞,导致蔓状静脉丛迂曲扩张。发病率在男性人群中为10%～15%,多见于青壮年。在男性不育人群中占15%～20%。病人站立时阴囊胀大,有沉重及坠胀感,可向下腹部、腹股沟或腰部放射,行走劳动时加重,平卧休息后减轻。静脉曲张程度与症状可不一致,有时有神经衰弱症状。

睾丸及附睾静脉汇集成蔓状静脉丛,经3条径路回流:①在腹股沟管内汇成精索内静脉,在腹膜后上行,左侧精索内静脉成直角进入左肾静脉,右侧在右肾静脉下方约5厘米处成锐角进入下腔静脉,直接进入右肾静脉只有5%～10%。②经输精管静脉进入髂内静脉。③经提睾肌静脉至腹壁下静脉,汇入髂外静脉。

左侧精索静脉曲张发病率高的原因：①人的直立姿势影响精索静脉回流。②静脉壁及其周围结缔组织薄弱或提睾肌发育不全。③静脉瓣膜缺损或关闭不全。④左侧精索内静脉行程长并呈直角进入肾静脉，静脉压力高。⑤左精索内静脉可能受乙状结肠压迫。⑥左肾静脉在主动脉与肠系膜上动脉间可能受压，影响精索静脉回流，形成所谓近端钳夹现象。⑦右髂总动脉可压迫左髂总静脉，使左输精管静脉回流受阻，形成所谓远端钳夹现象。由于上述前3项因素同时影响两侧精索内静脉，一部分右精索内静脉直接进入右肾静脉，两侧蔓状静脉丛之间存在交通支，实际上右侧精索静脉曲张的发病率也不低。肾肿瘤在肾静脉，下腔静脉内形成癌栓或腹膜后肿瘤压迫、肾积水或异位血管等均可引起精索静脉曲张，称为症状性或继发性精索静脉曲张。

为什么精索静脉曲张会引起男性不生育呢？一般认为其原因之一是精索静脉曲张侧睾丸由于血液倒流，将一部分来自肾上腺的代谢产物，如儿茶酚胺等带到睾丸周围血管，使其收缩，从而使睾丸得不到充分的血液交换，其结果使睾丸得不到足够的氧气和营养物质，而二氧化碳等代谢产物增加。睾丸由于营养不佳，可引起曲细精管不同程度的萎缩，使这个制造精子的“工厂”减产、停产及制造出残次品，从而导致生育能力减低，直到丧失生育能力。另一原因是精索静脉曲张侧阴囊温度将比原来升高1℃～2℃，而睾丸制造精子可因阴囊内温度升高受到干扰或抑制。这也是为什么长期在高温条件下工作或长期穿紧身裤，不利于阴囊散热，均可以导致男子不育的原因。

精索静脉曲张者虽不一定都引起不育，但凡已造成不育者，均应及时治疗。

62. 急性细菌性前列腺炎的感染途径及临床表现有哪些

急性细菌性前列腺炎多由非特异性细菌感染所致。致病菌包括大肠埃希菌、葡萄球菌、链球菌、肠球菌和类白喉杆菌等。细菌感染有3个途径:①血源性。身体其他部位的感染灶,如疖、痈、牙齿、扁桃体等病灶中的细菌经血液循环途径感染前列腺。②淋巴源性。直肠或下尿路的感染细菌经淋巴侵及前列腺。③直接扩散。后尿道的感染或上尿路的感染细菌直接扩散至前列腺。疲劳、感冒、过度饮酒、性交放纵、会阴损伤及痔内注射药物,均可成为急性细菌性前列腺炎的诱发因素。

前列腺炎急性发作时可出现寒战、发热、乏力、食欲减退等全身感染症状;局部由于炎症刺激可出现尿频、尿急、尿痛、终末血尿、肛门和会阴部不适、坠胀感,并可在大便时加重;腺体充血、水肿可压迫后尿道引起梗阻,导致排尿困难,甚至发生尿潴留;性欲减退并可出现性交疼痛。如果未给予治疗或治疗不力,全身及局部症状会进一步加重,若出现会阴、肛门部剧烈疼痛,应考虑有脓肿形成。

尿道可有脓性分泌物,肛门指检见前列腺肿胀、触痛明显、局部发热、整个或部分腺体坚韧不规则。在急性期禁止做前列腺按摩,以免引起感染扩散或菌血症。

63. 慢性细菌性前列腺炎的感染途径及临床表现有哪些

慢性细菌性前列腺炎是男性生殖系统一种常见病,好发于20～40岁。35岁以上男性发病率35%～40%,青春期前很少发生。

慢性细菌性前列腺炎细菌感染途径常有 4 种：经尿道逆行感染，盆腔感染灶直接或经淋巴扩散，或身体其他部位细菌经血源性感染前列腺。但最多见是因细菌经尿道逆行感染所致。急性前列腺炎治疗不彻底也可演变成慢性。感染的细菌多以球菌为多，依次为金黄色葡萄球菌、白色葡萄球菌、链球菌、大肠埃希菌、类白喉杆菌、铜绿假单胞菌等。淋菌性尿道炎也可发展为淋菌性前列腺炎。

慢性细菌性前列腺炎临床表现差异较大，轻重不一。局部常表现为排尿不适、尿频、尿急、排尿时后尿道有灼热感、有尿不尽感；晨起或大便时尿道口流出少许稀薄乳白色分泌物；腹部、会阴部、肛门及大腿内侧或腰骶部隐痛不适、钝痛或坠胀感；有时伴有睾丸、龟头钝痛；全身可表现为腰酸、乏力、易疲劳，可有失眠、健忘、精神抑郁等神经官能症表现，常伴有性功能障碍，如勃起功能障碍、早泄、遗精、射精痛等。

64. 非细菌性前列腺炎的病因及临床表现有哪些

非细菌性前列腺炎的病因尚不确定，沙眼衣原体是否是致病因素尚存在争议，但男性 40%非淋菌性尿道炎和 35 岁以下多数急性附睾炎均因沙眼衣原体感染引起。支原体在非细菌性、非衣原体性尿道炎患者尿道中的数量远远大于在衣原体性尿道炎者尿道中的数量，且用针对支原体的抗生素(对衣原体无效)治疗效果好，因此沙眼衣原体和支原体可能是非细菌性前列腺炎的病因，衣原体和支原体感染与不育的关系目前也不明确，有待进一步研究。病毒、真菌、厌氧菌也可能是非细菌性前列腺炎的病因。

非细菌性前列腺炎的症状表现与细菌性前列腺炎基本相似。

可出现腰背部、耻骨上区钝痛或不同程度压迫感；外生殖器、会阴或肛门部胀痛或不适；可有尿频、尿急、尿痛、夜尿多；大便或排尿终末可有白色分泌物自尿道口滴出；全身出现乏力、倦怠，以及多种神经衰弱症状；可伴有勃起功能障碍、早泄等性功能障碍；肛诊前列腺可有肿胀，轻压痛；化验前列腺按摩液白细胞和含有脂肪的巨噬细胞较正常多，但前列腺液细菌培养阴性。对前列腺液进行衣原体和支原体的脱氧核糖核酸聚合酶链式反应可能呈阳性结果。

65. 下丘脑综合征的病因有哪些

下丘脑是大脑皮质下自主神经和内分泌的最高中枢，是下丘脑-垂体-睾丸轴的控制中心，因此下丘脑的病变可引起机体内分泌功能紊乱。下丘脑综合征(HTS)系下丘脑的各种病变引起的一组以内分泌代谢障碍为主，伴自主神经系统功能紊乱综合征，包括睡眠、体温、进食、性功能障碍、尿崩症、精神异常等。

发生下丘脑综合征的病因：①感染性疾患。②肿瘤。③肉芽肿性损害。④先天性或遗传因素。⑤退行性病变。⑥血管损害。⑦物理性因素。⑧脑代谢病。⑨药物影响。

下丘脑体积虽小，其功能十分复杂，由于病变部位不同，可表现为复杂的临床综合征。

66. 哪些垂体病变可影响男性生殖健康

垂体是下丘脑-垂体-睾丸轴的重要组成部分，在调节男性生殖生理活动中起着极为重要的作用，垂体分泌的促卵泡激素及黄体生成素直接作用于睾丸并影响其功能，与其他内分泌疾病相比，垂体疾病会带来更多的性功能问题，与男性不育症密切相关。

（1）垂体前叶功能减退症：病因：①肿瘤以垂体腺瘤最多见，如嫌色细胞性腺瘤。②神经外科手术、外伤，切除或损伤了垂体。③放射治疗，破坏了垂体。④浸润或感染性疾病，如白血病、结核病等浸润破坏垂体。

临床表现：①垂体占位性病变损害的表现。有头痛、视力减退、视野缺损、眼肌麻痹、颅内压增高等各种表现。②垂体前叶激素缺乏的表现。其一，性功能减退，青春期发育前发病者，第二性征不发育或发育不全，睾丸容积小、睾丸软、无遗精或精液稀少；成年后发病者，阴毛、腋毛脱落、勃起功能障碍、睾丸萎缩、少精症。其二，甲状腺功能减退，有表情淡漠、精神萎靡、行动迟缓、智力和记忆力减退、嗜睡、体温偏低、食欲减退、皮肤干燥、少汗、便秘等。其三，肾上腺皮质功能减退，有不耐饥、常有低血糖表现，易疲劳、体力软弱、体重减轻，抵抗力差、易受感染，有时厌食、恶心、呕吐。其四，生长激素分泌不足，儿童起病表现为侏儒症，成人起病者可有低血糖反应。③垂体后叶激素分泌不足的表现。有多尿、烦渴、尿比重低及低渗透压等尿崩症表现。④垂体前叶功能减退性危象。表现为甲状腺功能低下及肾上腺皮质功能低下的混合表现，在感染、腹泻、呕吐、脱水、饥饿、受寒、手术、创伤等情况下易发生危象。

（2）垂体性侏儒症：躯体发育迟缓，身材矮小，成年人身高不足130 厘米；皮肤细腻，毛发少且软；骨骼发育迟缓，骨龄延迟 2 年以上，骨骺融合较晚；性器官不发育，缺乏第二性征，阴茎细小如婴幼儿时期，睾丸小如黄豆状，多出现隐睾；无性欲，无精子生成，胡须、腋毛、阴毛均不生长，声调似儿童；但智力与年龄相称。

（3）肢端肥大症和巨人症：皮肤增厚、油腻、毛发增多；手足粗大肥厚；舌、唇、耳肥大；颅骨、上颌、前额、眉弓、枕骨粗隆增大，下颌前伸、下牙前错，容貌丑陋；心脏肥大，易发生快速心律失常、心力衰竭；头痛、精神状态不稳定、暴躁易怒、多汗、全身肌无力；男性在发病早期性欲可增强，但以后逐渐减退、外生殖器萎缩、勃起功能障碍以致不育。

67. 甲状腺功能亢进是如何影响男性生殖健康的

甲状腺功能亢进多见于女性，男女之比为1∶4～6，20～40岁发病最为多见。其典型临床表现可为高代谢、甲状腺肿和眼病3方面，但不同患者的临床表现和病情轻重差异极大。

T3和T4分泌过多，可引起人体组织的氧化作用加速，引起一系列糖、蛋白质、脂肪、水、电解质中的钙、锌及碘和维生素的代谢紊乱，造成人体包括生殖系统在内的各脏器功能改变。在生殖系统方面可出现性欲减退、勃起功能障碍，偶伴有男性乳房发育，引起泌乳素及雌激素的水平增高，男性生殖能力下降，部分病人可引起不育。

由于代谢亢进，病人可出现怕热、多汗，皮肤温暖、潮湿；神经系统表现为兴奋、紧张、易激动、多语好动，失眠、思想不集中、焦虑烦躁；心血管系统可出现心悸、气促、心律失常、脉压加大、久之心脏扩大，甚至发生甲亢性心脏病，以致心力衰竭；消化系统表现为食欲亢进、易饥饿、食量增加，因肠蠕动增强使便次增多，属消化不良性腹泻；眼球可表现为浸润性或非浸润性突眼；甲状腺可呈不同程度的弥漫性对称性肿大、质软、随吞咽上下移动；在男性生殖系统方面主要表现为性欲减退、勃起功能障碍，偶伴有男性乳房发育，部分病人可引起不育。

68. 甲状腺功能减退是如何影响男性生殖健康的

甲状腺功能减退系多种原因引起的甲状腺激素合成分泌或生物效应不足所致的内分泌疾病，依起病年龄可分3型：①呆小病，功能减退始于胎儿或新生儿。②幼年型，功能减退始于性发育前儿童。③成年型，功能减退严重时称为黏液性水肿。

发生甲状腺功能减退的病因：①甲状腺性（原发性）。甲状腺本身因炎症、放疗、切除、药物或遗传等原因致甲状腺素分泌不足。②垂体性（继发性）。由于垂体病变TSH分泌减少引起的，常见原因为垂体肿瘤、手术、放疗等。③下丘脑性。当下丘脑发生肿瘤、肉芽肿或其他原因导致促甲状腺激素释放激素减少而使垂体促甲状腺素分泌减少引起。④受体型。遗传性或后天性受体缺陷或缺乏三碘甲状腺原氨酸、四碘甲状腺原氨酸受体结合障碍，故三碘甲腺原氨酸、四碘甲状腺原氨酸正常但无法起生物效应。

甲状腺功能减退可引起全身多脏器的功能下降或紊乱。由于代谢紊乱，病人出现畏寒、无力、表情淡漠、反应迟钝；面色苍白或蜡黄、水肿；皮肤发凉、少汗、粗厚、缺乏弹性；毛发稀疏、干脆、脱落；眼睑水肿、下垂、眼裂狭窄；鼻、唇增厚；舌大发音不清；智力减退、注意力不集中、记忆力差；心悸、气短、心脏扩大、心动过缓；下肢非凹陷性水肿，有时伴有心包积液、胸腔积液；食欲减退、胃酸分泌减少、肠蠕动弱，常有顽固性便秘。

在男性生殖系统方面主要表现为不同程度的性功能紊乱，如性欲减退、勃起功能障碍，三碘甲状腺原氨酸、四碘甲状腺原氨酸减少可使睾酮合成减少，精子生成受到抑制而发生少精症，患病持久者可丧失生育能力。

69. 哪些肾上腺疾病可影响男性生殖健康

肾上腺疾病可以引起男性性功能障碍、少精症和无精症，导致男性不育，常见疾病有皮质醇增多症、肾上腺皮质功能减退症、醛固醇症等。

(1)皮质醇增多症：皮质醇增多症又称库欣综合征，是由肾上腺皮质分泌过量的皮质醇激素所致。血中高浓度的皮质醇可使男性患者的性欲减退和勃起功能障碍；部分患者血中睾酮水平降低、睾丸组织萎缩、精子生成障碍、间质细胞退化和生精小管纤维化，最终导致不育。典型的表现为：向心性肥胖、满月脸、水牛背、悬垂腹、锁骨上窝脂肪垫；多血质外貌、皮肤紫纹、多毛、痤疮、高血压及骨质疏松、糖耐量异常。生殖系统表现为：性欲减退、勃起功能障碍、睾丸变软、阴茎可缩小。

(2)原发性肾上腺皮质功能减退症：原发性肾上腺皮质功能减退症是由肾上腺皮质萎缩或被破坏引起皮质醇或醛固酮缺乏所致，这类患者可有性欲衰减的表现，睾酮合成减少，精子生成障碍，而发生少精症或无精症。患者多有勃起功能障碍症状而影响性生活。以往肾上腺结核是最常见原因，约占80%，但目前发病率已明显下降；特发性肾上腺萎缩的发生与自身免疫有关，双侧肾上腺皮质纤维化，伴炎性细胞浸润；其他少见原因有恶性肿瘤转移、白血病、真菌感染、放疗破坏、双肾上腺切除等。

临床表现：①醛固酮缺乏症候群。由于机体储钠能力下降及钾、氢离子排泄异常，引起低血钠、低血容量、血钾高及轻度代谢性酸中毒。表现为厌食、无力、低血压、慢性脱水，以及虚弱、消瘦。②皮质醇缺乏症候群。可引起厌食、恶心、呕吐、腹痛、腹泻、腹胀、消化不良；软弱无力、淡漠、嗜睡、精神失常、头昏、眼花、低血压、少尿等。③生殖系统。男性性功能减退、勃起功能障碍、少精症。

70. 糖尿病会影响生育吗

糖尿病不但可影响精子的质量，而且可引起性功能障碍。例如，进行性小血管的病变会损害阴茎周围的神经，可导致勃起功能障碍。男性糖尿病患者22%～55%有勃起功能障碍，但其中有些患者随着糖尿病的控制，性功能可恢复正常，而有的则为终身勃起功能障碍。

尽管有些患者在糖尿病控制后可重新获得性冲动、性高潮，甚至射精，但阴茎勃起障碍仍需要治疗，否则仍无生育能力。如果糖尿病患者可以通过手淫将精液排入玻璃杯中，那么人工授精方法可有效地解决这类不育问题。对这类患者的最新治疗方法是：手术植入人工阴茎假体，阴茎假体有僵硬的、柔韧的，以及可充气式的。此外，糖尿病患者还可从心理治疗中获益。

71. 腮腺炎会影响生育吗

腮腺炎，是指颈面部腮腺的病毒感染。在青春期感染腮腺炎的男性，感染一旦扩散至睾丸，就有导致终生不育的可能。当然，14岁以后患腮腺炎的患者并不等于终生不育，约一半患者，病毒不能侵入睾丸，不会对生育能力产生影响。一部分患者病毒仅感染一侧睾丸，那么健侧睾丸的生精功能会代偿性增加。即使双侧睾丸都感染了病毒，也有一些曲细精管会随着疾病的控制而恢复生精功能。

为什么青春期感染腮腺炎的患者易患睾丸炎，而导致终身不育呢？原因是：青春期以前，生殖细胞处于相对静止状态，为非易感期。到青春期，生殖细胞迅速分裂繁殖，病毒寄居在生殖细胞里，也得以迅速繁殖，从而导致生殖细胞永久性损害。

幸运的是青春期或青春期后的腮腺炎发病率仅为18%，其中70%的病例只感染一侧睾丸，健侧睾丸功能正常。双侧睾丸的病毒感染也常在损伤生精细胞前，病情得以控制。通常生精功能的恢复大约需要1年时间，仅5%的腮腺炎患者会导致终生不育。

腮腺炎引起不育的诊断包括体格检查、抽血化验及精子分析，结果常为小睾丸、血中促卵泡激素值升高（垂体对睾丸低激素水平的反馈性分泌增加）、少精或无精；其中最不幸的是无药可治的无精症，只要有少量精子，激素治疗也是有效的。

72. 什么是免疫性不育

男性自身产生抗精子免疫，或女性产生抗精子免疫引起的不育。不育男女中有2%～10%是由于免疫因素所引起。一般有3种情况引起免疫性不育，即男性的自体免疫、女性的抗精子循环抗体和抗精子组织抗体。生殖免疫学的研究表明，精子对男性是一个自身抗原，可引起自体抗体。男性血清中精子抗体的效价越高，则射出精子的动力越低，凝集越多，穿过宫颈黏液的能力越弱，生育力越差。

可引起精子自身免疫的因素：①睾丸外伤或外科手术。②睾丸和附性腺（特别是前列腺和精囊）的感染。③输出管道（如附睾、输精管）梗阻。④老年时睾丸退行性变。这些因素均可引起精子抗体与自身免疫系统接触，T细胞致敏和产生睾丸炎。女性对精子抗原的免疫反应也有细胞免疫和体液免疫，可有全身反应与局部反应。性交后病人立即产生痛痒性红斑，唇、脸、舌和咽部水肿，继之出现严重的哮喘性呼吸困难、黏膜充血、子宫痛性痉挛，最后知觉丧失。临床表现性交后30分钟达高峰，24小时内消退。女性生殖道对精子产生局部免疫主要部位是宫颈，子宫内膜和输卵管作用较弱，阴道作用极小。因宫颈中有足量的浆细胞，能在体内或体外分泌免疫球蛋白。性交可被视为一种反复“注入抗原”过程，受精卵及胚胎着床可被视为“移植”过程。精液的免疫抑制功能是保证受精作用的必要前提。

对精子抗原的自体免疫或同种免疫，至少有两种机制引起不育：①干扰正常的精子发生过程，引起无精症或少精症。②通过抗体对精子在正常生育中的作用产生不育影响。

抗体又作用于如下几个环节：①阻止精子穿过宫颈黏液，精子凝集抗体致精子凝集成团，使精子泳动受阻。②影响精子酶活力，抑制透明带和放射冠的分散作用。精子在女性生殖道内获能后，产生顶体反应，释放顶体酶，进而精卵结合。而且精子抗体主要抑制透明质酸酶活力而干扰精子分散。③封闭顶体膜上的抗原位点（透明带识别点），抑制精子对透明带的附着与穿透，使精卵不能结合。④研究表明，精子抗体能阻止精子卵膜融合，导致不育。⑤影响胚胎发育。用精子主动免疫过的实验动物，可见其胚胎于植入前死亡。有精子抗体的妇女，也可见到流产或胚胎被吸引。由此可知，精子抗体可作用受精后的胚胎。

73. 什么是免疫性不孕

在正常性生活情况下，机体对生殖过程中任一环节产生自发性免疫，延迟受孕两年以上，称为免疫性不孕。免疫性不孕有广义与狭义之分。广义的免疫性不孕是指机体对下丘脑-垂体-卵巢（睾丸）轴任一组织抗原产生免疫，女性可表现为无排卵、闭经，男性可表现为精子减少或精子活力降低。通常所指的免疫性不孕是指狭义的，即不孕夫妇除存在抗精子免疫或抗透明带免疫外，其他方面均正常。

生殖系统的自身抗原在两性均可激发免疫应答，导致自身免疫性不孕，如男性抗精子免疫性不孕和女性抗透明带免疫不孕。

精子抗原还可引起女性同种抗精子免疫反应，称为同种抗精子免疫不孕。免疫不孕是相对概念，是指免疫使生育力降低，暂时导致不育。不育状态能否持续取决于免疫力与生育力之间的相互作用，若免疫力强于生育力，则不孕发生，若后者强于前者则妊娠发生。不孕常有多种因素同时存在，免疫因素亦可作为不孕的唯一原因或与其他病因并存。

研究表明，抗精子抗体可致不孕，在不育患者中占10%～30%。有关抗透明带抗体的研究则较少，一般认为它可致女性不孕，但许多问题尚待证实。

抗精子免疫包括抗精子体液免疫和抗精子细胞免疫。在正常性生活中，精液介入女性生殖道类似组织移植，所激起的免疫应答可能以细胞免疫为主。

透明带是一层包绕着卵母细胞及着床前孕卵的非细胞性明胶样酸性糖蛋白膜，内含特异性精子受体，在诱发精子顶体反应、精卵识别、结合、穿透和阻止多精子入卵的过程中起着重要作用。实验研究表明，透明带抗原可刺激同种或异种抗体产生免疫应答，透明带经抗血清处理后，失去了与同种精子的结合能力；在体内，透明带抗体能干扰孕卵表面的透明带脱落而妨碍着床。目前认为，透明带抗体是女性不育的原因之一。

二、西医疗法

1. 不孕症可选用哪些西药

(1)诱发排泄:①氯米芬。于月经周期第五日起,每日口服50毫克,连服5日,停药后5～11日排卵,如果无效,剂量可增加到每日0.1～0.15克。②绒促性素。常与氯米芬合用,于氯米芬停药后7日左右加用绒促性素,每次200～5 000国际单位,肌内注射,与卵泡发育到接近成熟时给药可促发排卵。③尿促性素。自月经期第六日起,每日肌内注射尿促性素1支,连用7日,需监视卵泡发育,一旦卵泡发育成熟即停用尿促性素。停药后24～36小时加用绒促性素5 000～10 000国际单位,肌内注射,促发排卵及黄体生成。④雌激素。对卵巢有一定雌激素水平的妇女,可用雌激素冲击疗法,于月经周期第10天左右,口服己烯雌酚5毫克,每6小时1次,共口服20毫克。如有消化道反应,可改用苯甲酸雌二醇10毫克,于月经期第10日肌内注射1次,连续3个周期。⑤孕激素。炔诺酮或醋酸甲羟孕酮每次10毫克,每日1次,口服,于月经周期第21日开始,连服5日。⑥雌激素+孕激素。于月经周期第五天开始,每日口服炔诺酮5毫克和炔雌醇0.03毫克,连服22天,3个月为1个疗程。可激发排卵。⑦溴隐亭。开始时用小剂量,每次口服1.25毫克,每日2次,7～14日后如无明显反应即逐渐加到标准治疗量,即每次2.5毫克,每日2～3次,口服。

(2)输卵管内注药:用于治疗输卵管阻塞所引起的不孕,输卵管内注射药物可使药物和输卵管病灶直接接触,并通过注射时产生的压力分离粘连，一般自月经净后 3～5 日开始，隔日 1 次或每周 2 次，每周期 3～5 次为 1 个疗程，2～3 个疗程后休息 1 个月，以后再重复治疗。常用药液有：①庆大霉素。每次 4 万～8 万单位，溶于 0.9％氯化钠注射液 20 毫升中。②青霉素。每次 20 万～40 万单位，溶于 0.9％氯化钠注射液 20 毫升中。用药前应做皮试，皮试阴性者才可用药。③链霉素。每次 1 克，溶于 0.9％氯化钠注射液 20 毫升中。用药前应做皮试，阴性者才可用药。④地塞米松。每次 10～25 毫克，溶于 0.9％氯化钠注射液 20 毫升中。⑤α-糜蛋白酶。每次 5 毫克，溶于 0.9％氯化钠注射液 20 毫升中。

(3)其他：①宫腔粘连所引起的不孕可服用雌激素、孕激素周期疗法，宫颈黏液分泌少而黏稠者，可以阴道给雌激素类栓剂，或口服己烯雌酚 0.1～0.2 毫克，每日 1 次，于月经第五日起连服 10 天。②因免疫因素引起的不孕可应用免疫抑制药，首选肾上腺皮质激素。

2. 哪些情况需要促排卵治疗

促排卵治疗也叫诱导排卵，是通过调整性腺的功能促进排卵的方法。通常应用于有排卵障碍的病人。那么，是不是都可以进行促排卵治疗呢？当然不是，应当根据具体情况而定，还要了解患者的身体状况。

(1)患者体内有一定的雌激素水平，卵泡有一定的发育程度，应用促排卵药物才能奏效，激素水平也意味着卵巢功能，因此如果激素水平低落，用促排卵药物往往难以奏效。过度的促排卵还会加速卵巢的老化。

(2)同时患有器质性疾病和排卵障碍者，如子宫肌瘤、垂体肿瘤、输卵管阻塞等，应先治疗器质性疾病，为卵子排出、着床做好准备，再进行促排卵治疗，否则有可能前功尽弃。

(3)有些疾病导致的排卵障碍,如卵巢早衰、卵巢发育不全等,只能行激素治疗,而无法恢复排卵。

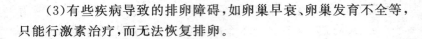

3. 排卵障碍有哪些药物治疗方法

如果被诊断为排卵障碍,则首要的问题是解决排卵问题。通常医生会使用促排卵的治疗方法。用于促排卵的药物有下列几种:

(1)氯米芬(克罗米芬):通常,妇女无排卵是由于缺乏月经中期黄体生成素(由垂体分泌)所致,尽管她们的体内也有雌激素、孕激素和促性腺激素的分泌,但不足以使卵泡生长、发育和排卵。氯米芬是一种抗雌激素药物,直接作用于下丘脑,使下丘脑感到体内雌激素水平不足,因而分泌更多的促卵泡生成素释放激素,以刺激垂体分泌促卵泡激素,促卵泡激素又使得体内雌激素水平升高,当逐渐上升到某一特定值时,下丘脑分泌黄体生成素释放激素,刺激垂体释放黄体生成素,从而诱发排卵。氯米芬的用量可逐月递增直至排卵发生。服用氯米芬的患者,双胞胎的发生率将增加5%~10%,但不像所报道的其他促排卵药物那样,会导致多胎妊娠。

(2)性激素:女性的性激素主要有雌激素和孕激素。可以通过补充激素来促排卵。有几种方法:雌激素诱发排卵、孕激素诱导排卵、雌孕激素联合诱导排卵、雌孕激素序贯诱导排卵。

(3)绝经期促性腺激素和绒毛膜促性腺激素:促卵泡激素和黄体生成素都是促性腺激素,是与生殖内分泌有着密切关系的激素。分泌促卵泡激素和黄体生成素的下丘脑或腺垂体一旦受到损伤,不但会导致激素分泌减少或消失,而且还是不孕的原因。当今,直接使用这类激素已成为现实,人类绝经期促性腺激素含促卵泡激素和黄体生成素,是从绝经期妇女的尿中提取出来的;而人绒毛膜促性腺激素是从妊娠期妇女的尿中提取出来的,其结构与黄体生成素相似，因而在月经中期使用单次剂量的人绒毛膜促性腺激素（HCG），可刺激垂体释放黄体生成素，诱发排卵。促性腺激素的治疗费用昂贵，需要定期监测雌激素水平，以备不孕症治疗专家或内分泌专家调整治疗方案时参考。促性腺激素自临床应用以来，已积累了丰富的经验。据报道，这种疗法在专家的指导和监控下，危险性很高的多胎妊娠可得到切实的控制。但并非促排卵药物就完全无毒无害，因而盼望生育的妇女要慎重使用促排卵药物。有研究表明，服用过促排卵药物的妇女卵巢癌的发生率是未服药妇女的3倍；有卵巢癌家族史的妇女发病危险性将进一步增加。因而服药前一定要权衡利弊，三思而后行。

（4）其他：对其他原因引起的排卵障碍可以根据各自的病因进行治疗。

由于使用激素有严格的适应证和禁忌证，使用不当时会有不良反应。因此，应在医生指导下使用。

4. 应用促排卵药物应注意什么问题

排卵功能障碍所致不孕症，可应用一些促排卵药物诱发排卵，但应注意以下几个问题。

（1）促排卵药物大多是通过下丘脑-垂体-卵巢轴的反馈作用所引起的激素变化达到诱发排卵的目的的。在应用氯米芬、人绒毛膜促性腺激素等治疗时，均需卵泡有一定的发育，能分泌一定量的雌激素。一般阴道涂片雌激素水平应在轻度影响以上，诱发排卵方能成功。在某些年轻妇女，如下丘脑-垂体-卵巢轴发育不成熟，雌激素水平低下，可先服小量雌激素，每日0.5毫克以下，周期性应用，以刺激下丘脑发育成熟，为下一步应用促排卵药打下基础。

（2）用药时间及剂量要恰当，一般应从有效的小剂量开始，再根据用药后的反应调整用药剂量，或延长用药时间。促排卵药物一定要在医生指导和观察下应用，不能盲目使用，方能保证促排卵效果及避免药物的不良反应。在用药过程中应根据情况做一些观察和检查，如测量基础体温，血泌乳素水平，尿妊娠试验等，以确定是否排卵或受孕。

(3)在应用促性腺激素释放激素或人绒毛膜促性腺激素诱发排卵时，一定要严格掌握适应证，以免发生严重并发症。

(4)在治疗不孕症时，还应注意寻找可能存在的其他引起不孕症的原因，如男方精液是否正常，女方输卵管是否通畅等，如不正常应给予相应的治疗，才能达到受孕的目的。

5. 免疫性不孕应如何治疗

免疫性不孕是因为某些因素激发了人体的免疫系统，以致产生了反常的杀伤或抑制精子的特殊免疫反应，最终导致男性不育或女性不孕。其治疗方法是：

(1)经常保持阴道洁净，避免发生生殖道损伤、感染，控制炎症，严禁在阴道流血、感染、生殖器外伤的时候性生活。

(2)使用避孕套半年左右，避免精液刺激，使体内的抗体逐渐消失。

(3)用泼尼松类激素治疗，应在医生指导下进行。患有结核、肾炎、高血压、胃及十二指肠溃疡的病人禁用。

6. 子宫内膜异位症应如何用药物治疗

子宫内膜异位症的药物治疗方法有多种，目前用得比较多的是假孕疗法和假绝经疗法、高效孕激素疗法、雄激素、促性腺激素释放激素激动剂、内美通等。不管哪种方法，目的都是使异位的内膜萎缩和脱落。

(1)假孕疗法:“假孕疗法”的原理是给病人服用孕激素类药物,模拟妊娠时的激素状况,使子宫内膜和异位的子宫内膜发生类似妊娠的蜕膜反应,继而萎缩脱落、吸收。常用18-炔诺孕酮和炔雌醇。服药后症状缓解率达80%,妊娠率为20%~40%,但有恶心、呕吐等不良反应。

(2)假绝经疗法:“假绝经疗法”是通过应用抗雌激素的药物,使卵巢停止排卵,激素水平下降,类似于绝经后的激素水平,内膜萎缩、吸收。常用的药物有达那唑,具有轻度的雄激素作用,不良反应有体重增加、多毛、声音改变等,但发生率较低。有肝功能损害者不宜服用。用法为400毫克,从月经第一日开始,连用6个月。

(3)孕激素:常用甲羟孕酮和黄体酮。妊娠率比假孕疗法高。

(4)雄激素:一般小剂量含服,可缓解痛经,但不抑制排卵。受孕之后,应立即停用,以免女胎男性化。

(5)促性腺激素释放激素激动剂:也叫“药物性卵巢切除”,给药方法有鼻腔喷雾和皮下注射。不良反应为低雌激素引起的绝经期症状。用药后痛经有明显改善,但受孕率无明显提高。

(6)内美通:效果同达那唑。受孕率达60%。

以上治疗病人不易自己掌握,最好在医生指导下进行治疗。

7. 人工周期疗法适用于哪些类型的不孕症

顾名思义,人工周期疗法就是用药物模拟正常的月经周期。“月有阴晴圆缺”,正常女性的月经周期中雌、孕激素呈规律性波动,如雌激素的分泌在排卵前及排卵后约1周有2次达到高峰值,月经前降到低谷。人工周期的目的是恢复体内的激素波动,直至恢复正常的月经周期。适用于严重月经紊乱的不孕患者,如功能失调性子宫出血、闭经等。

人工周期疗法也就是雌、孕激素序贯疗法。用法:己烯雌酚1毫克,于出血第五天起服用,每晚1次,连服20日,至服药第11日,用黄体酮10毫克肌内注射(或甲羟孕酮6～10毫克口服),两药同时用完,停药3～7天后阴道出血。连续使用3个周期。

8. 多囊卵巢综合征如何用药物治疗

多囊卵巢综合征的主要表现如月经不调、不孕、多毛等,主要是由持续无排卵和雄激素过多引起的,因此治疗以促排卵和抗雄激素为主。

(1)促排卵治疗:目的是恢复排卵和月经,促使发生妊娠。常用氯米芬促排卵,为提高妊娠率可加用雌激素、人绒毛膜促性腺激素、地塞米松。还可用人绝经促性腺激素(HMG)-人绒毛膜促性腺激素(HCG)疗法。

(2)抗雄激素治疗:口服避孕药是一种简单和相对安全的方法,容易自己掌握。还可以联合口服避孕药和糖皮质激素,联合应用雌、孕激素,目的都是减少血中的睾酮含量。

9. 溢乳-闭经综合征应如何用药物治疗

陈女士虽然还没有生孩子,可是乳房时不时会有些溢乳,她觉得很难为情。不久她发现月经越来越少,找医生检查,诊断是“溢乳-闭经综合征”,此病又称高催乳素血症。医生说这种病如果不及时治疗会造成不孕。经过一段时间的治疗后,乳房终于没有溢乳了。

引起高催乳素血症的原因很多,如垂体肿瘤、甲状腺功能亢进、性腺发育不良等。对于垂体肿瘤,能够手术治疗的当然要手术治疗，同时还应该用药物配合治疗。

常用的治疗方法是口服溴隐亭，配伍应用性激素、促性腺激素。溴隐亭可以抑制垂体肿瘤的生长，抑制催乳素的分泌。用法：开始时每日2.5毫克，逐渐加至5～7.5毫克，分2～3次口服，连续治疗3～6个月以上。不良反应是恶心、呕吐，病人觉得不舒服，可以同时服用维生素 B_6 以减轻症状。

10. 黄体功能不全应如何治疗

近年来有专家认为，黄体功能不全是卵泡发育异常的结果，因此建议使用氯米芬和绒毛膜促性腺激素，使排卵前卵泡恢复正常功能而排卵，并形成良好的黄体及子宫内膜，有利于受精卵的着床发育。但是，另一种观点认为，氯米芬会直接影响子宫内膜对激素的反应，用药后会导致黄体功能不全。因此，病人最好不要自己服药，应在医生指导下使用。

11. 阴道炎应如何治疗

阴道炎是一种令人十分尴尬的病，患了阴道炎可真是有苦难言。其实，只要找到致病的原因，遵从医嘱，要治愈阴道炎并不是难事。

(1)滴虫性阴道炎：口服甲硝唑，每次200毫克，每日3次，7天为1个疗程。或口服替硝唑，首次2克，以后每次1克，每日1次，5天为1个疗程。同时配合阴道用药，用甲硝唑200毫克每晚塞入阴道，10天为1个疗程，并使用一些药物阴道冲洗或坐浴。

(2)念珠菌性阴道炎：①外洗药。用2%碳酸氢钠溶液或其他具有抑制念珠菌作用的药液冲洗阴道，造成不利于念珠菌生存的阴道环境。②口服药。氟康唑200毫克，一次服完，或分2次服完。还可选用制霉菌素、酮康唑等药物服用。应注意，患有急慢性肝炎者和孕妇忌用。③阴道用药。选用克霉唑、硝酸咪康唑、制霉菌素、米可定阴道泡腾片等塞入阴道，每晚1次。

(3)细菌性阴道炎：首选甲硝唑，每次口服500毫克，每日2次，共7日，连续3个疗程最好。配合甲硝唑阴道用药，有效率可达98.8%。也可配合阴道冲洗。

以上治疗的同时要消毒内衣裤，丈夫同时治疗。治疗后应每次月经后复查白带，如连续3次正常则说明已痊愈。

12. 盆腔炎应如何用药治疗

慢性盆腔炎的治疗以中医综合治疗为主，这里主要谈谈急性盆腔炎的治疗。急性盆腔炎的治疗主要是控制感染。

(1)一般治疗：卧床休息，取半卧位，避免不必要的妇科检查，对症处理。

(2)抗生素治疗：青霉素、庆大霉素和甲硝唑联用，或头孢菌素与甲硝唑联用，对青霉素和头孢菌素过敏者改用喹诺酮类抗生素等。

如被诊断为急性盆腔炎，应该及时、彻底治疗，否则迁延成慢性盆腔炎则难以治愈。如经过药物治疗症状无明显好转，盆腔包块继续增大，应考虑手术治疗。

13. 不孕不育有哪些手术治疗方法

手术治疗不孕不育有很多种方法，主要针对器质性不孕，常见的方法有：

(1)垂体肿瘤：部分垂体肿瘤可用手术治疗。例如，垂体微腺瘤可用伽马刀治疗，但如肿瘤压迫某些重要部位，则不一定能够手术治疗。

(2)卵巢病变：卵巢良性肿瘤可考虑部分保留卵巢；卵巢囊肿可开腹剥离囊肿或经皮穿刺治疗；多囊卵巢综合征如药物治疗无效，考虑行卵巢楔形切除术。

(3)输卵管病变：输卵管阻塞选择输卵管通液术、介入治疗、腹腔镜、剖腹手术治疗。介入治疗对于输卵管近端闭塞的患者效果较好，再通率达85%左右，而对于输卵管积水、盆腔粘连造成的阻塞效果欠佳。腹腔镜手术可分离盆腔粘连。国内少数有条件的大医院已开展显微外科输卵管重建术。

(4)子宫病变：子宫肌瘤导致的不孕不育可行肌瘤剔除术和介入治疗以保留子宫；子宫内膜异位症可通过腹腔镜治疗；宫腔粘连常通过宫腔镜分离粘连；纵隔子宫通过手术亦可进行矫正。

(5)宫颈病变：宫颈炎可采取理疗，如电烙术、火烫术、波姆治疗等，宫颈功能不全在怀孕后期可缝合宫颈，待到分娩前再拆除缝线。对于宫颈息肉，摘除即可。

(6)阴道病变：阴道横隔、阴道纵隔、处女膜闭锁都可行手术矫正。

14. 输卵管阻塞有哪些手术治疗方法

输卵管阻塞的手术治疗方法可分为3种：输卵管通液术、介入治疗、剖腹手术。剖腹手术主要指显微外科输卵管重建术，在我国一般在硬膜外麻醉下进行。手术时，在双目显微镜下视野放大8～16倍，用显微外科器械进行操作。手术方法有以下几种。

(1)输卵管伞端及其周围粘连分离术：适用于子宫输卵管造影显示输卵管腔通畅而周围粘连者。

(2)输卵管造口术：适用于子宫输卵管造影显示输卵管伞端粘连、积水者。伞端闭锁使输卵管丧失了拾卵功能，造口的目的在于恢复这一功能。

(3)输卵管-子宫吻合术:适用于子宫输卵管造影显示输卵管间质部和峡部阻塞者。

(4)输卵管端-端吻合术:适用于输卵管结扎后有生育要求的妇女。

不同的显微外科输卵管重建术有不同的受孕率,据国外报道受孕率为64.1%。但妊娠与许多因素有关,因此还要结合具体情况考虑。

15. 多囊卵巢综合征能够手术治疗吗

多囊卵巢综合征如药物治疗失败,可考虑手术治疗。术后由于卵巢分泌的雌激素减少,通过中枢反馈,使卵巢的卵泡发育成熟而恢复排卵。

从临床上来看,多囊卵巢做手术是能痊愈的,但是治愈几率有多大是受着很多因素制约的。比如,患者身体状况、医院医疗水平、术后护理情况等。因为多囊卵巢是一种内分泌疾病,不是器质性疾病,不是切除了卵巢中多余的小卵泡就能痊愈了,而是要确保患者内分泌系统恢复正常,不再复发,才算彻底痊愈。也正因为如此,由于没有重视内分泌系统的调解,导致了很多多囊卵巢患者术后复发,也间接导致了微创手术的局限性,即仅仅治标而不能治本。

16. 子宫肌瘤手术治疗后能够保留生育能力吗

人们往往把子宫肌瘤与中老年女性联系在一起,认为手术切除子宫即可。实际上,有一部分年轻女性由于患子宫肌瘤而导致不孕或不育，治疗的同时还要考虑保留生育功能。而妊娠之后，在激素的作用下子宫肌瘤迅速增大，更令人苦恼万分。

为保留生育能力，可以采用介入治疗或子宫肌瘤剔除术。介入治疗主要有通过栓塞子宫动脉，中断子宫肌瘤的血液供应，使肌瘤发生坏死、脱落。子宫肌瘤剔除术通过剔除肌瘤而保留子宫。由于子宫肌瘤易于复发，因此手术后应选择适当时间争取怀孕。

17. 闭经导致的不孕如何治疗

对于闭经，从不孕的角度看最重要的是确定闭经的程度，以便诱发排卵，使其妊娠。一般分为两种情况处理。

(1)第一度闭经：无月经的患者初诊时首先要进行孕激素试验以区别其闭经的程度。黄体酮20毫克肌内注射，连续5～7天，或甲羟孕酮10毫克，连服5～7天。观察有无撤退性出血，有撤退性出血说明子宫内膜呈增生期改变，体内有一定水平的雌激素，有某种程度发育的卵泡存在，脑垂体具有分泌促卵泡激素功能，提示闭经可能是由于下丘脑功能障碍。患者希望妊娠时宜首选氯米芬疗法。无生育要求妇女或青春期患者，可在消退出血周期的第21天开始给黄体酮20毫克肌内注射；或甲羟孕酮10毫克口服，连用5天，以使每月诱发一次出血。这种治疗法2～3个周期之后一部分病人可出现排卵周期。每月一次出血可免除患者无月经所带来的心理压力。每月子宫内膜剥脱一次可避免雌激素长期刺激产生内膜增殖症或诱发子宫内膜癌的危险。

(2)第二度闭经：闭经患者给予孕激素以后无撤退性出血，再给予雌激素、孕激素联合序贯疗法才有撤退性出血者称为二度闭经。此时体内雌激素水平很低，子宫内膜无增殖性变化，卵泡基本不发育。第二度无月经的治疗原则是模仿正常月经周期激素分泌模式，给予激素补充治疗。常用人工周期疗法，即月经第五天开始用雌激素 20 天，接着给孕激素 5 天，每月 1 次。本疗法有助于正常月经周期的恢复，可预防骨质疏松症和生殖器官萎缩，改善更年期综合征症状。

18. 无排卵导致的不孕如何治疗

无排卵导致的不孕可用氯米芬疗法。氯米芬具有弱雌激素作用和抗雌激素作用，作用部位主要在丘脑。氯米芬与雌二醇竞争性的与丘脑细胞浆内的雌激素受体结合形成受体复合物，由于氯米芬与雌二醇立体结构的差异，这种结合物并不能继续发挥雌激素的生物学效应。因而丘脑细胞误认为血中雌二醇低下，分泌促性腺激素释放激素（GnRH），垂体分泌尿促卵泡素（FSH）和黄体生成素（LH），刺激卵泡发育。也有报道氯米芬可直接作用于卵巢，影响卵泡的发育。

氯米芬适用于卵泡有某种程度发育，体内有中等程度的雌二醇水平者：①第一度闭经。②功能性子宫出血。⑧无排卵周期。④稀发排卵。⑤黄体功能不全。

氯米芬的给药方式及疗效：月经或撤退性出血第五天开始，每日 50 毫克，共 5 天，若无排卵，3 周后开始第二周期，量可增至 100 毫克，若无排卵可增至 150 毫克，最多只能连用 6 个周期。排卵发生在停药后第七天前后。排卵率因适应证种类不同而有差异。无排卵周期症约 80%，第一度闭经约 60%，月经异常越重，持续时间越长，排卵率越低。妊娠率仅约为 20%，其原因可能是黄体功能不全（为 20%～50%）、黄体化未破裂卵泡综合征（LUF）、宫颈黏液过少。最近又有报道称，与影响子宫内膜发育或影响受精卵发育有关。

使用氯米芬疗法时，约 5%有颜面潮红感，卵巢增大约 3%，多胎妊娠率约 4%，自然流产率约 13.8%，无致畸作用。

19. 如何治疗免疫性不孕

不孕症中有10%～20%属免疫性不孕。主要治疗方法有：①隔绝疗法。免疫性不孕妇女使用避孕套3～6个月后，可避免精子抗原对女方的进一步刺激，待抗体效价消失后，选择排卵期性交，可望获得受孕。②免疫抑制疗法。肾上腺皮质激素类药物可用于治疗免疫性不孕，如排卵前两周应用泼尼松5毫克，每日3次，口服。也有报道于阴道局部应用氢化可的松治疗宫颈黏液中存在抗精子抗体的不孕妇女。据报道，受孕率在20%～45%。③宫腔内人工授精。当宫颈黏液中存在精子抗体干扰受孕时，可将其丈夫精液在体外进行处理，分离出高质量精子行宫腔内人工授精。④试管婴儿。如妇女体内持续存在高滴度抗精子抗体，是做"试管婴儿"的适应证。有人报道给免疫性不孕者做体外授精和胚胎移植技术，受精率达83%，妊娠率达33%。

免疫性不孕不容易诊断和治疗。通常来说，只有排除其他可能引发不孕的因素后才考虑这种病因。理论上认为，一些男性的精子对其自身有一种免疫性反应，于是就产生抗精子抗体。这种抗体黏附在精子的周围，阻碍它们通过子宫颈黏液移动，同时也阻碍它们穿透卵细胞。如果超过80%的精子受到影响，那么就会导致不孕。

既然精子是在性成熟后才产生的，那么就有一种保护机制可以保护这些精子免受侵扰。如果这种保护系统失灵，那么抗精子抗体就会损伤精子。导致保护系统失灵的因素可能包括睾丸发炎、癌症、睾丸未降至阴囊、精索静脉曲张、睾丸损伤、活组织检查、输精管切除术。尽管上述因素与保护系统失灵之间的因果关系还未彻底得以证实，但这些症状的出现与精子周围黏附的抗精子抗体有关却是无疑的。

医学界对这种疾病的诊断和治疗还存在一定的争议和不确定性。当精子化验分析显示,精子是聚集在一起而不是分开的,或者精子移动迟缓,那么在排除其他导致不孕的因素以后,就可以考虑是抗精子抗体在作祟。研究者列举出下列免疫不孕的指标:①排除所有可能导致不育的其他因素。②子宫颈黏液不足。③精液化验分析显示精子是聚集在一起而不是分开的。④精子移动缓慢或者根本不移动。

检测精子是否存在抗体有许多种方法,但精确性则因实验室不同而异。在进行治疗之前,应该让治疗男性不育的专家对检查结果进行核实。

只有那些生殖系统未被堵塞并且配偶做过全面检查的男性,或者是满足上述指标的那些男性才考虑进行治疗。一般情况下,如男性患者抗精子抗体检测显示 50%以上的精子受到影响,则该患者就应接受治疗。试验发现,携带少量抗体的精子进行性交后与未携带抗体的精子效果一样。

激素疗法是一种降低抗体以削弱抗体黏合作用的治疗方法,然而它的治疗结果却并不可靠。对十几例运用不同剂量的类固醇进行治疗的研究显示,怀孕率在 6%～50%之间不等。

宫腔内人工授精被一直用来克服精子活力不足,以及一些精子因抗体影响而不能穿透宫颈黏液的弊端。尽管这种方法费用昂贵,但风险性比类固醇疗法要小。然而,运用宫腔内人工授精来治疗免疫性不孕的人数很少,成功率低且效果参差不齐。

体外受精、受精卵植入输卵管受精和配子输卵管内移植术等辅助生育技术同样可以用来克服免疫性不孕,有一定的成功率。体外受精和受精卵植入输卵管受精的好处,就是在受精卵移植到子宫或输卵管之前,能确认这个受精卵是否由携带抗体的精子受精而成。这些辅助生育技术的效果如何,取决于精子携带抗体的比例。对体外受精的研究显示,如果男方携带抗体的精子数量占总量的80%以下，那么怀孕率就比较高。

在过去的10多年里，新技术诸如胞质内精子注射术，以及对生育基因的更彻底的了解，使不育症患者生儿育女的梦想更加容易得以实现，虽然有些障碍曾经被认为是不可逾越的，但仍希望明天会有更多治疗不育的方法出现。

20. 黄体功能不全引起的不孕如何治疗

黄体功能不足所引起的不孕不是不能受精，而是不能维持妊娠。在月经周期的后半期和妊娠头3个月，阴道塞入含孕激素的栓剂可有助于改善黄体功能。也曾成功地应用低剂量人绒毛膜促性腺激素及氯米芬来维持黄体功能，但必须避免人工合成的孕激素，如妊娠早期应用甲羟孕酮、炔诺酮可能对胎儿有害。

(1)黄体功能刺激疗法：排卵后第二天(高温相第二天)开始隔日用人绒毛膜促性腺激素肌内注射，共3～4次，刺激黄体分泌足量的孕激素。

(2)黄体激素补充疗法：高温相第三天开始补充孕激素。黄体酮20毫克肌内注射，或口服甲羟孕酮10毫克，连用7～10天。

(3)卵泡发育正常化疗法：卵泡发育阶段异常可出现黄体功能不全，应用促排卵治疗可改善黄体功能。①氯米芬疗法。月经第五天开始氯米芬50～100毫克，连服5天。本疗法排卵后可能产生黄体功能不全，最好并用人绒毛膜促性腺激素疗法。②人绝经促性腺激素-人绒毛膜促性腺激素疗法。月经周期第五天开始人绝经促性腺激素75～150单位连日肌内注射，卵泡成熟时人绒毛膜促性腺激素5 000单位肌内注射。也有人建议在月经周期的第五、七、九、十一天，肌内注射人绝经促性腺激素75单位，各1次。

21. 高催乳素血症引起的不孕如何治疗

继发性高催乳素血症应停药或治疗原发病，垂体肿瘤者可采用药物、手术或放射治疗。

溴隐亭是目前治疗高催乳素血症和垂体腺瘤的首选药物。由于它所具有的中枢性 DA 作用，兴奋多巴胺受体能直接抑制 PRL 的合成与分泌，并抑制腺瘤的生长。用药剂量从每日 1.25 毫克开始，可以逐渐增加至每日 7.5 毫克，不良反应包括恶心、呕吐、头痛、眩晕等，分次并于就餐中间服用可减轻消化道不良反应。用药后应每月复查催乳素，降至正常水平后改用最小维持药量以防停药后反跳。对不孕症患者可监测排卵或进行促排卵治疗，妊娠后需停用溴隐亭。

22. 功能失调性子宫出血导致的不孕如何治疗

原则是在控制出血的基础上调整周期，预防复发，并改善一般情况。假如出血未止，可随诊观察，或给予一般止血措施，如维生素 C、酚磺乙胺、云南白药等，同时保证休息，增加营养，留意生活规律。

(1)止血：①雌激素止血。多用于雌激素水平低落的无排卵型功能失调性子宫出血及出血量较大者，大剂量应用(如倍美力 2.5 毫克，每 4 小时服 1 次，或己烯雌酚 5 毫克，肌内注射，每日 2 次)可迅速提高雌激素水平，修复子宫内膜，12～48 小时可达到止血的目的。血止后逐渐减为维持量，两周后加用孕激素 7～10 天，二者同时停药，再次出血时内膜脱落完整。②孕激素止血。用于有一定雌激素水平的无排卵型功能失调性子宫出血、排卵型功能失调性子宫出血及出血量少但时间较长者。可使内膜由增殖期向分泌期转化或补充黄体功能的不足，一般用药5～10天，停药后3～5天发生撤退性出血。常用药物有黄体酮20毫克，肌内注射，每日1次，或甲羟孕酮2～6毫克，每日2次。③刮宫。刮宫可以迅速止血，同时可将内膜送病理检查，部分患者刮宫后月经恢复正常。用于出血量多、药物难以止血或黄体萎缩不全造成内膜不规则脱落者最有效。

(2)调整周期：控制出血后应进行周期治疗，一般用药3～6个周期。可调节或恢复卵巢功能，使月经转为正常。①雌、孕激素序贯周期。用于雌激素水平低落的无排卵型功能失调性子宫出血，月经第5～25天每日口服补佳乐1毫克，第24～27天每日肌内注射黄体酮20毫克。②孕激素周期。用于体内有一定雌激素水平的功能失调性子宫出血患者，月经周期第16～26天每日肌内注射黄体酮20毫克，或甲羟孕酮每次4毫克，每日2次。③雌、孕激素适用周期。即使用口服避孕药，用于生养年龄要求避孕的功能失调性子宫出血患者。月经周期第5～26天每日服用1片，同时可减少月经量。④雄激素周期。用于年长女性，口服睾丸素每次5毫克，每日2次，服20天停10天，逐渐过渡到绝经。⑤促排卵治疗。

(3)外科手术：用于药物或刮宫治疗无效的功能失调性子宫出血患者，出血造成贫血，排除器质性病变后，可在宫腔镜下行子宫内膜切除，或腹腔镜下或开腹行子宫切除。

23. 内分泌失调性不孕如何治疗

由于丘脑下部-垂体-卵巢轴功能失调而无排卵者，可应用药物诱发排卵。

(1)氯米芬：从月经第五天开始，口服氯米芬每日50～150毫克，连服5天，可能在停药后5～11天排卵。如雌激素水平低，可先用小剂量雌激素，己烯雌酚每日0.125～0.25毫克，连服20天，应用1～3个周期，以增加丘脑下部-垂体-卵巢系统的敏感性，然后用氯米芬促排卵，能提高疗效。如宫颈黏液量少且黏稠，在服完氯米芬后，加用己烯雌酚，每日0.125～0.25毫克，连服7天。

(2)雌孕激素人工周期：对一般月经失调而有一定雌激素水平者，可序贯应用雌、孕激素做人工周期治疗3个月，停药后可能出现排卵。

(3)人绒毛膜促性腺激素：具有促黄体激素的作用，于卵泡发育近成熟时给药可促排卵。①氯米芬与人绒毛膜促性腺激素合用。给予氯米芬每日50～150毫克，连服5天，在月经第4～16天或血中雌二醇≥1 000飞摩(fmol)/升或B超示卵泡直径2厘米时，予以人绒毛膜促性腺激素5 000～10 000国际单位，肌内注射。②氯米芬、人绝经促性腺激素及人绒毛膜促性腺激素合用。每支人绝经促性腺激素含尿促卵泡素(FSH)及促黄体生成激素(LH)各75国际单位，能促卵泡生长发育成熟。给服氯米芬每日50～150毫克，共5天，于月经第六天开始，每日肌内注射人绝经促性腺激素2支，连用6～8天，当血中雌二醇≥1 000飞摩/升，卵泡直径20厘米时，停用人绝经促性腺激素，36小时后肌内注射人绒毛膜促性腺激素5 000～10 000国际单位以促发排卵。

(4)黄体生成素释放激素(LHRH)：适用于丘脑下部分泌不足的无排卵者。应用微泵脉冲式静脉注射，脉冲间隔90～120分钟，小剂量1～5微克/脉冲，大剂量10～20微克/脉冲，用药17～20天，或从月经周期第五天开始，每日肌内注射50微克，连续7～10天。

(5)溴隐亭：适用于无排卵伴有高泌乳素血症者。溴隐亭1.25毫克，每日2次，如无不良反应，一周后改为2.5毫克，每日2次，口服。一般用药3～4周泌乳素降至正常即可排卵。

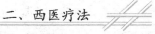

很多内分泌失调的不孕患者，是因为黄体功能不全导致的，部分患者可在使用促排卵治疗的时候加强黄体的功能，常用的药物有天然的黄体酮、绒毛膜促性腺激素等。黄体功能不全者在基础体温上升3天后，每日给予黄体酮10～20毫克，或人绒毛膜促性腺激素2 000国际单位，肌内注射，连用5～6天。

在应用促排卵药后或自然周期中，最好采取B超检测排卵。即在月经周期第8～10天开始，观察优势卵泡的出现和发育，一直到排卵时，卵泡直径20～24毫米（正常范围是14～28毫米），每个人在不同的月经周期卵泡的最大直径大多相同。卵泡直径＜17毫米，则妊娠的可能性很小。同时超声监测还可以清晰观察子宫内膜的厚度和形态，对预测妊娠有一定的作用。

因为内分泌失调容易导致孕妇流产，因此内分泌失调的患者要特别注意妊娠中的保胎。适当应用黄体酮、绒毛膜促性腺激素等治疗，可以降低流产率，用药要选择对胎儿安全并且有效的保胎药物。对合并有内分泌紊乱性疾病的患者，还要接受内科的治疗，在内分泌状态相对良好的时期怀孕，可以减少流产率及孕期并发症的发生。

24. 衣原体感染导致的不孕如何治疗

四环素500毫克，每日4次，连服7日；或红霉素400毫克，每日4次，连服7日；或多西环素100毫克，每日2次，连服7日；或采用米诺环素、阿奇霉素治疗。患沙眼衣原体输卵管炎或盆腔炎者，最好住院治疗。夫妻同治。

孕妇患衣原体宫颈炎，孕中期给予红霉素250毫克，每日4次，连服7日。

若是沙眼衣原体感染后引起的输卵管梗阻、粘连或包裹，可采用开腹手术或腹腔镜下手术治疗不孕。

男性衣原体感染治疗要慎用抗生素，当抗生素治疗无效时，严重者可加用激素。严重的溶血性贫血，除加用激素外，可输入洗涤过的、温的红细胞，可避免输入补体，减少溶血条件。

25. 保胎药有没有不良反应

保胎药的主要成分是孕激素，孕激素对妊娠起着重要的作用，如果妊娠期孕激素不足，会造成流产和其他不良后果。

然而，保胎药并非多多益善，更不是人人都需要用保胎药。一般情况下，妊娠期孕激素的量是足够的，不必补充，若出现异常情况，必须先经医生检查诊断，需用孕激素保胎时，应在医生的指导下使用。倘若自行滥用，不仅无益，反而有害。

妊娠末期孕激素过多，可使妊娠延期，造成过期妊娠。过期妊娠不仅给母亲造成产伤及痛苦，更重要的是使胎盘老化，对胎儿供氧及养料不足，胎儿容易缺氧而窒息，新生儿死亡率增高。

孕激素过多还可造成胎儿生殖器畸形，使女胎男性化，还可能引起男婴尿道下裂等畸形。

妊娠后孕妇的消化功能减退、胃酸减少，出现胃烧灼感、腹胀、便秘等不适，也是孕期孕激素增高使胃肠道平滑肌收缩减慢造成的后果。

26. 葡萄胎患者如何再孕

所谓葡萄胎是指怀孕后长胎盘的绒毛（是构成胎盘的最小单位）发生了水肿变性，形成了大小不等的葡萄粒状水泡样胎块。因为胎盘没有长成，所以胎儿没有成长起来，中途死亡，所以葡萄胎胎块中见不到胎儿。葡萄胎分为两种，一种是良性的，即葡萄状胎块局限在子宫腔之内；另一种就是恶性的，所谓恶性葡萄胎已经有一部分葡萄粒长入子宫壁里。由此可见，良性葡萄胎在做子宫清除手术时（一般为电吸引）容易被吸净，而恶性的则不易完全吸出。两者相比较，良性葡萄胎较易治愈。

为防止过小的葡萄胎残留在子宫腔内发生恶变，医生常常要为患者做两次子宫内清除手术。即使这样仍然怕清除得不够彻底，在两次手术之后，还要给患者进行预防性化疗。

手术后患者要避孕2年，以防止葡萄胎有残留发生恶变。也就是说葡萄胎患者手术后2年才可再孕。

27. 多囊卵巢能做外科治疗吗

患多囊卵巢综合征的妇女对减肥或服用氯米芬治疗没有反应的，可以选择其他进一步的治疗方法：试管受精，促性腺激素药物（有可能导致多胞胎），或外科手术来进行调整。生育药物问世以前，一般采用外科手术清除卵巢组织的楔形物重新恢复排卵。但因为它常常会引起卵巢和输卵管之间的粘连，大家对手术持否定态度。目前，使用腹腔镜和激光束或电烙术穿透卵巢表面，破坏大部分产生睾丸激素的卵巢组织。腹腔镜手术在门诊完成，要求全身麻醉，大约需要35分钟的时间，1～2天的恢复期。

对卵巢组织进行破坏可以在8～12个月内抑制卵巢分泌过量睾丸激素，并引发排卵。患者手术后，足月怀孕率占50%～60%。当卵巢组织恢复到原来的状态时，会再次出现多囊卵巢。长期并发症并不多见，但卵巢组织有可能会结瘢及发生粘连。对那些不愿忍受药物不良反应和对体外受精不感兴趣的妇女来说，外科疗法不失为一种选择。

28. 发现输卵管异常怎么办

一般来说，一个不孕患者到医院就诊，应向医生详细介绍病史，特别是性病史和结核病史，接受仔细的盆腔检查，以了解双侧附件是否有包块，而初步掌握输卵管的情况。若未发现异常，则应于月经干净后3～7天去医院做输卵管通液术或子宫碘油造影术。经前者检查可了解输卵管是否通畅，经后者检查可借助X线片了解输卵管是否通畅，以及输卵管柔软度、长度及与周围组织有否粘连等，并且有一定的治疗作用。

子宫碘油造影术较通液术更进一步显示输卵管状况，这两种检查均十分简便而安全。如经上述检查、治疗仍未受孕，可择期做腹腔镜检，术中除可直观了解输卵管情况外，如术中发现输卵管周围有粘连或小病灶性内膜异位症，可同时行粘连分离术及病灶激光烧灼术。一旦经腹腔镜检查确诊输卵管梗阻时，轻者可定期应用药物反复通液，以疏通粘连的部位；重者可在排除结核性输卵管炎后，行输卵管成形术或造口术。近年来，采用显微外科技术使输卵管成形术效果大大提高。

29. 如何修复输卵管损伤

输卵管是否可以通过手术成功修复取决于其受损伤的程度和性质。如果输卵管水肿直径超过2厘米，看不到输卵管伞，同时骨盆和卵巢的粘连紧密，出现以上情况时，手术成功的几率就很小了。患者的年龄和不孕持续的时间也影响手术成功率。而且即使手术成功，患者怀孕，胚胎在输卵管内着床的可能性很大（宫外孕）。如果未及时发现和清除输卵管内妊娠的话，完全有可能因输卵管破裂，大量失血而危及生命。在多数情况下，体外受精的办法

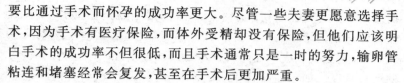

要比通过手术而怀孕的成功率更大。尽管一些夫妻更愿意选择手术,因为手术有医疗保险,而体外受精却没有保险,但他们应该明白手术的成功率不但很低,而且手术通常只是一时的努力,输卵管粘连和堵塞经常会复发,甚至在手术后更加严重。

(1)修复输卵管末梢:因为输卵管末梢直径最大,所以如果病变出现在输卵管末梢的话,手术修复成功率最高。粘连通常妨碍输卵管伞的正常移动,所以去除粘连,同时将交织在一起的输卵管伞分开,可以帮助恢复输卵管伞的功能。如果输卵管的开口因为粘连而被堵塞,那么使输卵管充气膨胀通常可以打开开口。这些修复都是通过输卵管伞部整形术来完成的。如果输卵管的自然开口不能被恢复的话,可以通过腹腔镜手术再造一个新的开口。这种修复的成功率取决于病变的严重程度、患者的年龄大小、是否有卵巢粘连阻止卵子进入到输卵管,以及其他影响生育的因素。如果病变严重,研究显示,在48个月后怀孕的可能性是25%。

(2)修复子宫附近的输卵管堵塞:如果子宫输卵管造影显示堵塞发生在子宫和输卵管连接的部位,那么需要再用腹腔镜术来确认是否真的堵塞。如果仅仅是由于一些细胞碎片聚集形成堵塞,而非实际组织受到损伤而造成堵塞,就不需要手术。只需用一根上端可活动的金属丝,在它的牵引下医生就可以将导管穿过子宫放入输卵管。导管携带着一个充气的小气球来打开开口。对此过程的一项研究表明,熟练的医生运用这种方法成功地打开了大多数输卵管堵塞的开口。在治疗后12个月内,怀孕率为39%,其中13%是宫外孕。

(3)被堵塞输卵管的再造:如果因为组织损伤而导致输卵管堵塞,经验丰富的外科医生就可以切除受损伤的组织,然后将输卵管的剩余部分与子宫连在一起。这种手术是借助传统的手术切口(剖腹手术)或者是腹腔镜术来进行,实施剖腹手术就需要较长的恢复期。这种修复手术的成功率非常低,除非是用来恢复因节育而做的输卵管结扎或切断手术。如果病因是输卵管积水，或者是输卵管末梢因堵塞而导致肿胀且充满了液体，那么治疗的成功率就不大，这主要取决于输卵管积水的面积大小，以及输卵管受损伤的严重程度。如果输卵管积水的面积不是很大，输卵管内膜仍然存在，那么就有可能重新打开输卵管末端的开口，或者再造一个新的开口，让里面的积水排出。这种修复手术后怀孕的机会可以达到25%，但其中宫外孕的可能性达到15%～50%。

(4)绝育手术的恢复：对那些为了避孕而通过手术阻塞输卵管的妇女来说，输卵管再接是较为成功的一种修复手术。修复的成功性主要取决于绝育手术未触及的输卵管还剩多少，以及被结扎的是哪一段。如果是输卵管的中部被切断或用血管夹夹住，剩余部分至少达4～5厘米，那么怀孕的可能性是50%～80%。影响该手术的其他因素还有，患者的年龄是否在40岁以下，输卵管是否因为发炎而受到过损伤或者其他情况。以上的检查过程都是由腹腔镜术来完成的。

30. 如何治疗子宫颈病变

子宫颈在引导精子从阴道向较上方的生殖道移动的过程中起积极作用。在女性育龄期，一个正常的子宫颈能分泌一些又细又滑而且有弹性的黏液来保护精子不受阴道内的酸性侵蚀。黏液分泌细胞的先天畸形或者损伤都会降低子宫颈分泌黏液的能力，使得精子在穿过子宫颈时有困难或根本不可能通过子宫颈到达子宫。①子宫颈损伤。子宫颈损伤通常是由一些简单的外科手术引起的，如扩张术和刮除术、人工流产，或对脱落细胞的检查和治疗处理。这些手术可能损伤黏液分泌细胞或子宫颈组织，如果出现大量瘢痕，子宫颈就会变得粗糙而狭窄。如果因为以上原因子宫颈不能发挥正常功能，可以通过轻轻地伸展使之得以恢复正常。

②激素原因。排卵前由于雌激素的增加，子宫颈腺就分泌出一些生育型黏液。如果子宫颈没有受到损伤，而且它的结构也正常，那么没有黏液或者黏液量少就有可能是因为细胞内缺少雌激素受体，或者是因为受体需要较多雌激素来刺激黏液的分泌。有的理论认为，一些受体对雌激素的需要量更大。③激素治疗子宫颈病变。如果黏液分泌少却没有明显的生理方面的原因，而且病历也显示患者排卵正常，那么用一些激素药物来提高排卵周期有可能增加黏液分泌。因为，卵子滤泡会因促卵泡激素的刺激而增大，这些激素药物可以帮助分泌雌激素从而刺激子宫颈。如果子宫颈细胞只需要少量的雌激素就可以起作用，那么改善排卵状况就有可能使黏液的分泌状况也因此得以改善。

如果手术和激素治疗都不能使子宫颈恢复正常功能，那么运用宫腔内人工授精方法不经过子宫颈就可以直接将精子注入子宫。当精液中精子含量低，或者不孕的原因难以查清时，经常运用宫腔内人工授精的方法。

目前，宫腔内人工授精要求男性在受精前几个小时提供精液样品。样品经过"清洗"，也就是说将精子从精液中分离并集中起来。然后，将集中起来的精子通过导管注入子宫。

大多数医院会在每个周期内进行一次或两次宫腔内人工授精。第一次精子通常就在预期排卵前注入，第二次在排卵后 24 小时后注入。可以使用排卵试纸来测试促黄体生成激素何时大量出现从而断定排卵的时间。有时可以用超声波来检测卵巢的滤泡是否已被排空或正在准备排卵。

宫腔内人工授精的成功率比较小。如果一名 40 岁以下的患者因宫颈病变导致不孕，其人工授精的成功率为 3%～7%。如果进行 4～6 个周期的治疗，怀孕率为 10%～25%。年龄超过 40 岁的患者接受人工授精的成功率只是 40 岁以下患者的 50%。对那些原因不明的不孕患者或是由于男方原因导致的不孕，怀孕率就更低，每一个周期仅为2%～5%。

帮助受精的4种人工方法是：宫颈内人工授精、宫腔内人工授精、宫颈内人工授精结合超速排卵（运用刺激性腺的药物来刺激排卵）、宫腔内人工授精结合超速排卵。宫腔内人工授精与刺激性腺的超速排卵结合的方法导致的怀孕率最高（33%）。在未怀孕之前一般进行4个周期的治疗过程。受孕率最低（仅为10%）的方法是宫颈内人工授精。在4个周期的治疗后，其他两种方法（宫腔内人工授精和宫颈内人工授精结合超速排卵）所致的怀孕率分别为18%和19%。在每一个治疗组里有230多对夫妇。

宫腔内人工授精是一种技术含量相对较低、费用也比较低的方法，所以在尝试其他费用昂贵的方法之前最好先试试它。

31. 如何选择子宫肌瘤的治疗方法

子宫肌瘤是女性生殖器官中最常见的一种良性肿瘤，多发生于中年妇女，常见年龄为35～45岁，不孕的妇女尤为多见。有25%～35%的子宫肌瘤患者不孕。其原因可能是由于肌瘤阻碍受精卵着床，或由于宫腔变形，输卵管入口受阻妨碍精子进入输卵管，肌瘤如接近浆膜层则对妊娠影响不太大。此外，有时子宫肌瘤伴随卵巢功能失调，也可能是不孕的原因之一。

如果子宫形状不规则或者异常大，那么在做盆腔检查时就应该怀疑有肌瘤。常用超声波来测定肌瘤的位置和大小。如果肌瘤在子宫内，患者被麻醉后，在子宫镜的帮助下可以通过子宫颈和阴道将肌瘤切除。子宫镜可以使医生看清楚子宫内的情况，运用一个金属线圈或激光就可以将肌瘤切除。这个过程对子宫肌肉或子宫内膜的损伤不大。

如果肌瘤长在子宫外，通常运用剖腹术或腹腔镜术通过子宫壁将肌瘤切除，这个过程叫做切除肌瘤。有时切除肌瘤时需将患者子宫完全切开，这些患者如果在切除肌瘤后怀孕的话，应该选择剖宫产。肌瘤切除并不是子宫切除，是切除了肌瘤但留下子宫。和所有的手术一样，肌瘤切除也应该由一位熟练的医生操作，其目的是为了维持或恢复患者的生育能力。如果患者被告知子宫肌瘤太大太多，必须要切除子宫，在这种情况下比较明智的做法是多听听别人的意见。

如果肌瘤数量多、在子宫内嵌入又很深的话，肌瘤栓塞术是一种比较新而且前景看好的治疗方法。它是通过阻止血液供应从而使肌瘤萎缩的一种方法。在进行这项治疗后，由于子宫损伤，有1%～2%的患者需要立刻进行子宫切除手术。因为有这个潜在的风险，它可能永久性地对子宫造成损伤，所以一般不主张那些希望怀孕的女性进行肌瘤栓塞术。

子宫肌瘤的治疗原则是根据病人的年龄、有无生育要求；肌瘤的大小和部位，以及有无症状和并发症等，进行全面分析而确定治疗。

(1)随诊观察：肌瘤不大、无症状，已近绝经期妇女，均可定期随诊观察，每 3～6 个月 1 次。如发现肌瘤增大或有其他症状发生，则手术治疗。

(2)刮宫术：肌瘤不大而有月经不规则，可行诊断性刮宫术。一方面可排除子宫内膜病变，另外也有暂时治疗的效果。

(3)手术治疗：肌瘤较大或症状明显，经其他方法治疗无效者，应考虑手术治疗。手术分为：①肌瘤剔除术。即从子宫上将瘤子剜下来，保留子宫。这种手术适合于年轻的妇女，需保留生育功能，且肌瘤数目不多，为肌壁间或浆膜下子宫肌瘤，而男方生育功能正常。②黏膜下肌瘤。如果已脱出子宫口外，可从阴道将肌瘤摘除。③全子宫或部分子宫切除。这是子宫肌瘤最常用的治疗方法。

(4)放射治疗：如果肌瘤需要进行手术，而病人全身情况不佳，或有严重并发症而不适宜手术治疗者,可采用放射治疗。

(5)其他治疗方法:如中医中药、性激素等,可有暂时性效果。

年轻、未生育的妇女行肌瘤剔除术后,妊娠率为30%~60%,能够妊娠到足月分娩者有25%~45%。但病人术后是不能马上怀孕的,因为子宫上有剔除肌瘤的瘢痕。有的肌瘤较大、较深,经剔除后就如同做了剖宫产一样,子宫需有一定的恢复过程。如果马上怀孕,伤口尚未充分愈合,则有发生子宫破裂的危险。因此,刚做肌瘤剔除术后,不能很快怀孕。那么,剔除肌瘤后多长时间可以怀孕呢?这要看剔除肌瘤数目的多少和肌瘤的大小、部位。如果肌瘤不多,又生在浆膜上,手术后1年就允许怀孕;如果瘤较大,数目多,那就需要避孕2年以上。此外,子宫肌瘤剔除后怀孕者,应当及时到医院检查,并要在医院分娩,因为在分娩过程中发生异常的机会要多些,有的需行剖宫产。由于肌瘤剔除后可以复发,在产后应定期进行检查。

32. 如何治疗阿舍曼综合征

由种种原因引起的子宫内壁粘连,会使子宫腔部分或全部闭合,或宫颈内口粘连,引起月经过少、闭经、不孕、反复流产、死胎等,称为子宫内粘连,又称为阿舍曼(Asherman)综合征。

这些原因中很大部分是由创伤引起的,宫腔粘连也是造成不孕的一大原因,这与现在无痛人工流产的滥用有关。曾看到过一女性做了12次人工流产的报道,不得不让人担心。无痛人流因为没有痛苦,所以一些人不加节制,反复多次人工流产,成了医院的常客。人工流产如果是在一些小诊所里,无菌操作不严格,很容易引发感染,造成粘连;或者是碰到经验不足的医生,做得不彻底,会有绒毛或胎盘碎片残留,导致子宫内膜炎症而粘连,宫颈口一旦受损也易粘连。

宫颈内口粘连及宫腔完全闭合，使精子不能完全进入宫腔上行；宫腔部分粘连阻塞输卵管内口，精子不能进入输卵管，均可造成不孕。由于宫腔变形，子宫内纤维化等原因，可使孕卵不能着床，或反复流产，不孕就必将成为后果。

暂时不准备要宝宝的育龄妇女一定要做好避孕工作，而丈夫也应该将它作为是爱护妻子的一个实际表现。如果发生意外怀孕的事情，也要及早到正规的医院，由经验丰富的医生来选择合适的终止妊娠的方法。如果真的发生了宫腔粘连，也不要有太大的思想包袱，积极治疗是关键。除了局部用药外，可用宫腔镜微创手术，可以直视粘连的部位，借助电视屏幕准确地进行分离，创伤小、恢复快，术后在医生的指导下受孕，怀孕的成功率也能大大提高，是解决不孕问题的一大举措。

33. 如何治疗子宫内膜异位症引起的不孕不育

当子宫内膜组织从子宫内脱离，在月经期间极有可能通过输卵管末梢排出，然后植入盆腔的某个地方并开始生长，这就是子宫内膜异位。一般分为 4 个阶段。第三阶段和第四阶段一般针对病症处于中度或重度的患者，包括盆腔粘连，盆腔粘连损伤和覆盖着卵巢表面并扭曲输卵管。第一阶段的病症最轻，第二阶段病症属轻微。在这两个阶段内，异位的子宫内膜组织可以小至针头或豌豆粒大。通过腹腔镜可以诊断出这种疾病，还可以判断子宫内膜组织的位置，并去除这些组织，有可能的话，还可以恢复正常的盆腔结构。通常认为，尽管子宫内膜异位是导致不育症的罪魁祸首，但对于症状轻微的子宫内膜异位到底在多大程度上影响生育，仍然有不同看法。大多数有关专家认为，任何程度的子宫内膜异位都对生育有负面影响。

在子宫内膜异位的第一阶段和第二阶段，那些畸变的组织虽然很小很少，不至于影响输卵管或卵巢的结构，然而有这些轻微症状的女性仍然不容易怀孕。许多研究者现在怀疑，轻微症状就有可能导致功能性异常。子宫内膜异位早期患者的盆腔内的液体可能超过正常的女性，这些液体中含有较高水平的白细胞，极有可能就是子宫内膜组织异位导致的一种反应。一些早期患者会出现黄体期问题、卵泡异常增长或黄素化卵泡未破裂或是促黄体生成激素的大量出现，以及早熟。所有这些问题都有可能导致不育。

对第一阶段和第二阶段子宫内膜异位经手术治疗可以提高患者怀孕的可能性。在一项研究中，给患有早期子宫内膜异位症的不育妇女两种不同的治疗，对照组只是给予诊断性腹腔镜术治疗，试验组是用腹腔镜术加上对异位子宫内膜组织的破坏。研究发现，9 个月后试验组的怀孕率是对照组的两倍。在另一项研究中，将患有早期子宫内膜异位症的不育妇女随意分成 4 组，接受以下 4 种不同的治疗方法：①不做治疗。②只服用氯米芬。③氯米芬加上绝经促性腺激素。④体外受精。结果表明，除不做治疗组外，每一种治疗方法都能提高患者怀孕的机会，而体外受精的怀孕率最高。尽管这种小范围的研究还需要在更大范围的患者身上得到确认，但结果显示，用手术或排卵刺激素治疗早期阶段的子宫内膜异位可以提高生育能力。

对那些子宫内膜异位已发展到第三阶段和第四阶段的患者的大量研究已经表明，切除异位的组织和粘连可以提高患者的生育能力。该手术后，在 6～12 个月内怀孕率立刻提高。如果在此阶段内还没有怀孕，那么再次手术也无济于事。相反，如果患者的输卵管畅通，采用激素疗法就可能会使患者怀孕。如果这种方法也无效，那么体外受精就是最好地选择了。

无论是先天原因还是后天的生殖结构问题，不育的夫妇及他们的医生都选择相同的阶梯式治疗过程。这些过程包括：①确定所有导致不育的因素。②纠正所有导致不育的因素。③只服用氯米芬,或者结合其他药物,或者结合宫腔内人工授精。④结合或不结合宫腔内人工授精的促性腺激素疗法。⑤一些辅助生育技术,通常是体外受精。

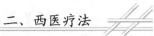

对治疗手段的选择受许多因素的影响,尤其是生殖结构病变的类型和精子数量是否过少这两个因素。精子数量越少,宫腔内人工授精的成功率也越低。其他还需要考虑的因素有:每种治疗需要的时间长短、患者是否对激素药物有抵触情绪、治疗周期的长短,以及夫妇双方的医疗保险等。年龄在 35 岁以上的患者应该尽快进行前 3 个过程,而 30 岁以下的患者则可在这些治疗过程中多花一些时间。在治疗之前最好先征求一下他人的意见。

34. 子宫出血所致的不孕症如何治疗

治疗的最终目的在于建立排卵周期。

(1)排卵期出血:出血前给予雌激素。每日 0.5～1 毫克已烯雌酚。

(2)月经前出血:预定月经前 5～7 天开始给雌、孕激素(如避孕药)等,连续 3～5 天,预定月经前 2 天停药。

(3)月经后出血:预定月经前 7 天开始给雌、孕激素,给药 5～7 天后停药,使体内雌、孕激素水平突然下降,子宫内膜较充分的剥脱。

(4)子宫内膜增殖症引起的出血:应用雌、孕激素序贯疗法,激素消退产生撤退性出血。如仍不能止血,已婚者宜行刮宫术止血,其后再行促排卵治疗。

35. 女性生殖道炎症所致的不孕症如何治疗

各种阴道炎可按其病因进行治疗。宫颈炎中度糜烂以上可行电熨、冷冻或激光治疗。慢性宫颈炎可行微波治疗。输卵管炎是引起女性不育的主要原因，治疗方法如下。

(1)药物治疗：根据细菌培养和药敏试验，及时选用足量敏感的抗生素进行治疗。若是需氧菌及厌氧菌混合感染，加用甲硝唑注射液静脉滴注或口服。以后可进行输卵管通液治疗。药物包括抗生素、蛋白水解酶(如糜蛋白酶或透明质酸酶)、肾上腺皮质激素，可减轻局部充血、水肿，抑制纤维组织形成，起到溶解或软化粘连的目的。在经后2～3天开始，每3日1次，直到排卵期，连续2～3个月。如为结核性输卵管炎，在全身抗结核治疗后，再应用含有链霉素或卡那霉素的药液做输卵管通液治疗。有人报道在超声监测下，经阴道行输卵管导管插入的输卵管再通术，这是一种治疗由于输卵管近端梗阻引起不孕的方法。输卵管近端梗阻多由于无定形的管腔内碎屑、粘连或肌肉痉挛引起，约占输卵管因素不孕病人的15%。

(2)手术治疗：经药物保守治疗一阶段后输卵管仍闭塞者，可考虑应用妇科显微镜手术行输卵管复通术。

(3)体外受精及胚胎移植：输卵管阻塞者可使用此项技术。

36. 治疗男性不育症的西药有哪些

治疗男性不育症的西药有许多，但应根据不同的适应证选用，不能盲目使用。分类如下：

(1)增强精子活力，延长其生存时间的药物：精氨酸是精子代谢过程中所需要的物质，每日口服 4 克。三磷腺苷能提供精子细胞代谢过程的能量，增加精子的活力，每日 1 次，肌内注射 20 毫克。激肽释放酶激肽在人体的代谢过程中能参与精子的生成，并增强精子的活力，每日 1 次，口服 600 国际单位；或每次 40 国际单位，肌内注射，每周 3 次。

（2）调整和刺激人体生精过程的药物：氯米芬属抗雌激素类药物，适用于血清促卵泡激素、黄体生成素含量较低或正常的少精症患者。对血清促卵泡激素、黄体生成素较高及无精症患者不适用。他莫西芬亦属抗雌激素类药物，适用于原因不明的不育症、生殖道炎症或精索静脉曲张引起的长期不育患者。促性腺激素释放激素（LHRH）适用于特发性少精症患者。

（3）治疗生殖道感染的药物：多为抗生素类药物，可依据生殖道感染的病原体类型和部位选择有效的药物。

37. 男性不育症患者如何查找病因

主治医生掌握病人的详细病历是十分重要的。因此，当医生询问夫妻性生活的频率及妻子的月经周期等问题时，丈夫要理解并配合。医生发现，即便是结婚多年的夫妇也可能对排卵时间、精子存活期并不清楚。其实，只要在排卵期多做爱，可能就会让那些担心不育的夫妇怀孕。

在不育检查中，第一件要求夫妇去做的事就是确定排卵时间，因为在排卵期或排卵期前一两天频繁做爱，对解决不育问题有时会有惊喜的效果。

在排卵期尽可能地多做爱对怀孕总是有益的，但如果夫妻俩没有做爱的心情，那么最好提醒自己“明天会好的”。要记住，最重要的是保持夫妻俩的良好关系，不要让不育的焦虑影响夫妻的正常生活。

如果子宫颈分泌的黏液适宜，那么精子在阴道内约能存活两天，这是通常所说的妇女受孕期至少两天做爱一次怀孕率高的理论依据，但具体间隔时间是无法确认的。关于每两天做爱一次要比每天做爱一次更容易怀孕的传统说法，还找不到科学上的依据。实际上，不同的夫妇最佳做爱的间隔时间是不同的。

医生除了掌握病人的健康状况外，还会对病人进行全面检查来确定睾丸、前列腺是否正常，阴囊静脉是否异常膨胀，阴囊静脉异常膨胀可导致男性不育。

根据所有存在的可能性，主治医生可能会要求再做一次精液测试，因为不同实验室、不同精液样品的测试结果都有可能是不同的。另外，血液中激素水平的分析也可能为睾丸是否健康提供线索。对精液的分析测试可以提供精子的数量（每毫升 2 000 万个为正常），活动精子的比例（50％以上为正常），正常形状精子的比例（不同实验室精子形状不同）。精液测试不能准确说明精子是否正常发挥其功能，但如果上述指标有任何一项出现异常，4～6 周后要重新做一次测试。

如果实验室测试说明少精或无精，医生将建议做睾丸组织生理分析，以便确定睾丸组织方面是否有病变。如果促卵泡激素明显升高，则可能是因为睾丸产生的精子数量少或不产生精子。睾丸生理分析可以帮助医生确定病因是导管堵塞还是组织严重异常，导管堵塞可以治疗，而组织严重异常则是不能治疗的。

根据病人的意愿，生理分析一般需要进行局部麻醉、脊髓麻醉或全身麻醉，然后在阴囊和睾丸表皮上切一个 1～2 厘米的切口，取少量组织来化验。在显微镜下观察产生精子的组织情况，如果产生精子的细胞组织是正常的，则问题可能出现在输精管等其他部位。

切口用人体可吸收的线来缝合。手术并发症很少发生，会有少量出血。手术大约需要 30 分钟，手术一天后患者就可以工作。

可以用布洛芬来缓减术后可能出现的疼痛。

通过对病史、身体状况的检查和上述一些测试就可以确定几乎所有可能导致不育的病因，如勃起功能障碍、结构问题、激素水平失调、基因缺陷或者目前尚无法确诊的原因。可以对有关的诊断结果及检查记录做一复制，并选择适宜的治疗方案。

38. 如何运用药物治疗勃起功能障碍

对于成年男性勃起功能障碍，可选择的药物治疗有以下几种。

(1)万艾可(伟哥)：这是一种能提高体内鸟苷酸浓度的化学药物，属于处方药。鸟苷酸能使血管扩张，当人处于性兴奋时鸟苷酸的含量水平会自然升高，万艾可通过抑制鸟苷酸分解酶来提高鸟苷酸含量。万艾可可以使多数男性恢复勃起功能，即使是对心理原因引起的勃起功能障碍也有效。但值得指出的是，这种药物并不是对所有男性都有效，也不总能维持阴茎坚挺使性交顺利进行。它只有在性兴奋时才起作用，此药物不能提高性欲。万艾可似乎对那些因糖尿病和饮酒导致的勃起功能障碍无效。万艾可的不良反应包括头痛、发热和肠胃不适，20%～30%的患者服用后会出现以上症状。10%以上的患者在服用 50～100 毫克后(正常剂量)，会出现视物模糊，暂时性颜色幻觉等症状。对于那些患有高血压或低血压、心脏病或因心脏病而服用硝酸甘油和普萘洛尔的患者来说，使用万艾可会有生命危险。万艾可的作用不仅限于阴茎，它可以影响全身，当与硝酸类药物共同作用时，可使血压突然大幅度降低。而对这种治疗勃起功能障碍药物的长期作用，目前还不完全清楚。

(2)前列地尔：这是另一种能促进阴茎血液流通的药物。因为大部分药物没进入血液，所以它的不良反应要比万艾可小。前列地尔不是口服药，它是用很细的针注射到阴茎根部，或者将它制成大米粒般的药丸塞入阴茎口。在90%的情况下，使用前列地尔可以使阴茎勃起完成性交。这种药物在注入20分钟后才起作用，即使缺乏性兴奋也无妨。如果选择前列地尔治疗功能性勃起功能障碍，第一次注射应该在医院里进行，这样可以调节剂量，同时也可以学会如何自己注射。这种药物常见的不良反应是在注射部位产生中度不适。对某些人来说，这种药物会导致长时间勃起(阴茎异常勃起)，这需要注射肾上腺素来治疗恢复。当出现这种情况时，应该立即进行恢复治疗，以免永久性损伤阴茎组织。如果将前列地尔药丸塞入阴茎口的话，就不会产生长时间勃起和注射部位不适的情况。这种药物的其他不良反应很少，服用硝酸类药物的患者也可使用。

(3)睾酮：对那些激素水平异常低的患者有效。它可以通过注射或皮下植入来进行。这种疗法只适用于有低血清睾酮病史的患者。因为它存在诱发无痛前列腺癌的风险，该疗法必须在男科性专家或泌尿科医生指导下进行。

39. 如何治疗精索静脉曲张

多数人主张，凡有精索静脉曲张引起不生育者，若女方检查生育功能正常，男子精液内精子数目减少，精子活动力减低，畸形精子数目增加(俗称“三联症”)者，就应予以积极治疗。

精索静脉曲张可能导致对睾丸的实质损伤，这种损伤会影响精子的产生和发育。尽管还不清楚精索静脉曲张是如何引发这种损伤的，但有研究表明，在精索静脉切除术后，精液的质量提高，睾丸的大小和结构也有所改善。精索静脉切除术就是将肿大的静脉小心地隔离然后切除，这是一种需要几项不同技术的细致入微的手术。

临床治疗时，常设法将曲张的精索内静脉通过手术将其在高位结扎，有的医生还将其与其他瓣膜功能完整的邻近静脉进行吻合，再也不让精索静脉内血流倒注入睾丸周围，从而改善睾丸外环境，使睾丸恢复正常制造精子功能。一般来说，手术后约有 1/3 的病人将恢复生育能力。若手术后半年，睾丸制造精子能力仍未恢复正常水平，估计手术难以奏效。为了提高手术后睾丸生精功能恢复的可能性，有人主张术后加用肌内注射绒毛膜促性腺激素，或口服醋酸氯米芬。

在实验室，将患有精索静脉曲张者的精液通过各种办法将形态正常、活动力好的精子收集在一起，再做人工授精，也可达到使女方妊娠的目的。

对精索静脉曲张的修复涉及多种技术，这些技术之间并无优劣之分。通常认为，精索静脉曲张修复术后，有 1/3 的男性恢复了生育能力，另有 1/3 男性的精子数量和质量有所提高，但没有恢复生育能力，手术对剩余的 1/3 男性没有任何作用。

精索静脉曲张会随着时间的推移恶化。即使是那些已经做了父亲的男性，数年后严重的精索静脉曲张导致的精子异常仍使他们丧失了生育能力。那些生育能力不足的男性如果只表现出精索静脉曲张时，不一定选择手术。而且在决定手术之前，首先应该确定有无其他导致不孕的因素存在，而且妻子的生殖系统也应做彻底的检查。

精索静脉切除术在门诊就可以进行，选用局部麻醉还是脊髓麻醉或者是全身麻醉，取决于病人或医生的意愿。比如，腹股沟方法须在腹股沟上方切一个小口。在手术后 1～2 周内，刀口会有疼痛感。在此期间尽量避免做一些费力的运动，也可以服用一些类似布洛芬的镇痛药来缓解疼痛。

40. 如何治疗逆向射精

精液反向射回膀胱而不通过阴茎被称为逆向射精。尽管有一些男性生来如此,但逆向射精经常是由于控制膀胱底部肌肉的神经受到干扰引起的,是后天形成的。在射精的时候,控制膀胱底部的肌肉通常关闭膀胱,而当该肌肉的功能失常时,膀胱颈就关闭不上,高潮时射出的精液就反向射回膀胱。神经病学方面的疾病、膀胱颈手术、前列腺手术、骨盆手术、脊髓损伤、糖尿病或服用某些药物均可导致该肌肉控制神经的损伤。

如果精子测试显示整体射精量少,或者尿液呈牛奶状,那么就有可能是逆向射精。比较准确的测试就是在射精后马上取得尿样,然后进行检测,看其中有没有许多活动的精子。

以下这些药物对治疗某些患有逆向射精的男性有效,如麻黄碱、伪麻黄碱、丙咪嗪和盐酸苯丙醇胺。如果通过服用以上的药物还不能使膀胱颈肌肉恢复功能,那么可以从膀胱中收集精子,然后实施宫腔内人工授精。

从尿液中收集精子有两种方法。最简单的就是连服两日碳酸氢盐(片剂)来中和尿液,这样尿液里的酸就不会对精子造成伤害。在射精后马上取得尿液,然后从中筛选出健康的精子。

另一种侵入性特征较强的办法就是将导管插入膀胱,清洗膀胱,然后注入一些保护精液的药物。射精后马上排尿或者通过导管取得尿液,然后从该尿液中取得最健康的精子。

41. 如何治疗男性激素紊乱

男性脑内的下丘脑和其附近的脑垂体会分泌一些激素,这些激素调节雄激素的产生,以及睾丸内健康精子的发育。如果睾丸

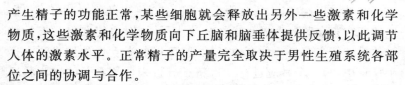

产生精子的功能正常，某些细胞就会释放出另外一些激素和化学物质，这些激素和化学物质向下丘脑和脑垂体提供反馈，以此调节人体的激素水平。正常精子的产量完全取决于男性生殖系统各部位之间的协调与合作。

通过对血液的分析可以知道激素水平是否正常。如果血液中促卵泡激素和黄体素水平异常升高，就证明下丘脑和脑垂体分泌的激素产量没有下降，说明睾丸功能异常。一般情况下，如睾丸对激素信号的反应是正常的，下丘脑和脑垂体分泌的激素就会减少。

男性生殖系统和女性生殖系统在许多方面都是相似的：下丘脑释放出促性腺激素释放激素，刺激脑下垂体分泌促卵泡激素和黄体素。促卵泡激素和黄体素通过在血液中循环来帮助调节睾丸的功能。

尽管对激素疗法提高精子数量有许多观察性报道，但长期的研究，包括对实验组和对照组的研究表明，几个月后这种作用就不明显了。几周内连续对精子的测试表明，特定的激素疗法是成功的。精子的数量每周都在变化，然而对患者的长期跟踪研究发现这种增长效果是短暂的。

激素治疗费用昂贵，而且有许多不良反应，如脾气暴躁，体重增加。所以，如果医生建议采用激素疗法的话，应该咨询更多有关的问题。不能仅仅因为精子数量少就经常服用这些药物，尤其是当男性激素水平正常的情况下。如血液测试显示激素水平正常，最好避免这种治疗方式或者再选择另外一种治疗方法。

需要指出的是，激素治疗会引起许多紊乱。比如，由此导致的脑垂体功能异常及进一步引发的尿促卵泡素和黄体素水平的降低。在另外一种情况下，会出现因促性腺激素分泌不足而引发的性腺功能减退，它是一种罕见的基因异常，会导致刺激性腺的激素长期处于低下水平。

尿促卵泡素和黄体生成激素稍低于正常水平可能是由于脑下

垂体功能出现问题而导致的，因为问题不严重所以不容易诊断出来。对某些男性来说，每日服用12.5～50毫克的氯米芬可以提高尿促卵泡素和黄体生成激素的分泌水平，同时也能获得足够的精子数量。氯米芬是一种合成的激素，可以刺激女性的卵巢。在这个疗程中，每3个月应进行一次精子分析来监测精子的健康状况和活动性。口服氯米芬的不良反应很小也不常见。这些不良反应包括乳房增大、恶心、轻微的体重增加、头晕、视觉出现问题及皮肤过敏，所有这些症状在停药后会渐渐消失。

更严重的尿促卵泡素和黄体生成激素的缺失，可以通过口服氯米芬或注射更年期促性腺激素进行治疗。如果一周服用或注射2～3次，坚持6个月的话，这些药物就可以使精子的数量达到正常水平。

不到1%的不育男性会出现这种罕见的性腺功能减退现象，不过可以通过激素进行治疗。它通常是由于下丘脑分泌的促性腺激素释放激素不足引起的，或者是由于脑下垂体分泌尿促卵泡素和黄体生成激素不足引起的。如果没有这些激素的刺激，睾丸就会很小也不会产生精子。患有此病的男性经常会乳房增大，有时候会嗅觉失灵。

这种情况有可能在出生前就存在，也有可能是出生后出现的，有时是由于一种罕见的脑下垂体瘤(垂体性侏儒症)引起的，这种脑下垂体瘤通常是良性的，它可以影响脑下垂体分泌尿促卵泡素和黄体生成激素的功能。其他的原因包括脑下垂体损伤或者是对使用合成代谢类固醇的负面反应。如果原因是垂体性侏儒症，那么通过对血液中激素水平的测试、透视显像的研究或者找出由于脑下垂体瘤压迫视觉神经而引起的视觉缺陷等方法就可以诊断出此病。治疗方法有切除脑下垂体瘤、射线疗法、替代缺失的激素，或者采用综合疗法。

许多种不同的基因异常可以导致下丘脑对促性腺激素释放激

素量分泌不足。这些罕见的基因异常最常见的是卡尔曼综合征。卡尔曼综合征通常表现出阴茎短小、嗅觉减退和睾丸未降到阴囊等症状。它表现出来的另一个症状就是青春期推迟，第二性特征发育迟缓。

如果脑下垂体功能过度活跃，泌乳刺激素分泌过多，就可能导致高凝血酶原过多，通常可以引起乳房增大、阴茎无法勃起和不育。泌乳刺激素分泌过多的其他原因还包括肝脏疾病、甲状腺功能不足、服用三环类抗抑郁药或某些抗高血压药物引起的不良反应。

患有泌乳刺激素过高症的男性应该进行CT和磁共振造影检查，以便查出可能存在的脑下垂体瘤。这些脑下垂体瘤促使脑下垂体分泌过多的泌乳刺激素，而却抑制卵泡刺激激素和黄体素的分泌。对泌乳刺激素过高症治疗办法的选择主要取决于它的病因。如果是甲状腺功能不足引起的，那么运用甲状腺激素就可以恢复泌乳刺激素的正常水平，以及生育能力。尽管脑下垂体瘤的生长不会导致癌变，但比较大的脑下垂体瘤还是应该切除。因为比较大的脑下垂体瘤不仅影响生育，而且会使患者头痛，还会导致某种糖尿病。当这些肿瘤压迫视觉神经时，甚至可以使患者丧失视觉。

如果是因为某些药物治疗引起的泌乳刺激素水平异常，那么应该停止服用这些药物或用其他的药物取代，尽量选择那些对脑下垂体没有影响的药物。如果脑下垂体瘤很小并且是良性的，或者还未查清泌乳刺激素过高的原因，那么就应该服用溴隐亭进行治疗。这种药物的不良反应是血压低、恶心和呕吐。为了减少这些风险，服用该药的剂量要小。

42. 如何治疗无精子症

无精子症者精液中没有精子，是男性不育症的常见原因，大约占不育症的15%。无精子症的病因可分为两大类型：

第一种类型是睾丸的生精功能障碍，因此精子不能生成。常见的有以下几种：①遗传学异常。如两性畸形。②先天性异常。如双侧隐睾，生殖细胞发育不全。③内分泌异常。内分泌腺体功能亢进或低下。④感染性疾病。如腮腺炎性睾丸炎。⑤辐射损伤。如X线等射线病者。⑥药物影响。如长期应用抗肿瘤药物的患者。⑦其他。以精索静脉曲张为多见。这种类型病因的患者以睾丸小或软为特点，有的第二性征不明显。治疗上有一定的困难，效果不佳。这类不育症大约占无精子症的40%。

第二种类型是睾丸的生精功能正常，能产生精子。但由于输精管道的阻塞，精子不能排出体外，称为排泄型。常见的原因有以下几种：①先天性畸形。精路发育不良或管道缺如，约占男子不育的2%、无精子症的10%。②精路感染。以淋病、结核病、真菌、滴虫病感染多见，造成了前列腺炎、射精管炎、附睾炎，以附睾尾部为多见。③损伤。由外伤史或医源性感染造成，如幼年时做隐睾或疝气手术。④囊肿。附睾部位的囊性肿物压迫输精管通路。这种类型病因的不育者，以睾丸大小质地正常为特点，在附睾部可触及硬结，或输精管触及不清，若每次射精精液量不足1毫升者应考虑精路发育畸形。这种类型的无精子症要占50%之多。对于这种类型无精子症，一定要首先明确病因及堵塞部位，绝不可盲目地采用药物治疗。目前，多采用显微外科手术诊断和治疗同时进行的办法，疏通精路，可有20%的患者获得生育的可能。

一般来说，对于精路堵塞，睾丸正常大小的无精子症患者需首先考虑采用手术治疗，利用显微外科技术进行精路吻合、置管、松解等方法。而睾丸小或软的无精子患者应先进行睾丸活检或内分泌激素放射测定。若生精细胞尚好，可选用有效的药物治疗，尤以激素为主辅以中药治疗；睾丸软小而阴囊在站立位时增粗，这是精索静脉曲张所致，应及早手术结扎血管。近年来，在无精子症的治疗方面，由于采取了较先进的显微外科手术、药物等多种方法并用，取得了较好的效果。

要注意的是，无精子症患者不可乱投医，亦不可盲目服药，一定要在诊断清楚的前提下选择相应有效的治疗，这是治疗成功与否的关键。

无精子症患者经治疗后可变成少精子症，有的还是不能生育，还需要调节睾丸附睾的功能以改善精液的质量，必要时采取优选精子，人工授精等方法，也可以达到生育目的。

先天性无睾症或睾丸严重发育不全，或继发性睾丸萎缩，睾丸活检无精子生成者，则一般恢复不了生精功能，建议使用供精者精液人工授精或领养子女。

43. 如何治疗精子减少

精子过少的病因较为复杂，其主要原因有精索静脉曲张、染色体异常、隐睾、生殖道感染，自身免疫性疾病、内分泌异常、外源性因素的影响、禁欲等。

如少精是由于感染引起的，则进行抗感染治疗效果明显；如身体的内分泌功能异常，则要调节内分泌。

丙酸睾酮 25 毫克，肌内注射，每周 1 次，连用 3～6 个月。由于精子的产生及成熟均需要睾酮来维持，因此补充外源性睾酮对生精功能可能有一定的促进作用。但低剂量的睾酮对下丘脑和垂体产生抑制，影响生精，有些人对睾酮甚敏感，因此用药 3 个月后，如发现精子数目减少或男性乳房增生即应停药。

丙酸睾酮 50 毫克，肌内注射，每周 3 次，12 周为 1 个疗程。注射睾酮治疗时，患者的精子数反而减少，一旦停药，精子数会有较大的升高，这种使精子数先降后升的治疗方法叫做“反跳疗法”，有些患者就是在反跳后妻子怀孕的。

溴隐亭是一种抑制泌乳素分泌的特效药。伴有高泌乳素血症的少精患者，可口服溴隐亭，每日 2.5～5 毫克，血中泌乳素降为正常后再连服 3 个月。

人绒毛膜促性腺激素可以促进睾丸间质细胞生成睾酮，从而增强生精功能。人绒毛膜促性腺激素 2 000～3 000 国际单位，肌内注射，每周 2～3 次。

缺锌可使垂体的促性腺激素减少，并使前列腺液中酶系统功能异常，从而影响精液液化，而且缺锌可使精子头部的帽状顶部和精子表面膜变性，使精子运动和穿透卵子透明带的能力下降，造成不育。补锌可口服硫酸锌片，每次 22 毫克，每日 2 次，连用 1～3 个月。也可口服 0.5%～1%的硫酸锌，每次 20 毫升，每日 3 次。宜饭后服用以免对胃有刺激。

44. 如何治疗少精子症所致不育症

一般认为，每毫升精液中精子少于 2 000 万，即属少精子症。少精子症常可引起不育，这是容易理解的。因为精子数量少，与卵子相遇的机会就少。但在门诊遇到过这种情况：每毫升精液中仅有 300 万～500 万精子的少精子症男性，其妻子却怀孕了。丈夫对此深怀疑虑地问医生：“妻子怎么会怀孕？会不会有其他情况？”在这里要指出的是，少精子症不育不是绝对的，如果精子数量少，质量特别好，还是可能生育的。当然，如精子数量少，质量又差那就很难生育了。

少精子症常见的原因是睾丸产生精子的功能差，产生精子数少,这种人的睾丸体积小,摸上去质地也很软;有些少精子症病人睾丸是正常的,能产生足够的精子,只是输送精子的管道不完全通畅,不能全部排出去,从而造成少精子症;还有少数年轻人是由于性生活过频,他们误认为增加性生活次数,生育机会就多,但事与愿违,却造成了少精子症。

少精子症的治疗要针对原因进行。因此,医生询问病史时,病员要配合医生详细说明自己的病情或原因,并根据医生意见纠正某些不良生活习惯,做到不抽烟、少喝酒、不穿紧身裤等。睾丸生精功能差者,可用些中药或西药加强睾丸制造精子的功能。输精管道不够通畅者多为炎症所造成的不完全阻塞,需要用药物消除炎症,并把堵塞的炎症产物吸收和清除,使管道完全通畅。如系性生活过于频繁造成者,宜适当减少性生活次数。如精子数少,精液量多,也可在精液浓缩后,进行人工授精,或把几次射出的精液冷藏起来,然后集中进行一次人工授精。

治疗应根据引起少精子症的不同原因,选择不同的治疗方法。

(1)内分泌功能异常引起的少精症:部分患者服氯米芬可提高精子数量,每日 25 毫克,每月服 25 日,停 5 日,12 个月为 1 个疗程。有报道长期服用可降低形态正常精子的百分率,故目前推荐用低剂量疗法,即隔日 25 毫克。也有采用人绒毛膜促性腺激素 1 000单位,每周肌内注射 2 次,10 周为 1 个疗程;同时可每日内服维生素 E 100～200 毫克,连服 3～4 个月。也有试用丙酸睾酮 50 毫克,每周肌内注射 3 次,共 3 个月,用药时精子数减少或消失,停药后出现反跳现象,但据报道疗效不佳。最近报道用酮替芬 1 毫克,每日 2 次,连用 3 个月,精子密度和活动率得到显著改善。己酮可可碱加入到精液中或口服后可使特发性少精症活力不足的精子增加活力。

(2)精索静脉曲张引起少精子症:有报道高达 39%,可做精索静脉结扎术,术后 1 年精子密度升高者 50%甚至 80%以上,使妻子妊娠达30％～50％。

(3)生殖器官疾病：急慢性睾丸炎、附睾炎、前列腺炎、精囊炎等生殖道炎症也是引起少精症的常见原因。治疗可用羧苄西林，每日4克，分4次服，连续使用1个月。复方新诺明可进入前列腺液，疗效也较好，每次2片，每日2次，连服3个月。

(4)补充微量元素：补锌对少精症和死精症有一定疗效，服药后精子数量明显增加。由于锌和铜的拮抗作用，补锌同时治疗高铜。治疗方法是每次口服葡萄糖酸锌50～100毫克，每日2次，3个月为1个疗程，也有采用硫酸锌治疗的。

(5)补充精氨酸：精氨酸是生成精子的必要成分，少精症患者的精液中氨基酸含量明显低于正常男性。补充精氨酸，每日口服4克，连续10周，可以使精子计数提高。

(6)中药可试用五子地黄汤：枸杞子10克，菟丝子、覆盆子、车前子各12克，五味子10克，泽泻、当归、茯苓各12克，甘草5克，淮山药、牡丹皮、白芍、生地黄、党参各12克。水煎服，每日1剂，100剂为1个疗程。经治疗，精液异常者可恢复生育率56％。

45. 如何治疗精液黏稠度高

正常男子排出的精液是液体状态的，但很快就形成胶冻状态，这种胶冻状态有利于精液停留在阴道不易外溢。但10～30分钟后胶冻状的精液开始液化，以便精子运动进入宫腔。精液之所以产生“液化－凝固－液化”的变化，是由于精囊腺产生一种叫做凝固因子的物质，凝固因子使精液凝固；而前列腺产生的蛋白分解酶、纤溶酶等精液液化因子则可破坏精囊腺产生的凝固因子，从而使精液液化。如果前列腺产生的精液液化因子相对不足，则精液虽可液化，但液化时间延长、精液黏稠度高，从而影响精子的活动导致不育。

目前，精液黏稠度高的治疗主要采用下列方法。

(1)对因治疗：如有前列腺炎可抗感染治疗。

(2)分步射精：所谓分步射精是指将性交射出的精液分为前后两个部分。前半部分精液的精子数目较多，活动力及存活率也较高，黏稠度也较低。因此，对于精液黏稠度高的不育患者，排卵期性交时，可将开始收缩射出的几股精液射入阴道，随后将阴茎抽出，让后半部分精液排在体外，即分步射精。采用这种分步射精的方法可降低精液的黏调度，有利于精子的运动，从而增加妊娠的可能性。

46. 如何治疗精液不液化

精子在黏稠的不液化的精液中活动力差，不利于精子的活动。精液黏调度高或不液化妨碍了精子的活动，也可以影响生育。人类的精囊产生一种能够凝固精液的物质，称为“凝固因子”。本来精液是以液体状态排出的，由于“凝固因子”的作用，使精液立即凝固呈胶冻状。经过10～20分钟后，精液逐渐液化。精液的液化是由于前列腺分泌的多种酶所起的作用，如果这些酶缺乏，液化过程就受到影响。

前列腺炎等疾病是造成精液黏稠高或不液化的主要原因。若查明有前列腺炎者，可抗感染治疗，如复方新诺明等；并可应用乙酰半胱氨酸、糜蛋白酶等药物。对不是由于感染引起的精液不液化，可于性交前后于阴道内放置酶类药物，如α-淀粉酶、糜蛋白酶等，以溶解凝固的精液，使其中的精子能自由活动，通过子宫游到输卵管内与卵子结合而受精。

47. 如何治疗精液量过少

一般情况下,正常男性的每次射精量为2～6毫升。每次射精量<1毫升称之为精液量过少;而每次射精量>6毫升则称之为精液量过多。精液量异常在男性不育中约占2%,且主要为精液量过少。精液量过少的原因有生理性的及病理性的。

生理性精液量过少见于性生活频繁,如有些男性每天性生活一次或数次,因此每次射精的量就相对较少。

病理性精液过少主要是由于精囊炎或前列腺炎所致。研究表明,60%的精液由精囊腺分泌,25%的精液由前列腺分泌。当精囊腺或前列腺有炎症时,精液量的产生自然会减少,炎症同时也会使这2种腺体的开口堵塞,阻碍精液的排出,按摩精囊腺和前列腺可协助诊断。也有部分病人精液过少是由于睾丸功能不足或机体内分泌紊乱导致的。还有少数患者是由于尿道疾患如尿道狭窄、尿道憩室等,致使射精时精液不能完全排出。

要鉴别精液量过少是属于生理性的还是病理性的并不困难,可嘱患者停止性生活5～7天,如果再次性生活精液量骤增则说明是生理性精液过少,反之则为病理性的。若无性生活过频现象则可排除生理性原因。

精液过少的治疗要针对病因有的放矢。系精囊炎或前列腺炎所致,可抗感染治疗;如属睾丸功能不足或内分泌紊乱,则试用绒毛膜促性腺激素进行治疗;而尿道狭窄或尿道憩室则可施行手术治疗。

48. 哪些男性不育患者需用手术治疗

有一些男性不育症患者的器质性病变无法通过药物解决,只能采取手术治疗的方法。

(1)生殖器畸形或发育异常:常见的有隐睾、尿道狭窄、尿道瘘、尿道下裂、尿道上裂、严重的阴茎硬结症等。

(2)梗阻性无精子症:包括输精管、精囊先天缺如引起的梗阻性无精子症;输精管节段性不发育;输精管医源性损伤或结扎;射精管口先天性狭窄等。

(3)精索静脉曲张:在男性不育症中,精索静脉曲张的发生率高达 20%,采用精索内静脉高位结扎治疗,可使部分病人恢复生育能力。

(4)器质性性功能障碍:包括因阴茎严重创伤、骨盆骨折、血管性因素(如静脉瘘)或神经性疾病引起的勃起功能障碍,以及一些因器质性病变引起的逆行射精患者。

49. 为什么要避免使用激素

激素的作用是帮助男性增强身体的肌肉,同时也有避孕的功效。有人认为,激素可用来增强性功能,但实际上它是作为一种男性避孕药,能抑制激素的分泌,并阻止正常精子的生成。

男性应避免使用睾丸激素药膏、药片,或者注射剂,除非是在医生的监督下进行。另外,使用睾丸激素者还应当明白,使用这种激素会抑制甚至完全阻止生成精子的促卵泡激素和促黄体生成激素的释放。

在许多病例中,停止使用上述刺激性药物一段时间后,精子的生成就能最终恢复正常。精子的生成周期是 74 天,所以停止用药后至少应坚持 74 天以后,精子的质量和数量才能达到正常的标准。

50. 为什么要避免使用麻醉药

麻醉药品可以影响生育能力和干扰妊娠，常用的麻醉药如下。

(1)大麻：20世纪70年代，大麻的使用曾成为一种时尚，甚至将大麻用于妊娠分娩，但它对生育能力的影响未受重视。实际上，大麻包含了香烟中所有的毒性物质，从而就可以想象大麻的负面作用了。四氢大麻酚是大麻中的主要成分，它能迅速进入血流到达大脑，且蓄积在人体的脂肪组织内。由于女性脂肪组织较男性丰富，因此四氢大麻酚在女性体内排泄更慢。大麻可致胎儿宫内缺氧，引起胎儿脑损害。大麻还可致少精症和染色体突变，因此，吸大麻者后代的出生缺陷就可想而知了。大麻中的一些物质还可在睾丸中蓄积。此外，吸大麻者因体内泌乳素增加，而使内分泌紊乱，精子生成数量减少。经常使用大麻者还有性欲低下症状。

(2)可卡因：可卡因是20世纪80年代流行的一种麻醉药。当时因可卡因产品便宜，因而很快占领了内地市场。就在这个时候，估计有500万妇女服用了可卡因，从此开始研究可卡因对生育和分娩的影响。可卡因对生育具有破坏性作用，可收缩血管而使血压升高、心率加快，并导致晚期自然流产。另外，可卡因还可导致胎儿全身各系统的畸形(取决于服药时的妊娠月份)，若引起婴儿脑损害，则可使小孩出现永久性学习能力低下。孕妇服用可卡因，可发生早产、胎盘早剥、死产情况，威胁着胎儿氧的供应和生命。男性服用可卡因可升高体温而减少精子的生成，长期服用可卡因可抑制大脑中枢神经系统的食欲中心，导致营养不良及内分泌紊乱，从而影响精子的生成数量。可卡因及苯丙胺的使用，可使男性性欲增加，勃起时间延长，因而受到人们的欢迎。实际上这是一个误区，烦躁和忧虑常伴随着服用可卡因者，并可导致暂时的肾上腺素峰的释放。

(3)其他：苯丙胺、可待因、甲喹酮和吗啡，可提高血中泌乳素的水平，干扰体内激素的分泌，使女性月经周期紊乱、男性精子计数减少及性欲低下。

如果服用麻醉药，即使是偶然服用，也务必在准备怀孕前停用。

51. 为什么要慎用药物

据报道，有很多处方药对男性生育系统有负面的影响，其中包括治疗溃疡药物(西咪替丁)、抗生素和高血压药。例如，治疗高血压的药品钙离子阻滞剂，会阻碍精子穿透卵子外层薄膜的能力。

对女性而言，甲状腺功能的替补治疗也会影响正常的排卵，当然这还取决于怎样才能将甲状腺激素仔细控制在正常水平。甲状腺激素偏低的妇女不能正常排卵，所以在甲状腺功能的替补治疗期间，控制甲状腺的脑垂体激素应该保持在正常的范围，分布也应有规律。

想怀孕的夫妇应及早把夫妻俩的计划告诉医生，以便对今后用药的选择加以特别注意。每次去看医生都要特别提醒一下，以便医生开处方的时候予以注意，这样做对医生和患者都有好处。

螺内酯是一种治疗高血压病的利尿药物，对男性睾丸激素和精子的生成有损害。

硫黄吡啶是一种治疗结肠炎、过敏性肠炎、节段性回肠炎等疾病的特效药物中的特殊成分，影响精子生成。

秋水仙素和别嘌醇，用来治疗痛风的药物，会对精子造成影响。

四环素、庆大霉素、新霉素、红霉素和呋喃妥因(用量很大)等抗菌药，可对精子的生成、移动及密度产生负面影响。

西咪替丁，有时会引起勃起功能障碍和精液异常，然而含有雷尼替丁和法莫替丁的药物却没有这样的结果。

环孢霉素，用于提高器官移植的成活率，但对男性生育能力造成有害的影响。

三、中医疗法

1. 中医如何治疗排卵功能障碍

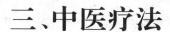

排卵功能障碍主要指无排卵和黄体功能不健全。中医学认为肾藏精，主生殖。肾-天癸-冲任-胞宫轴是生殖轴，是产生月经与妊娠的主要环节。月经正常是受孕的前提，故强调“种子必先调经”。而月经以血为用，又以肾气为主导。故有“经本于肾”“经水出自于肾”之说；同时肝藏血，主疏泄，肝在女性的生理活动中起到肾不能起的重要作用，古人为了突出肝的重要，有提出“女子以肝为先天”之说；此外，脾为后天之本，气血生化之源，又主统血，脾在月经与妊娠中亦至关重要。故能否正常排卵生殖，中医治疗的思路主要是从肾、肝、脾、天癸、气血、冲任来调治的。

（1）无排卵：在选择西药促排卵药，如氯米芬为首选促排卵药，适用于体内有一定雌激素水平者。也常与人绒毛膜促性腺激素（HCG）同用。配合补肾为主的中药促排卵。如著名中医妇科专家罗元恺教授自拟促排卵汤（处方：菟丝子、熟地黄、巴戟天、枸杞子、淫羊藿、当归、党参、炙甘草、制附子）以温肾助阳为主，兼滋阴养血扶脾。或以左归丸加减。对于无排卵，较多认为以肾虚或肾虚痰湿（如先天卵巢发育不良，多囊卵巢综合征），或认为属肾虚血瘀（如未破裂卵泡黄素化综合征）。有研究对比，中西医结合用药较单纯用西药或中药促排卵效果更明显，能提高妊娠率。

（2）黄体不健：改善黄体功能的西药是黄体酮和 HCG。有一定效果，但临床疗效并不理想。中医辨证有肾虚、肾虚肝郁、肝郁、脾虚、血瘀等。作者认为以肾阴虚肝郁多见。可以傅青主定经汤加减，从月经干净后始服药至月经来停止，可以改善黄体功能以调经种子。

2. 中医如何治疗输卵管阻塞性不孕

输卵管部位属中医肝经所过。所以输卵管阻塞，按中医的病机属瘀阻冲任、胞脉、胞络。我们从临床观察，由于输卵管阻塞导致不孕症的发病率呈上升的趋势。有学者统计占不孕中的30%～40%，但治疗是较棘手的难题。中医药治以行气（或疏肝）活血化瘀为主，方选王清任少腹逐瘀汤、膈下逐瘀汤、血府逐瘀汤加炮穿山甲、王不留行、路路通、三棱、莪术之类。配合活血化瘀通腑的中药煎水保留灌肠和中药外敷下腹部。并可用治疗性通水（西药或活血化瘀中药针剂如当归注射液、丹参注射液、川芎嗪等）亦可根据病情及医疗条件选择腹腔镜、剖腹探查、介入治疗或体外受精——胚胎移植（试管婴儿）等助孕新技术。

3. 中医如何治疗高催乳素血症不孕

高催乳素血症不孕在女性患者可表现为月经失调、闭经、溢乳和不孕。西药主要有溴隐亭。中医药治疗的思路是从肝（或兼肾）论治为主，可以逍遥散加减出入，加麦芽重用 60～90 克，鸡内金、郁金、青皮、布渣叶之类疏肝解郁，消食导滞敛乳；若属肝肾两虚者，选金匮肾气丸加味。若 PRL 持续升高，要做脑垂体 MRI 检查来排除垂体肿瘤或空泡蝶鞍，必要时配合伽马刀治疗。

4. 女子不孕如何辨证论治

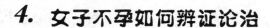

中医对不孕症的治疗以辨证为主，常用的有以下几种方法。

(1)肾阳不足型：近代医学家张锡纯说："女子生育，皆赖肾气作强，肾旺自能萌胎也。"肾藏精，为元阳之宅，而胞宫之脉系于肾，赖肾气温养。若肾气不足，命门火衰，胞脉失于温煦，宫寒不能摄精，冲任不荣，则难以成孕。所以清代妇科名医傅山说："寒冰之地，不生草木，重阴之渊，不长鱼龙，今胞宫既寒，何能受孕。"肾阳不足，宫寒不孕的常见症状是婚后久不受孕，月经后期，量少色淡，或月经稀少、闭经。面色晦暗，腰酸腿软，性欲淡漠，小便清长，大便不实，舌淡苔白，脉沉细或沉迟。治宜温肾养血，调补充任。方药：熟地黄 15 克，紫石英 30 克，补骨脂 12 克，山药 12 克，肉苁蓉 12 克，菟丝子 30 克，锁阳 12 克，巴戟天 12 克，覆盆子 12 克，胡芦巴 10 克，仙茅 10 克，淫羊藿 10 克，鹿角片 10 克。如月经量少者，加当归 10 克，川芎 10 克；月经量多者，加艾叶炭 5 克，炮姜炭 6 克；怕冷腹痛较甚者，加肉桂 3 克，制香附 10 克。另取鸡蛋 3 枚，先将鸡蛋煮熟去壳，再与上药同煎 20 分钟，先食鸡蛋，再服药汁。此方于每月月经前 3 天开始服 7 剂，月经干净后 3 天开始再服 7 剂。

(2)肾阴亏虚型：肾藏一身之阴，胞胎之长依靠精血津液濡润。若房事过度，肾阴亏虚，相火偏旺；或素体阳盛，过食辛热食品，以及情志抑郁化火，都能灼伤胞脉，耗损阴精，使卵宅燥热，火扰胞宫，热蓄阳旺，冲任不调，故难以受孕。症见月经每次提前，量多色深红或鲜红，质黏而稠，面红口干，五心烦热，夜间盗汗，心胸烦闷，尿黄大便不畅，舌边尖红，苔薄黄，脉滑数。宜用滋肾养阴，清泄宫热的方药。方药：生地黄 15 克，黄芩 10 克，黄柏 6 克，牡丹皮 9 克，栀子 10 克，玄参 10 克，枸杞子 12 克，龙骨 15 克，牡蛎 30 克，墨旱莲15克,山药12克,龟版12克,桑葚10克。如月经过少者,加赤芍12克,牛膝12克;白带量多,发黄腥臭者,加忍冬藤30克,椿根皮12克;贫血低热者,加白芍15克,地骨皮12克。此方于每月月经前3天开始服7剂,月经干净后3天开始再服7剂。

(3)肾精亏虚型:先天禀赋不足,发育不良,婚后多年不孕,性欲低下,腰脊酸软,牙齿松动,脱发耳鸣,舌淡脉细。治宜益精调冲。方药:熟地黄15克,当归、白芍、紫河车、山茱萸各10克,菟丝子、覆盆子各12克,炙龟版(先煎)15克,鹿角霜(先煎)20克。水煎服,每日1剂。

(4)气血虚弱型:多因患有慢性病或体质素来孱弱,或因失血过多,而致气血不足,血海空虚,冲任不固,胞宫失养,难以成孕。朱丹溪在《格致余论》中指出:"今妇人无子者,率由血少不足以摄精也。血之少也,固非一端,然欲得子者,必须补其精血,使无亏欠,乃可推其有余以成胎孕。"气血亏损而不孕的患者常见头晕乏力,面色无华,形体虚弱,月经每次量多如冲,色淡如水,心悸心慌,气短神疲,夜寐不佳,舌淡红,脉细濡。治宜益气补血,养精种子。方药:党参15克,炙黄芪15克,白术12克,茯苓15克,当归12克,白芍12克,熟地黄12克,丹参9克,酸枣仁10克,炙甘草6克,桂圆肉10克,阿胶(烊化)10克。此方于月经干净后连服21剂。平时还可服用紫河车粉等。

(5)肝郁气滞型:女子以肝为先天,盖肝为血藏,性喜条达,任脉附丽于肝经而与胞宫相连系。若情志抑郁,疏泄失达,肝气郁结,气血乖和,冲任不得相资,胞宫不宁,成孕终难。所以清代叶天士曰:"妇人善怀多郁……肝经一病,则月事不调,艰于生育。"临床常见月经延期,经色紫暗,量少不畅,经前乳房胀痛,或少腹胀痛,性情郁闷不欢,烦躁易怒,胸胁胀满,夜寐多梦,脉弦。治宜疏肝解郁,理气和血。方药:醋炒柴胡9克,白芍15克,当归10克,制香附12克,郁金10克,炒白术10克,合欢皮12克,青橘叶9克,荔枝核 9 克，橘核 9 克，广木香 9 克，炮穿山甲片 10 克，炙甘草 3 克。隔日 1 剂，不论月经是否来潮，均照常服。如月经过少者，去甘草，加红花 6 克，泽兰 10 克。

(6)瘀血阻滞型：宋代陈自明说："三十年全不产育者，胞冲必有积血。"《千金方衍义》中记载："妇人立身不产，断绪不孕，皆子藏有瑕之故，非峻用决渠开荒力量，虽日从事调经，补天终乏术耳。"由于脏腑失调，气血不畅，或行经不慎感受外邪，乘虚侵入胞宫，气血凝滞，恶血不去，新血不生，瘀血羁留胞宫，胞络气血痹阻，新血不能摄卵受精，冲任不能相资，或输卵之道不通，所以不孕。症见月经赶前错后无定期，经行腹痛，拒按，经量少，色紫黯，多血块，甚则经闭。皮肤干糙，目眶暗黑，经前烦躁，或带多色黄如脓，舌紫发青，舌下静脉怒张，脉弦涩。治宜活血化瘀，疏通胞脉。方药：当归 12 克，五灵脂 10 克，川芎 10 克，桃仁 10 克，红花 6 克，炙地龙 10 克，路路通 9 克，益母草 15 克，牡丹皮 9 克，王不留行 9 克，牛膝 10 克，三七 6 克。平时隔日服 1 剂，如闭经或月经量涩少者，加三棱 10 克，莪术 10 克，腹痛甚者，加炙桂枝 6 克，制乳香 9 克，制香附 9 克，带黄如脓，有内生殖器官感染者，加蒲公英 30 克，红藤 15 克。此方于月经前 3 天开始连服 7 剂，再于月经干净后 3 天开始连服 7 剂。

(7)痰湿内阻型：脾胃为后天之本，气血生化之源.脾运健旺，精血充沛，则冲任调和，胞脉得养，自能受孕。若素体肥胖，或脾运失健，升降失司，水谷精微无以生精荣血养脏腑，反聚湿生痰，阻于胞脉，使胞膜脂聚，胞宫闭塞，碍于受精，则不能成孕。诚如《傅氏女科》所说："肥胖之妇内肉必满，遮隔子宫不能受精。"症见形体肥胖，胸闷腹胀，经事逾期或经闭不行，带下量多，黏稠如涕，头重乏力，怠惰嗜睡，大便溏薄，舌苔滑腻，脉沉滑。治宜健脾燥湿化痰，开启胞宫。方药：姜半夏 9 克，茯苓 10 克，苍术 10 克，焦山楂 10 克，焦神曲 10 克，橘红 6 克，石菖蒲 10 克，川厚朴 6 克，陈胆南星

9克，礞石12克，薏苡仁30克，泽泻10克，皂角刺10克。每日1剂，于月经干净后连服21剂。如大便不畅者，加瓜蒌10克；水肿较甚者，加川椒6克；经行量少或闭经者，加当归10克，红花6克，制香附10克。

由于不孕症患者的体质不同，病种不同，病程不同，临床证型往往虚实互见，多证兼杂，故需随证变化，灵活组方或加减，只要能准确地辨证施治，就能取得较好疗效。

5. 中医如何用人工周期疗法治疗不孕症

(1)三期调整法

①排卵期前后用“育肾助孕法”。即月经前15日左右开始服药，方药：熟地黄12克，菟丝子15克，巴戟天12克，山药12克，枸杞子15克，鹿衔草15克，女贞子12克，淫羊藿9克，当归9克，紫石英12克，石楠叶9克。可根据体质具体情况加减，每日1剂，连服10天，能促使卵泡发育成熟，催发排卵，并能改善子宫内膜环境，为卵子受精和受精卵着床创造条件。

②月经前用“养血通经法”。于月经期前3天开始服药，方药：丹参12克，当归10克，川芎10克，红花6克，益母草12克，制香附9克，赤芍、白芍各10克，郁金10克，牛膝10克，泽兰10克。痛经难以忍受者，可加延胡索15克，失笑散(包煎)9克；月经过多者，原方去红花、牛膝，加仙鹤草30克，炒生地黄12克，贯仲炭9克。此方连服5剂，有利于调整经期，促使子宫内膜剥离，让经水通畅，按时干净。

③月经后用“益气补血法”。于月经干净第三天开始服药，方药：党参10克，黄芪10克，白术10克，熟地黄10克，何首乌10克，白芍10克，当归10克，甘草3克。每日1剂，连服5天。此方能帮助机体恢复精力，并较快修复子宫创伤，调整内分泌功能和体

内雌激素水平。

(2)四期调整法

①第一阶段。即经后第4～14天，治以健脾益气，滋阴养血。用调经1号方：党参12克，枸杞子12克，女贞子15克，枳壳6克，何首乌15克，白术10克，白芍10克。此期因阴血、元气易于亏损，故用本方促使阴血充盛，脾气健旺。

②第二阶段。即经后第15～23天，治以理气活血，调补阴阳。用调经2号方：柴胡10克，白芍12克，赤芍10克，泽兰12克，益母草30克，牛膝12克，刘寄奴9克，苏木10克，枸杞子12克，生蒲黄9克，女贞子15克，覆盆子15克，菟丝子12克。此期正值排卵和黄体成熟，体内气血易致紊乱，故用本方调理气血，兼补阴阳。

③第三阶段。即经后第24～28天，治以养血滋阴温肾。用调经3号方：当归10克，熟地黄12克，川芎10克，白芍12克，仙茅12克，淫羊藿12克，菟丝子15克，覆盆子15克，枸杞子10克，五味子9克，女贞子15克。此期阴血较甚，然恐阳气不足，基于阴阳互补，取本方滋阴兼温养胞宫，使之易于受胎。

④第四阶段，即行经期，治以养血活血。用调经4号方：桃仁12克，红花9克，当归10克，川芎10克，熟地黄12克，白芍12克，牛膝12克，桔梗10克，枳壳6克，柴胡10克，甘草3克，芒种草30克。此期经血来潮，为防经血瘀留胞宫，故以本方祛瘀生新。

(3)以育肾为主的周期调整法

①月经干净后。服孕1方：云茯苓12克，生地黄、熟地黄各10克，怀牛膝9克，路路通9克，炙鳖甲10克，公丁香2.5克，淫羊藿12克，石楠叶9克，制黄精12克，桂枝5克。每日1剂，连服7剂。此方阴阳并调，兼有通利胞络之功，冀使阳施阴化，阴精充盈而利于外泄。

②月经周期中间。即排卵期改服孕2方：云茯苓12克，生地黄、熟地黄各12克，石楠叶9克，紫石英12克，熟女贞子9克，狗

脊12克，肉苁蓉10克，仙茅10克，胡芦巴10克，鹿角霜10克，淫羊藿12克。每日1剂，连服8天。此方侧重于育肾温煦，以期暖宫摄精，有助于胞胎受孕。

以上两方使用时可随症加减。肾阴虚者，于两方中加入麦冬、龟版、枸杞子等；肾阳虚者，酌加肉桂、附子，以及乌鸡白凤丸、河车大造丸等。经临床观察，此两方可分别起到促排卵、健黄体的作用。

③经行期可随证用调经药。

6. 不孕症可选用哪些中成药

(1)胞宫虚寒型：①暖宫孕子丸，每次8丸，每日3次，温开水送服。②女金丸，每次1丸，每日2次，温开水送服。③当归调经丸，每次1丸，每日3次，温开水送服。④女宝胶囊，每次4粒，每日3次，温开水送服。

(2)脾肾两虚型：①调经促孕丸，每次5克，每日2次，温开水送服。自月经周期第五天起连服20天，无月经周期者每月连服20天，连服3个月为1个疗程。②温经丸，每次1丸，每日2次，温开水送服。

(3)肝肾不足型：①安坤赞肾丸，每次1丸，每日2次，温开水送服。②调经种子丸，每次1丸，每日2次，温开水送服。③鹿胎膏，每次10克，每日1～2次，用水炖化，温黄酒或温开水送服。④紫河车粉(胶囊)，粉剂每次3克，或胶囊剂每次15粒，均为每日2次，用温黄酒或温开水送服。⑤嫦娥加丽丸，每次3～5粒，每日3次，空腹淡盐水或温开水送服。

(4)气血两虚型：①妇科养荣丸，蜜丸每次2丸，或浓缩丸每次16粒，均为每日2次，温开水送服。②当归养血丸，大蜜丸每次1丸，或水蜜丸每次9克，均为每日3次，温开水送服。

(5)血虚肝郁型：得生片，每次4片，每日2次，温开水送服。

7. 中医如何治疗月经不调性不孕

(1)血虚型：熟地黄15克，山药10克，当归10克，白芍10克，枸杞子10克，炙甘草5克，山茱萸10克，牡丹皮10克，紫河车25克，龟版15克，鳖甲15克，牛膝10克，杜仲10克，海螵蛸10克，菟丝子10克，冬虫夏草(研粉吞服)1克，西洋参(另煎兑服)10克。水煎服，每日1剂。

(2)输卵管阻塞：小茴香3克，官桂5克，川芎10克，干姜10克，西洋参(另煎兑服)10克，延胡索10克，荔枝核15克，赤芍10克，当归10克，木香5克，柴胡10克，香附10克，紫河车10克，羌活10克，益母草15克，冬虫夏草(研粉吞服)2克，炮穿山甲15克，路路通30克，桃仁10克，红花10克。水煎服，每日1剂。

(3)肾阳虚型：沉香(后下)3克，茯苓15克，当归15克，制附子5克，鹿角片10克，益母草30克，官桂10克，何首乌20克，川芎15克，紫石英10克，枸杞子10克，赤芍10克，白芍10克，牡丹皮10克，熟地黄20克，淫羊藿30克，山茱萸15克，巴戟天10克，西洋参15克，冬虫夏草1克。

8. 中医如何治疗宫颈黏液异常引起的不孕

宫颈与阴道顶端相连，宫颈管内有许多腺体，所分泌的碱性黏液有利于精子活动。在某些因素的影响下，宫颈黏液的性质可发生改变，从而导致精子难以通过宫颈管。据统计，由于宫颈原因引起不孕占女性不孕症的3%～5%。

(1)黏液分泌过少：如果排卵期宫颈黏液量少于0.03毫升时

可诊断为黏液分泌过少。黏液分泌过少的原因有先天性宫颈发育不良，因宫颈肥大、延长或宫颈糜烂而做宫颈切除术后，破坏了大量宫颈腺体，使分泌功能减退，以及雌激素水平过低等。中医临床治疗宫颈黏液分泌过少，于月经干净后配服“益肾增带汤”，方药：生地黄 12 克，熟地黄 12 克，麦冬 12 克，玄参 9 克，菟丝子 12 克，天花粉 12 克，淫羊藿 9 克，黄精 9 克，何首乌 15 克。每日 1 剂，服至排卵后 3 天停止。此方能滋肾养液，促进雌激素分泌，以及增强宫颈管内膜对雌激素的敏感性，使宫颈黏液分泌增多，有利于精子的活动。

(2)宫颈黏液偏于酸性：正常妇女在月经周期的某些阶段，宫颈黏液中的微孔会出现正常的扩张，以允许精子通过。但是，宫颈黏液偏于酸性的妇女，黏液中的微孔始终是封闭着的，从而形成一道把精子拒之门外的屏障，这可能是由于负离子改变了黏液蛋白之间搭合的方式。有人指导了 90 名不孕妇女在同房前用小苏打稀释液做阴道灌洗，这种简单的小苏打溶液使宫颈黏液的微孔扩张，结果有 1/3 的不孕妇女怀孕了。

(3)慢性宫颈管炎：在不孕妇女中，患有化脓性细菌引起的慢性宫颈管炎者为数很多，对不孕妇女和早孕妇女做宫颈管黏液细菌培养并加以比较，可发现前者的葡萄球菌、链球菌、滴虫等检出率比后者明显增多，约为 85％。慢性宫颈管炎的颈管黏液呈脓性混浊，显微镜检查见排卵期黏液有白细胞。当宫颈管炎并发子宫旁组织炎时，往往诉有下腹痛、腰痛、痛经、性交痛和性感异常等。中医药用蒲公英 30 克，红藤 15 克，紫花地丁 15 克，延胡索 9 克，白芍 9 克，木香 9 克，甘草 6 克。每日 1 剂，煎服 2 次，于月经干净后 5 天开始服用，连服 10 天。此外，在排卵前 3 天，可加用抗生素、磺胺药并加小剂量糖皮质激素 5～10 毫克进行宫颈管局部注射 3 天。有人用此法治疗 48 例慢性宫颈炎引起不孕者，半年后有 16 例怀孕。

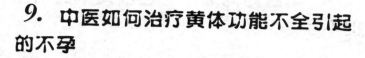

9. 中医如何治疗黄体功能不全引起的不孕

黄体是由卵巢排卵后剩下的滤泡细胞发育而成的、周期性出现的一种内分泌腺。它在发育成熟后，便在细胞内形成大量黄色的分泌颗粒，使整个组织呈现一片黄色而得名。黄体的功能主要是分泌雌激素与孕激素，在孕激素的作用下，子宫内膜由增生反应变为分泌反应，并进一步形成蜕膜反应。此时的子宫内膜肥厚，血液供应充足，细胞内有丰富的营养物质，好比肥料充足的沃土，一旦受精卵种植，就能茁壮成长。相反，如果黄体功能不全，子宫内膜较薄，分泌物较少，血液供应不足，就不宜于受精卵的种植，即使种植后也会因胚胎得不到需要的营养而早期夭折。故有人将黄体功能不全对生育的影响，比作是老母鸡生软壳蛋，软壳蛋是孵不出小鸡的。据统计，不孕妇女中有3%～10%是由黄体不健所引起。

黄体功能不全，黄体维持的时间相对缩短，因此月经周期会提前；由于黄体产生的黄体酮好似一种致热源，可使体温升高，因此排卵后期基础体温会上升，黄体功能不全则黄体酮分泌不足，以致基础体温后期低于正常水平，而且可有体温波动，基础体温的双相曲线不典型。中医学认为，黄体不全大多与肾阳不足，冲任虚寒有关，明末清初著名医家陈士铎说："胞胎之脉，所以受物者，暖者生物，而冷则杀物矣。"临床可用炮附片6克，熟地黄9克，女贞子9克，菟丝子9克，肉苁蓉9克，龟版9克，仙茅9克，淫羊藿9克，枸杞子9克，鹿角胶9克，于月经干净后连服10天，以育肾助阳、温煦冲任，有健黄体和保护孕卵着床的作用。如能配合西药黄体酮、人绒毛膜促性腺激素或氯米芬共同治疗，则效果更好。

10. 中医如何治疗子宫发育不良引起的不孕

子宫发育不良是指子宫小于正常，以青春型子宫为多见，子宫体和子宫颈较小，有的可伴有卵巢发育不全。主要是性腺功能低下和雌激素、孕激素不足影响子宫发育，同时可兼有子宫内膜腺体发育不良，不利于受精卵着床。

中医学认为，肾藏精、主生殖，冲为血海、任主胞胎，治疗子宫发育不良当以补肾精和养冲任为主。临床可用鹿茸、熟地黄、仙茅、淫羊藿、山药、黄芪、枸杞子、菟丝子、覆盆子、丹参、茺蔚子、茯苓、楮实子等药研制成水蜜丸，于月经来临后第五天开始服药，每次 12 克，每日 2 次，连服 20 天，3 个月为 1 个疗程，有帮助子宫正常和促进子宫内膜腺体发育的作用，为受精卵着床准备条件。有人用此方治疗 44 例子宫发育不良而不孕的病人，一年内有 22 例妊娠。

11. 中医如何治疗子宫内膜增生过长引起的不孕

由于卵巢排卵障碍，子宫内膜会缺少孕激素的作用，加上雌激素的分泌量偏高或持续时间较长，则子宫内膜明显增生，最终导致内膜性质的改变，这就是子宫内膜增生过长。增生过长的子宫内膜在孕激素的作用下，也可以出现分泌反应，但已不适合受精卵的生长，就像盐碱地不适合茶树生长一样，就导致不孕症。

子宫内膜增生过长，与中医瘀血积于胞中不孕有相似之处。《医宗金鉴・妇科心法要诀》说：“女子不孕之故……或因宿血积于胞中，新血不能成孕；或因胞寒、胞热，不能摄精成孕，皆当细审其因，按证调治，自能有子也。”中医用活血化瘀加清热解毒药物，有助于子宫内膜的周期性更新和增生过长内膜的消退，从而起到改善宫腔内环境、创造新的着床面、有益于子宫内膜修整和孕卵着床的作用。主要方剂为少腹逐瘀汤加味：小茴香 6 克，炮姜 3 克，川芎 10 克，延胡索 10 克，肉桂 3 克，没药 9 克，赤芍 10 克，当归 30 克，生蒲黄 12 克，炒五灵脂 9 克，蒲公英 24 克，金银花 15 克，并可随症加减。于月经来潮时服用，每日 1 剂，一般每次服 3～5 剂，3 个月经周期为 1 个疗程。有人用此方治疗 54 例子宫内膜增生过长不孕症，有 41 例妊娠，治疗时间最短 1 个疗程，最长 6 个疗程。

12. 中医如何治疗子宫内膜异位症引起的不孕

在子宫腔的表面有一层黏膜，称为子宫内膜。随着体内雌激素和孕激素水平的周期性下降，子宫内膜脱落出血表现为月经来潮。有些妇女的子宫内膜组织会“擅离职守”，游离到子宫腔以外的组织或器官。这些游荡在外的子宫内膜组织同样也接受卵巢雌激素变化的信息，而出现周期性的增生、充血、坏死、脱落和出血，在月经来潮时出现以痛经为主的一系列症状，这就是子宫内膜异位症。时间久了，异位的子宫内膜组织会形成粘连及瘢痕，病变逐渐增大，痛经也进行性加重，严重时如同刀绞。

据统计，有 30%～40%的不孕妇女患有子宫内膜异位症。子宫内膜异位症造成不孕的原因有以下几种：①异位的子宫内膜周期性脱落、出血，刺激了周围组织，形成无菌性炎症，使局部发生粘连。输卵管出现炎症和粘连，就会导致输卵管功能丧失，造成不孕。②异位的子宫内膜能够产生某种物质，使子宫、输卵管的活动发生障碍，进而影响受精卵的输送。③当内膜异位灶产生的物质作用于黄体时，可引起黄体发育欠佳或使黄体功能提前退化。

④下腹部异位子宫内膜的脱落出血，在盆腔内可形成较多的血性腹水，血性腹水中含有大量的吞噬细胞，可进入输卵管吞噬精子和干扰精子的正常运动。

由于“瘀”是产生子宫内膜异位症的关键，中医的活血化瘀就是治疗本病的基本法则。主要的方法如下。

(1)用化瘀理气法解痛：子宫内膜异位症的痛经多于月经前1～2天开始。经期时达高峰，然后逐渐缓解。这是因为生长在子宫壁外的异位子宫内膜，受卵巢激素影响在月经前发生充血，致使子宫收缩而疼痛；到了月经期，异位内膜出血脱落而成的瘀血郁结在子宫壁层不能排出，使疼痛加剧。如果内膜样异位组织在子宫骶骨韧带和阴道直肠陷凹，疼痛范围可扩展到腰骶部，有时在直肠肛门附近，疼痛严重时如同刀绞。此症较难治愈，并可导致不孕。这与《诸病源候论》记载的“少腹里气苦痛，背膂疼痛，深达腰腹，下挛阴里……”病症相合。所以治疗上采用活血化瘀，理气去滞，就地消化吸收瘀血和内膜增生分泌物，解除疼痛。常用的方药是当归9克，川芎6克，丹参9克，川牛膝9克，赤芍9克，桂枝4.5克，制香附9克，乌药9克，延胡索9克，血竭3克，没药4.5克，失笑散(包煎)15克。此方需在月经前3～5天内开始服，服至月经结束。

(2)用化瘀止血法固经：有的子宫内膜异位症患者行经期既有剧烈腹痛，又见经血量多如冲，中医学认为属于瘀血引起的崩漏。从病理上看，由于异位内膜嵌在子宫肌层或子宫壁外，在月经期增生、分泌、出血，促使子宫为了排除这些异物而反射性收缩，但异位内膜排出无路，于是阴道出血增加。异位的内膜长在卵巢，形成囊肿，影响了卵巢功能，也可使月经过多。此外，异位内膜在盆腔内还可使血液循环淤滞、局部充血而导致月经过多。瘀血引起的崩漏在中医文献中早有记载。如《千金要方》说：“瘀结占据血室，而致血不归经，遂成崩漏。”月经过多通常治以止血为主，而内膜异位症崩漏，如单纯用止血法则效果不显著，因为内膜脱落所出之血即中医所谓“离经之血”，瘀血在内，新血不得归经，所以崩漏不止。治疗必须以活血化瘀为主，佐以止血固摄，消瘀血与固经血并用。常用的方药是炒当归9克，生蒲黄（包煎）30克，怀牛膝9克，制香附9克，党参12克，花蕊石15克，血竭3克，震灵丹（包煎）12克，三七粉3克（分2次吞服）。凡每次经血较多，经期拖延较长的子宫内膜异位症患者，可在经前3～5天开始服此方7～10剂，有利于子宫收缩，减少经血量。

（3）用化瘀散结法消膜：子宫内膜移位至子宫腔以外的组织或器官，月经期不能从阴道排出体外，就成了潜伏扰乱的病根了。只有设法消散异位的子宫内膜，才能彻底清除隐患。所以，中医主张月经干净后仍服用活血化瘀、消膜散结的中药，使移居异地的子宫内膜渐渐吸收。常用的方药是乌金丸，其成分为：木香、延胡索、当归、香附、益母草、莪术。也可用血府逐瘀丸，其成分为：红花、桃仁、当归、熟地黄、牛膝、赤芍等。两种丸药任选一种，每日9克，于月经干净后第七天开始服，直至月经将临前5天为止，然后续服化瘀止痛或化瘀止血的煎药，一般以3个月为1个疗程，观察疗效。

此外，对子宫内膜异位症引起的不孕，还可在内服中药的同时配以外治法。用三棱、莪术各15克，生蒲黄、五灵脂各12克，桃仁9克，七厘散（后入）3克，煎成100毫升保留灌肠液，灌肠后俯卧1小时，每日1次，于月经干净后连用10天。也可将复方丹参注射液6毫升在阴道侧穹隆（3点、9点）处注入，于月经干净后，隔日1次，每月做5次。

研究表明，这些活血化瘀为主的方药能促进异位内膜病灶周围的血液循环，抑制内膜的异常增生、分泌和出血，吸收消散异位的内膜，修复因组织纤维化而引起的瘢痕，从而有利于精子的输送和受精卵的着床，因此有利于受孕。

13. 中医如何治疗不排卵引起的不孕

女性婚后自然生育必须具备的首要条件是卵巢能排卵，这就像要孵小鸡先得有鸡蛋一样。在女性不孕症中，无排卵是个常见因素，约占20%，而引起排卵障碍的病因不下四五十种。譬如，妇女情绪过于紧张、焦虑、忧郁，这些精神波动和刺激会影响促性腺激素的分泌，进而影响卵泡发育的进程，使卵子不能成熟，如果下丘脑、垂体、卵巢的功能失调，或卵巢本身的疾病，也可以影响卵子的发育和排出。因此。从人脑皮质到下丘脑，再到垂体和卵巢，其中任何一个环节发生问题，都可以造成排卵障碍。

不排卵的女性会有以下一些表现：①月经紊乱。引起月经紊乱的原因错综复杂，由促性腺激素调节紊乱而引起的月经紊乱，还可导致不排卵。②体温曲线不规则。不排卵妇女的体温曲线呈单相，或者是杂乱无章的曲线。③血和尿中查不到黄体酮或黄体酮的代谢产物，医生要病人在下一次月经来潮的前几天做血或尿内的孕激素测定，据此结果可以作出判断。④诊断性刮宫。在月经的前期做诊断性刮宫，刮宫获得的子宫内膜在显微镜下可以显示出性激素的变化，并以此判断有无排卵。

中医关于肾主生殖的理论中，认为肾代表了脑、冲任、天癸、胞宫间功能的控制和调节，这与现代医学中的中枢神经系统通过下丘脑和垂体、卵巢间的生殖功能调节有相应之处。无排卵导致不孕症的主要机制是肾虚，因此用补肾法促排卵在临床有显著疗效。常用方药：熟地黄12克，何首乌9克，菟丝子9克，肉苁蓉9克，鹿角胶9克，龟版15克，紫河车（吞）3克、山药15克，五味子9克，茯苓12克，枸杞子12克。阴虚者，加女贞子12克，墨旱莲12克；阳虚甚者，加仙茅12克，淫羊藿12克。一般在经后连续服7～10天，每日1剂，以3个月为1个疗程。

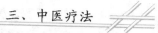

如情志郁结，肝气不畅而出现月经不调、排卵障碍者，可先用疏肝解郁，理气调经法，方药：醋炒柴胡 9 克，白芍 15 克，郁金 9 克，当归 10 克，制香附10克，广木香10克，八月札12克，青皮、陈皮各9克，佛手片6克，莪术10克，红花6克。每日1剂，服至月经干净后，再服上述补肾方药。

如无排卵而闭经者，可用活血补肾方药：柴胡10克，赤芍、白芍各10克，泽兰10克，益母草10克，刘寄奴10克，生蒲黄9克，罗勒12克，鸡血藤15克，女贞子15克，覆盆子15克，菟丝子10克，枸杞子10克，肉苁蓉10克，仙茅10克，淫羊藿10克。每日1剂，连服7天，停5天，为一个周期；如月经仍未来潮，再连续一个周期，如此重复，直至行经。

实验表明，补肾药可促进下丘脑促性腺激素释放激素的调节分泌，提高垂体的反应性和卵巢内激素受体水平，调节卵巢的卵泡发育和促使排卵，从而使排卵障碍的妇女重获妊娠希望。

14. 中医如何治疗多囊卵巢引起的不孕

在妇女小腹部左右两侧输卵管和子宫之间的下方有一对卵巢。卵巢是椭圆形的，约有4厘米长、3厘米宽、1厘米厚。但是，有的妇女卵巢特别大，质地较硬，里面含澄清液体，这就称为“多囊性卵巢”。

多囊卵巢是一种女性内分泌失调疾病，起病的主要原因有二：一是患者体内的雄激素水平增高；二是患者下丘脑-垂体分泌促性腺激素比例失调，以致促黄体生成素的分泌增多，促卵泡素反而减少。结果使卵巢合成雌激素发生异常，妨碍卵泡的发育成熟，卵泡积蓄成泡囊，因此形成多囊卵巢；由于卵巢中的卵泡发育不良，不能排卵，所以不孕。国外有报道，多囊卵巢病人中患不孕症的占74%左右。多囊卵巢导致不孕，同时伴有一系列其他症状，医学上称为“多囊卵巢综合征”。这种病的发病年龄多在20～40岁，常见症状是：①月经不调。患者在11～14岁左右可出现月经初潮，但以后月经期就逐渐延长，经常闭经。有的患者可能出现月经量增加或长期少量的子宫出血，这是排卵障碍的表现。②多毛。眉毛长得较浓密，上唇、两臂、腹中线、下肢、外阴及肛门周围的毛略多，有的在乳晕周围也可发现数根长毛，阴毛男性化分布。多毛是雄性激素分泌过多的表现。③肥胖。约40%的患者有中等程度均匀的肥胖，多数仍保持女性体形，可有痤疮及阴蒂肥大，性欲增强。极少数患者体形男性化，声音粗沉，乳房发育不良。由于肥胖，糖尿病、高血压的发病率也增加。对不典型的病例，可借助气腹造型、超声波检查、腹腔镜检查和后穹隆镜检查。后两种检查可以直接观察卵巢的外形、大小、颜色及皮质变化，同时还能取活体组织检查。

中医学认为，多囊卵巢引起不孕的机制是肾虚痰湿遏阻胞络，临床可分成3种证型。

(1)痰湿型：表现为体型丰满、肥胖、多毛、阴道涂片显示有一定的雌激素水平，脉细或缓，舌淡红，治疗以化痰软坚药为主，佐以补肾之品。方药：夏枯草12克，昆布12克，穿山甲12克，皂角刺12克，冰球子12克，浙贝母10克，胆南星6克，赤芍9克，菟丝子12克，淫羊藿12克。

(2)肾虚痰湿型：症见腰酸、头昏、乏力、怕冷或大便溏薄，基础体温偏低，雌激素水平较低，脉细，舌淡胖，治疗以补肾药与化痰软坚药并用。方药：熟地黄10克，菟丝子12克，覆盆子12克，淫羊藿12克，仙茅10克，夏枯草12克，穿山甲12克，皂角刺12克，浙贝母12克，昆布12克。怕冷明显者，加制附子9克，肉桂3克；大便溏薄者，加山药12克，胡芦巴12克。

(3)肾虚型：体型不丰满，症状较上两型更明显，腰酸乏力比较突出，雌激素水平低落，脉细，舌淡，治疗以补肾药为主，佐以化痰软坚之品。方药：熟地黄12克，鹿角霜12克，菟丝子12克，覆盆子12克，胡芦巴12克，淫羊藿12克，制附子9克，肉桂3克，象贝母9克，穿山甲12克。

以上中药在经后开始服用，直至基础体温上升。如果月经第17天体温不升者，则加用针刺三阴交、关元、子宫等穴位，每日1次，留针30分钟，连续3天，以促进排卵。此法对雌激素水平中等者有一定效果。对雌激素水平较低的患者，可于月经第六天起加服已烯雌酚0.125～0.25毫克，每晚1次，连服20天。对治疗3个月左右仍无排卵现象者，自月经第五天起加用氯米芬，每日50毫克，共服5天；在月经第17天肌内注射人绒毛膜促性腺激素，每日1 000单位，共5天。

研究表明，中医的补肾化痰方药能调节恢复下丘脑-垂体-卵巢的功能，升高雌激素的水平，促使多囊卵巢排卵，从而获得受精妊娠的条件。

15. 中医如何治疗输卵管阻塞引起的不孕

输卵管是输送卵子的通道，也是精子和卵子相遇受精的场所。牛郎织女鹊桥相会，输卵管好比是精子、卵子相会的“鹊桥”，在排卵期，女方的卵子和男方的精子在这里“幽会”。一旦受精成功，孕卵就沿着输卵管的通道移到子宫内着床，孕育新的生命。如果输卵管因为某些原因阻塞不通，那么卵子和精子每月1次的“鹊桥相会”也成泡影，精子和卵子隔“岸”相望，于是这一对夫妻也就因此未能生育。在患有不孕症的妇女中，输卵管阻塞病例约占20%以上。鹊桥相会何以受阻，常见的原因：①输卵管子宫内膜异位。子宫内膜移居在细狭的输卵管内，引起输卵管管壁结节状肥厚，堵塞了输卵管通道。②输卵管炎。化脓性输卵管炎或结核性输卵管炎都可形成输卵管积水、积脓，继而输卵管壁肥厚、僵硬，并长出肉芽肿或小结节，往往与附近器官和组织紧密粘连，致使输卵管管腔闭塞。③输卵管功能障碍。由于输卵管肌肉蠕动失调、张力过低，或输卵管肌肉痉挛性收缩等因素，妨碍了成熟卵子的排出和孕卵的输送。

中医用活血化瘀、软坚散结的方法治疗输卵管阻塞不孕，有一定的疗效，并有传统的理论根据。如《石室秘录》上说："任督之间，倘有症瘕之证，则精不能施，因外有所障也。"说明中医早就认识到生殖系统管道可发生病理性阻塞，以致引起受精障碍。《千金方衍义》记载，女子婚后多年不育，大多是受精孕胎的器官有气血阻闭，一定要用大剂量峻破瘀血的药物才能有效。书中还列出一治疗30年不孕的"朴硝荡胞汤"，处方有桃仁、朴硝、大黄、牛膝、水蛭、虻虫等破血药。

根据现代临床用药经验，治疗输卵管闭塞不孕，有两套用药方案可供辨证选择。

第一套方案

(1)口服方：皂角刺10克，蒲公英30克，柴胡10克，白芍10克，王不留行12克，穿破石15克，穿山甲10克，红花10克，当归12克，山药10克，青皮、陈皮各10克，香附10克，路路通6克。每日1剂，每周5剂，8周为1个疗程。

(2)灌肠方：皂角刺15克，蒲公英30克，川厚朴10克，生大黄10克，金银花藤30克。每晚1剂，50～100毫升保留灌肠，经期停用。

(3)药包外敷方：皂角刺15克，蒲公英30克，路路通15克，威灵仙20克，乳香20克，没药20克，红花15克，透骨草15克，赤芍15克。用纱布包后隔水蒸40分钟，敷下腹部，每次敷30分钟。可重复使用2～3次，疗程不限。

第二套方案

(1)卵泡期用药:经期开始服用通管汤:当归 9 克,熟地黄 9 克,赤芍 10 克,白芍 10 克,川芎 10 克,桃仁 12 克,薏苡仁 12 克,红花 10 克,海螵蛸 20 克,生茜草 9 克,制香附 12 克,路路通 15 克,石菖蒲 9 克,皂角刺 10 克,败酱草 15 克,红藤 15 克。临床还可辨证加减。每日 1 剂,排卵期前停服。如服药后经量明显增多或淋漓不尽,可等月经干净后再服。

(2)排卵黄体期用药:病人在排卵期开始服药:熟地黄 10 克,当归 10 克,白芍 10 克,川芎 10 克,桃仁 12 克,红花 10 克,菟丝子 15 克,淫羊藿 10 克,肉苁蓉 10 克,鹿角霜 10 克,制香附 12 克,败酱草 15 克。每日 1 剂,服至行经。服药后,如肾虚证或黄体功能仍无改善,可暂停汤剂,于排卵期服乌鸡白凤丸或河车大造丸,每日早晚各 1 丸,连续服 1～2 个月经周期。

16. 中医如何治疗免疫性不孕

(1)肾阴虚型:月经先期,量少,色红无血块,或月经尚正常,但腰腿酸软,头昏眼花,失眠,性情急躁,口干,五心烦热,午后潮热,舌质偏红,苔少,脉细数。方药:当归 10 克,熟地黄 10 克,赤芍 15 克,菟丝子 20 克,女贞子 20 克,甘草 5 克,丹参 15 克,枸杞子 15 克,云茯苓 15 克,覆盆子 15 克,怀山药 15 克。水煎服,每日 1 剂。

(2)肾阳虚型:月经后期,量少色淡,或月经稀发,闭经,面色晦暗,腰酸腿软,性欲淡漠,小便清长,大便不实,舌淡苔白,脉沉细或沉迟。方药:党参 15 克,川芎 10 克,淫羊藿 15 克,覆盆子 15 克,甘草 10 克,菟丝子 20 克,枸杞子 10 克,白术 15 克,当归 10 克,赤芍 15 克,丹参 15 克,女贞子 15 克。水煎服,每日 1 剂。

(3)湿热型:口干,口苦或口酸,月经鲜红,带下量多,色黄或黄白,质黏腻,纳食较差,倦怠乏力,喜睡眠,小便黄少,舌红,苔黄腻或厚，脉濡略数。方药：黄芩15克，黄连5克，茵陈30克，丹参15克，赤芍15克，黄柏10克，党参10克，枸杞子10克，淮山药15克，牡丹皮10克，猪苓15克。水煎服，每日1剂。

以上各型患者均2个月为1个疗程。

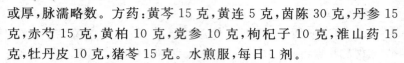

17. 中医如何治疗盆腔炎引起的不孕

中医用清热解毒药物与活血化瘀药物配伍治疗慢性盆腔炎引起的不孕，可有明显效果。方药：当归20克，赤芍12克，丹参15克，延胡索15克，三棱10克，制香附10克，乌药10克，红藤30克，败酱草30克，甘草6克。每日1剂，煎水200～250毫升，分2～3次服。月经干净后开始服药（子宫内膜炎患者月经期也可服药），12天为1个疗程。

在内服汤药的同时，还可配合中药保留灌肠，方药：紫花地丁、蒲公英各50克，败酱草、白花蛇舌草各30克，苦参15克。上药煎煮成100毫升后加防腐剂备用。每次取50毫升，加开水稀释到100毫升，药温在38℃左右。保留灌肠时肛管须插入15厘米左右，速度宜慢。每日1次，12次为1个疗程。

中药药理研究表明，活血化瘀药物能改善微循环，促进受损器官和组织的修复和再生，分解粘连，使盆腔内的炎症吸收和消除；清热解毒药物对多种病菌有杀灭和抑制作用，可调节机体的免疫功能，协同活血化瘀药物，能增强消除盆腔内炎症和疏通闭塞的药效，恢复排卵和受精功能，从而有利于受孕。

18. 中医对男性不育的治疗有什么难点

男性不育是多发、难治性疾病。总体上看，目前临床治愈率不高，治疗难度较大。主要难点如下。

(1)由于男性不育症的病因十分复杂,部分病因还未完全弄清楚,针对目前的具体病因治疗,其效果各异,总的看来效果不甚满意。对精子少、活动能力低下、精子畸形、精液量少者,用中医药治疗,部分病人可治愈而达到生育,而部分病人精液只得到改善,仍不能生育。对此类患者,不能急于求成,应在辨证施治的基础上,守法守方,假以时日,并定期复查精液质量。因为精子的生成周期较长,达90天以上,即使治疗有效,亦须数月方显其功。

(2)精索静脉曲张所致不育者,部分病人经治疗后可达到生育,但曲张程度达Ⅱ°以上,且病程较长,睾丸已发生较严重损害者,单纯中医治疗难达生育目的。对此类患者,可在手术的基础上继续进行辨证施治,中西医结合效果较好。

(3)特发性男性不育症是最富挑战性的难题之一,中医治疗有苗头,但未能被证实在临床上应用有确切的疗效。对特发性少精证,可在辨证的基础上,试用益肾、填精、活血、清热解毒之法,有时可取得满意疗效。

(4)对生殖系有解脲支原体感染所致不育,因中西医均缺乏有效疗法,被认为是治疗的难点之一。虽然大多数患者没有临床症状,但它属湿热之邪内扰精室,破坏精液内环境,影响精子的生成、成熟及存活,导致精子密度下降,精子活动率、活动力降低及畸形率上升等异常改变。针对该病的病因病机,可先用清热、利湿、解毒之法,药如百部、白花蛇舌草、虎杖、益母草等,有杀灭解脲支原体的作用。几年来的临床验证证实其在治疗精液解脲支原体感染的同时改善了精液质量。

(5)免疫性不育亦是治疗的难点之一。目前的治疗效果都还不很理想,大剂量激素冲击疗法疗效有限,而且不良反应大。中药治疗本症表现出可喜的苗头。对此类患者,可在辨证的前提下,参用健脾固表法,方用玉屏风散加味(黄芪、白术、防风、生石膏、黄柏等),改善病人的过敏体质。经过一段时间的治疗,可使抗精子抗体转阴。

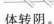

(6)无精子症属男性不育症中的疑难重症，短期内难以获愈。其中，先天性输精管缺如，睾丸生精功能障碍等为不可逆的无精子症，治疗几乎无望。如是阻塞性无精子症，有些可治，有些则难治，但近年随着男性外科特别是显微外科的发展，又增加了治疗手段。另外，中医可拟以清热利湿，化瘀补肾的方法治疗。

(7)先天性睾丸发育不全综合征系由染色体异常引起，以睾丸曲细精管发育不良，以及间质细胞功能减退为主的综合征，目前尚未见到此病治疗成功的报道。可以用五子衍宗丸、六味地黄丸试验性治疗。

(8)前列腺炎导致男性不育的治疗，临证用药时应根据炎性不育的轻重缓急选用先清后补之法或攻补兼施之法，对炎症重者先用清热利湿药 1 个月左右，然后配合活血通精或补肾生精的药物，对炎症较轻的虚实夹杂证则可兼用清热利湿、活血通络、补肾生精之药，二者孰轻孰重当视其证情而定。治疗中也发现，不少患者经用清热利湿药物治愈了炎症，未用补肾生精药物精液即恢复正常，且使其妻孕育。炎性不育的肾虚以气阴两虚较为多见，肾阳虚型极少见，因而对炎性不育应慎用温肾壮阳药，以防其燥烈伤精。另外，应注意调畅情志配合治疗以助康复。

(9)精液不液化和前列腺有关，特别是与前列腺炎有关，故治疗当以清热、利湿、通络、养阴为法。药用黄柏、虎杖、萆薢、薏苡仁、茯苓等，在用药同时，还需针对精液不液化病症加入溶酶之物，如麦芽、山楂等，尤其是助脾胃化生之品，可以调节全身酶的活性，有利于精液液化物质补充及功能的恢复。

(10)男性不育与性功能障碍的治疗，是在明确辨证的原则下，定出相应的治疗法则后选方用药。治疗着重整体调治，以内治为主，适当配以针灸和外治等方法，以祛除病邪，调整和恢复全身和局部功能。

19. 男子不育症如何辨证论治

根据中医辨证论治的经验，男子不育症大致可分以下一些证型和治疗法则。

(1)肾阳虚型：可见精子活力和数量下降、精液不液化、不射精、阳痿、早泄等。症状有腰膝酸软，精神萎靡，动则气短，四肢不温，阴部湿冷，小便频数或淋漓不尽，舌质淡胖，苔薄白而润，脉沉细无力，尺脉弱。治以温肾壮阳，生精益元。中成药选用右归丸、龟龄集、参茸鞭丸等。常用药为淫羊藿、肉桂、附子、熟地黄、巴戟天、肉苁蓉、枸杞子、鹿角胶、炒蜂房、黄芪、补骨脂、菟丝子、仙茅、狗脊、淮山药、山茱萸、川续断、河车粉等。精不射远者，重用参芪；精液稀薄者，加何首乌、黄精、鱼鳔胶；不排精者，加虎杖、炮穿山甲；精液不液化者，用生晒参、桂枝、细辛、蛇床子、小茴香、皂荚子、红花、路路通、淫羊藿、肉苁蓉、蜂房，有一定效果。

(2)肾阴虚型：可见精子数量少，遗精，早泄等。症状有腰膝酸软无力，耳鸣，健忘，失眠，口干咽燥，舌红少苔，脉细数。治以滋养肾阴，育精生精。中成药选用左归丸、知柏地黄丸、二至丸、五子衍宗丸等。常用中药为熟地黄、山茱萸、枸杞子、何首乌、桑葚、桑寄生、女贞子、菟丝子、当归、黄芪、墨旱莲、知母、黄柏等，可获良效。

(3)湿热下注型：可见精子计数少，死亡精子比例高，阳强不射精，阳痿，梦遗，精液不液化等。症状有同房后睾丸及耻骨附近憋胀不适，口干口苦，喜凉饮，尿短赤有灼热感，舌红苔黄腻，脉弦滑数。治以清利湿热为主。中成药选用知柏地黄丸、三妙丸。常用中药为苦参、黄柏、龙胆草、萆薢、蛇床子、车前子、泽泻、茯苓、牛膝、牡丹皮、栀子、白花蛇舌草等。

(4)瘀血阻滞型：可见阳强不射精，精索静脉曲张，前列腺炎和精囊炎导致死精症，症状因其性质不同而异。寒滞血瘀可见小腹睾丸发凉，有时抽痛，遇寒凉则痛甚，小便浑浊，舌质淡，苔薄白而润，脉沉弦。湿热瘀阻型则见腰膝酸软，精神萎靡，小便黄赤、频数，甚则涩痛，睾丸或会阴部坠痛，苔白或黄，脉弦滑。外伤血瘀或肝郁气滞血瘀除出现与本病相应的症状外，有时可见舌质黯红、脉涩。治疗以祛瘀活血为主。常用方药为丹参、赤芍、桃仁、红花、三棱、莪术、归尾等。精少者，加淫羊藿、肉苁蓉、川续断、熟地黄；前列腺炎和精囊炎者，加金银花、蒲公英、知母、黄柏；阴囊处有青筋暴露，甚则如蚯蚓状者，加地鳖虫、生牡蛎；睾丸冷痛者，加橘核、小茴香、荔枝核、鹿角霜；小便涩痛者，加木通；气郁者加柴胡；外伤者，加苏木；精液不液化有瘀血症状者，可用巴戟天、仙茅、淫羊藿、生地黄、王不留行、蜈蚣、桂枝、益母草、茜草、红花等。

以上为常见证型，此外尚有气血不足型、痰湿内阻型、肝郁不疏型等。经临床实验表明，促性腺激素和睾酮分泌浓度降低是男性不育的重要病因，缺锌可影响脑垂体功能，造成下丘脑-垂体-性腺轴平衡失调，并使精子的生成发生障碍；前列腺液中的酶成分异常，也能影响精液的液化和精子的正常运动，造成不育。中医的补肾法可调节下丘脑-垂体-睾丸轴功能，且对性腺有较为专一的作用，有促进雄激素和精子增生及增强性功能等功效；补肾药大都含有较为丰富的锌，也有益于精子的生成和提高质量。中医的清热化湿和活血化瘀药物能抑制生殖腺囊的炎症，调整前列腺的酶分泌量和液化功能，对改善曲细精管及间质细胞的损害也有一定效果，因此对治疗男性不育症有显著的临床意义。

20. 治疗男性不育症的中成药有哪些

(1)肾宝：每次 20 毫升，每日 2 次，淡盐水送服。具有调和阴阳、温阳补肾、扶正固本的功效。

(2)五子补肾丸(原名五子衍宗丸，也叫五子丸)：由菟丝子、枸杞子、覆盆子、五味子、车前子制成。具有补肾、壮阳、固精的功效。适用于肾阳不足引起的滑精、早泄及阳痿；对于精少稀薄的某些男子不育症，也可酌用本品。每次9克，每日服2次。

(3)参茸片：本品由人参、鹿茸制成。具有补气、壮阳的功效。主治阳痿，腰膝酸软，怕冷肢凉，神倦无力等症。每次3～5片，每日服2次。

(4)补肾强身片：本品由淫羊藿、菟丝子、金樱子、女贞子、狗脊制成。具有补肾、壮阳、固精的功效。适用于肾阳虚引起的阳痿，滑精，畏冷，腰酸腿软等症。每次5片，每日服2～3次。

(5)大菟丝子丸：本品由菟丝子、鹿茸、肉桂、附子、泽泻、石龙芮、熟地黄、肉苁蓉、巴戟天、山茱萸、杜仲、川续断、补骨脂、怀牛膝、荜澄茄、茯苓、防风、川石斛、沉香、小茴香、川芎、五味子、桑螵蛸、覆盆子制成。具有补肾壮阳的功效。主治阳痿，滑精，畏冷，腰膝酸软，行走无力，小便频数等症。每次6～9克，每日服2次。

(6)龟龄集：由鹿茸、人参、海马、石燕、附子、生地黄、穿山甲、青盐、肉苁蓉、熟地黄、天冬、川牛膝、地骨皮、砂仁、补骨脂、锁阳、菟丝子、枸杞子、急性子、公丁香、杜仲、蜻蜓、淫羊藿、细辛、甘草、蚕蛾、硫黄、家雀脑、朱砂制成。具有补肾壮阳、补益气血的功效。适用于阳虚气弱引起的阳痿，滑精，筋骨无力，行步艰难等症。

(7)其他：如水陆二仙丹、男宝等均可选用。

21. 五子衍宗丸是治疗男性不育症的重要方剂吗

五子衍宗丸(五子补肾丸)起源于唐朝，据考证，最早记载于道教的《悬解录》一书，书中有张果献给唐玄宗的五子守仙方，即是五子衍宗丸的原貌。五子衍宗丸全方由枸杞子、菟丝子、覆盆子、五味子、车前子5种中药组成。枸杞子、菟丝子可生精补肾，覆盆子、五味子可润精生血，加车前子可利尿固肾。全方有补肾填精、疏利肾气、种嗣衍宗之功，对男性不育症有较好的疗效，被誉为“古今种子第一方”。

近年来，医学专家对此方进行了研究发现，它能治疗肾虚不育、阳痿早衰、精寒无子、遗精滑泄、小便余沥等多种病症，常与六味地黄丸、补中益气汤等联合应用。现代医学研究发现，五子衍宗丸有保护睾丸生精功能，调节下丘脑-垂体-性腺轴功能，抗衰老、降血糖、抗氧自由基、增强免疫力等多种功能。五子衍宗丸确为治疗男性不育症的首选重要方剂。

22. 中医如何治疗少精子症引起的男性不育

正常健康男子性生活时的射精量为 2～6 毫升，如每次射出的精液量低于 1 毫升，是属于精液量过少。据统计，在 100 个不育症男子中，大约有 2 人是由于精液量过少引起的。精液减少的主要原因有：

(1)睾丸功能有问题或身体内分泌功能紊乱，造成附睾、精囊、前列腺等性器官发育不良。

(2)精囊和前列腺有病变造成精浆产量不够。

(3)尿道有疾患，如尿道狭窄、尿道憩室等，使射精时精液不能完全排出。

应当说明的是，精液量不足并非都是患病引起的，如果性生活过于频繁，也会造成精液量不足。可以做一个简单的试验，完全停止性生活 5～7 天，如果精液量骤增，可证明以前的精液量不足是由性交过于频繁引起，如精液量仍少，则为疾病引起。

所谓少精症是指精液量正常而精子数缺乏，少精症是男子不育最常见的情况之一。正常男子的精子密度为 6 000 万～1.5 亿/

毫升精液，凡低于6 000万/毫升可称为少精子症。少精症还常常伴有精子存活率低及活动力差。因此，少精症常常影响生育能力，不过也有一些男子虽然精子密度低于6 000万/毫升，但因精液质量尚好，故仍能生育。如果精子密度低于2 000万/毫升，是严重少精子症，极少会有生育能力。造成少精症的原因很多，一般有如下原因。

(1)睾丸问题：如隐睾症未及时治疗，造精功能丧失；或幼时患过腮腺炎，腮腺病毒破坏了精细胞分裂功能。

(2)染色体异常：染色体畸变特别是性染色体畸变，对精子密度、活动率、前向运动率及形态均有严重影响。

(3)生殖道感染：前列腺炎及精囊炎可以影响精液中的各种化验指标，慢性感染还可造成附睾管或射精管的部分阻塞而使精子数减少。

(4)自身免疫：自身免疫影响精子的发生使生殖细胞脱落；睾丸网及附睾的自身免疫过程可造成精子输出的阻断。

(5)内分泌异常：由于脑垂体释放的促性腺激素减少而引起的性腺功能低下、糖尿病、甲状腺功能减退等都可造成少精症。

(6)外源性因素的影响：化学毒性制剂、重金属、药物、阴囊过热、放射线等都可引起少精症。

(7)禁欲：禁欲虽可增加精液量及精子密度，但活动力则减退，禁欲天数太长(大于7天)，精液质量反而降低。

精液和精子过少，中医称为“精稀”“精少”“精冷”。《金匮要略》中记载：“男子脉浮弱而涩，为无子，精气清冷。”导致精少不育的原因有：先天禀赋不足，后天营养缺乏，或过早结婚，房事纵欲不节等，致使肾精不足，精子减少而不育。

此类患者大多能进行正常性生活，但常感到神疲力乏、腰膝酸软、阴囊湿冷、阴茎头凉、精量少、精液稀薄或有性欲淡漠等症状。

少精症的治法，应以补肾生精为主。有报道用中药“助育汤”

治疗男性精子减少不育症22例，绝大部分患者症状明显好转，在半年内有21例男性恢复生育能力，使妻子怀孕。助育汤的组成方药：熟地黄15克，炒山药15克，枸杞子15克，楮实子15克，菟丝子15克，山茱萸10克，淫羊藿12克，牡丹皮10克，茯苓10克，泽泻12克。水煎服，每日1剂，2个月为1个疗程。精子数量减少者，多责之于肾精不足，可选加肉苁蓉、蒸何首乌、覆盆子等；精液清稀者，多属于肾气不足，可选加党参、韭菜子、肉桂、附子等。如伴有头晕、耳鸣、腰酸、滑精等全身症状者，多为肾阴不足，相火旺盛，可选加黄柏、龙骨、牡蛎、芡实等；如伴有畏寒肢冷、腰酸、阳痿等全身症状者，多为肾阳不足，命门火衰，可选加肉桂、附子、阳起石、韭菜子、鹿茸、羊睾丸、鱼鳔等。

23. 中医如何治疗精索静脉曲张引起的男性不育

精索静脉曲张是阴囊内的精索静脉发生了扩张、伸长和迂回曲折现象，好像一团蚯蚓。它是青年男性常见的疾病。一般认为，精索静脉曲张与代谢旺盛、精索静脉瓣膜先天性缺陷或功能不全、睾丸血液需求量增加及性器官频繁充血等因素有关。精索静脉曲张常见的症状有阴囊胀大、胀痛并有睾丸下坠不适感。疼痛为坠痛性，有时会向阴部及两侧下腹部放射。走路或站立时可使症状加重，平卧休息后症状减轻，严重时可能引起神经衰弱症状。国外有资料统计1 000例不育男子的病因时发现，因精索静脉曲张所致不育高达39%。因为精索静脉曲张造成血流不畅，血液滞留使局部温度升高，降低了睾丸氧及营养的供应，再加上左侧精索内静脉血逆流，将肾上腺素和肾的毒性代谢产物，如儿茶酚胺及五羟色胺等带入睾丸，因而抑制了精子发生。

精索静脉曲张属中医学“筋瘤”范畴，病因病机多为先天禀赋不足,肝肾两亏,瘀血积聚脉络,以致血行不畅,旧血不去,新血难生,睾丸失去营养,致生精不足,故不能生育。清代医家王清任认为,“青筋暴露,非筋也,现于皮肤者血管也,血管青者,内有瘀血也”。故治疗当以活血化瘀为主,参以补肾生精。方药:丹参 12 克,淮牛膝 15 克,当归 9 克,蜂房 9 克,路路通 9 克,王不留行 9 克,桃仁 9 克,橘核 9 克,小茴香 6 克,荔枝核 9 克,鹿角霜 9 克,熟地黄 9 克,肉苁蓉 9 克,并可随症加减。每日 1 剂,煎服 2 次,以 3 个月为 1 个疗程。

24. 中医如何治疗生殖道感染引起的男性不育

在男性不育症患者做精液常规检查时,往往发现大量的白细胞和脓细胞,有的医生称之为“脓精症”。按理说,精液是洁净精清之物,这些脓性分泌物又从何而来呢?一般来说,脓精的出现主要与生殖泌尿系统的感染有关。

(1)附睾炎:附睾炎是阴囊内器官中最常见的炎症,多见于青壮年。细菌通常先躲藏在尿液、前列腺或精囊内,然后经输精管逆行至附睾部。急性发作时表现为患侧睾丸上方的附睾疼痛,并且出现发热、畏寒、患侧附睾明显肿大与压痛。慢性发病者表现为患侧附睾经常性隐痛,附睾摸上去有些肿胀与增硬感觉,压痛程度较轻。由此可见,如果精液中发现脓细胞,而睾丸上方旁边出现胀痛,又摸到小硬块,就要想到附睾炎。

(2)睾丸炎:由于睾丸有丰富的血液和淋巴系统,增强了对感染的抵抗力,所以单纯睾丸炎症很少见。一旦发现睾丸炎,多数是经输精管和附睾逆行感染,个别由远处病灶经血液、淋巴或直接移行感染。通常直接致病的细菌为大肠埃希菌、链球菌、假单孢菌属等,急性睾丸炎发作时阴囊区疼痛、发热,恶心、呕吐,阴囊区红肿和睾丸肿大触痛，睾丸内出血和坏死，曲细精管易受损伤。此外，多种全身性疾病可并发睾丸炎，如白喉、流感、斑疹伤寒、梅毒、结核及血丝虫等。成人腮腺炎患者约有20%可并发睾丸炎。

(3)前列腺炎：急性前列腺炎的病理改变主要在前列腺、精囊腺，然而也可蔓延到后尿道、膀胱颈部甚至整个泌尿道，使之发生炎性改变，因此这种病可出现膀胱刺激症状，表现有尿频、尿急、尿后疼痛和排尿困难，严重者可发生急性尿潴留。尿的化验检查可发现混浊、脓尿或小便终末时血尿。肛门指检有前列腺肿大、压痛，精液化验可发现白细胞和脓球。

男性生殖道感染时，附属性腺分泌功能障碍者达60%～80%，其中前列腺特征性产物锌、柠檬酸、酸性磷酸酶及镁都可降低或发生异常变化，从而影响精子的生成和功能，引起不育。

对生殖道感染，中医常认为是湿热内蕴，下注精窍引起，常出现小便黄赤、淋漓不尽，会阴部胀滞不舒，口苦干，苔黄腻，舌略红，排出精液黄稠。治疗应以清理湿热，疏通精窍为主。方用苦参汤加味：苦参10克，黄柏10克，栀子10克，金银花12克，白花蛇舌草12克，野菊花9克，生薏苡仁12克，泽泻10克，瞿麦10克，生地黄10克，土牛膝15克。每日1剂，煎服2次，连服15天为1个疗程，再复查精液。如脓细胞较多者，可加蒲公英30克，龙胆草9克；如脓精持续时间较长，兼有腰酸头晕乏力等肾虚症状者，可用“苦参汤”加熟地黄9克，何首乌9克，炒川续断9克，去白花蛇舌草，以达到扶正祛邪之效。

生殖道感染还可引起精囊发炎而出现“血精症”，精液中混有红细胞，颜色发红，中医学认为是热灼精道，损伤血络，迫血外渗，可用“苦参汤”去土牛膝，加大蓟、小蓟各15克，藕节炭10克，白茅根15克。有助于消除精囊炎症引起的血精，恢复精子的受精能力。

25. 中医如何治疗精液不液化引起的男性不育

男子在射精时射出的精液初呈液体状态，但稍后就立即凝固成胶冻状，经过15～20分钟又开始液化。凡男子精液排出体外，超过半小时以上精液仍凝固成稠厚的胶冻状，称为精液不液化。不液化的精液在显微镜下可以看到精子被凝集成团。有资料分析统计，精液不液化引起的不育占男性不育症的5%～9%。

据有关专家研究，90%的精液不液化者多有前列腺炎。前列腺病可致纤溶酶减少或缺乏，导致精液不液化。这样，精子就被禁锢在胶冻中不能自由活动，无法进入女方的子宫颈管，卵子不能和精子相遇，当然也就不能生育。

中医学认为肾阴不足，相火偏旺，热灼津液而致精液变稠是精液不液化的主要病因。临床可用“液化汤”，其组成方药：知母6克，黄柏3克，生地黄、熟地黄各9克，玄参12克，枸杞子12克，花粉9克，丹参30克，赤芍、白芍各9克，淫羊藿12克，麦冬9克，车前草12克，竹叶9克。每日1剂，煎服2次。曾用此方治疗97例精液不液化患者，治疗时间最短30天，最长150天，平均治疗90天。治疗结果有效88例，无效9例，有效率为90.7%。有效病例中女方妊娠33例，占总例数的34%。

有慢性前列腺炎而致精液不液化者，平时可常服用鹿衔草12克，覆盆子10克，菟丝子10克，五味子6克，肉苁蓉10克，益智仁10克，山茱萸9克，淫羊藿10克，熟地黄10克，地龙10克等药物组成的“前列腺方”。隔日1剂，煎服2次。

26. 中医如何治疗精子畸形引起的男性不育

正常精子可分为头、体、尾3部分，头部正面为卵圆形，侧面为扁平形，尾部长而弯曲，外形如蝌蚪。畸形精子是指头、体、尾的形态变异，或头体混合畸形。头部畸形有巨大头、头部核和胞浆倒转、蘑菇样头、双头；体部畸形有体大而粗、楔形、三角形等；尾部畸形有粗尾、粗短尾、开叉尾及双尾；头体混合畸形有头体增大、核畸形变长及头体混合变长等。

引起精子畸变的原因很多，如先天性睾丸发育不全、附睾结核、腮腺炎并发的睾丸炎等，均可使睾丸的产精质量受到影响。各种原因的慢性中毒、营养不良、精神过度紧张、同房过频也可影响精子的形态。此外，酗酒和长期饮酒精含量较高的烈性酒，可以损害睾丸的生精功能，干扰精子的生长成熟，使精子发生畸变。

中医学认为，肾藏精，气化精。肾阴肾阳失去平衡，气虚无力化生真精，就会引起精子异常，使精子改变面目。同时，肾阴受耗，相火偏炽，也会使精子灼伤而变得奇形怪状。所以，治疗精子异常可根据辨证选择两种方法。

(1)肾阳不足，气不化精：症见头晕耳鸣，腰酸，阳痿、早泄，面色㿠白，怕冷肢清，疲乏短气，性欲低下，或同房时射精无力，精液检查发现畸形精子较多者，可用益气生精，温补肾阳的方法。方药：熟地黄10克，何首乌10克，淫羊藿12克，韭菜子10克，菟丝子15克，肉苁蓉12克，覆盆子12克，阳起石12克，蚕蛾10克，锁阳10克。每日1剂，煎服2次。连服2个月为1个疗程，复检精液中畸形精子的数量。

(2)肾阴受耗，相火偏盛：症起于青年时性欲放纵，斫伤过度，或婚后房事不节，烟酒成瘾，某些慢性感染性疾病日久也能损耗肾阴，相火偏盛，灼伤精子。常见面色晦黑，形体消瘦，腰酸膝软，五心烦热，头晕低热，性欲亢进，排精量少，小便短涩不畅，精液检查发现精子量少，畸形精子较多者，可用滋养肾阴，清泄相火的方法。方药：生地黄 15 克，玄参 10 克，天冬、麦冬各 10 克，黄柏 9 克，知母 9 克，何首乌 10 克，龙骨 12 克，牡蛎 12 克，蛇床子 12 克，苦参 10 克。每日 1 剂，煎服 2 次。连服 2 个月为 1 个疗程，再复检精液。

精子出现奇形怪状而致不孕的患者，在治疗期间宜节制房事，减少烟酒，并保持情绪稳定，心情舒畅，这样可促使精子形态早日恢复正常。

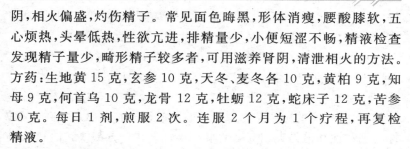

27. 中医如何治疗不射精引起的男性不育

中医对于功能性不射精引起不育早有认识。《诸病源候论·虚劳无子候》指出："泄精，精射不出，但聚于阴头，亦无子。"中医把不射精主要分为肾精亏损和肝郁痰遏两种类型。

(1)肾精亏损，鼓精无力：主要是素体虚弱，肾元不足，或少年斫伤过度，房劳纵欲以致肾精亏损，精液空虚，于是交合时无力鼓精，射精不能。同时经常有眩晕腰酸，神疲乏力，面色少华，性欲低下等症状。治疗方法当用补肾益精为主。方药：熟地黄 15 克，枸杞子 12 克，桑葚 10 克，菟丝子 15 克，山茱萸 15 克，五味子 9 克，淫羊藿 10 克，龟版 10 克，阳起石 10 克，补骨脂 10 克，鹿角粉（吞）3 克，每日 1 剂，煎服 2 次。连服 2 个月为 1 个疗程。

(2)肝郁痰遏，精窍不开：有些患者不射精的原因是对性生活产生恐惧、忧虑、失去信心、夫妻不和睦而致心火亢盛，肝气郁结，痰湿阻遏，精关开启失灵，不得宣泄，所以同房时精液不能排出。同时有性欲亢进或压抑，阳事易举，烦躁易怒，头痛胸闷，夜间遗精等症状。治疗方法以疏泄解郁、通关导精为主。方药:龙胆草6克,栀子10克,牛膝10克,桃仁10克,红花6克,泽泻10克,石菖蒲9克,路路通10克,炒蜂房12克,滑石10克,蛇床子10克,穿山甲10克。每日1剂,煎服2次。连服两个月为1个疗程。

中医学认为,夫妇"阴阳和",才能有子,对于不射精患者促使其射精,夫妇间的协调尤为重要。因为射精时必须出现性高潮,而性高潮和性和谐是夫妇双方的事。年轻人在双方都缺乏性知识和性经验的情况下,也不是一朝一夕就能达到和谐的,这就需要双方配合,多爱抚、鼓励和谅解。如果女方由于丈夫不射精,无法达到性的满足,因而出现埋怨、蔑视和侮辱对方,甚至感情破裂,只会增加大脑皮质对性功能的抑制,于是不射精现象便持久存在。所以,男方不射精,女方要抱着同情、体贴、温柔、宽谅的态度,彼此适应合作,性生活才能过得和谐。同时,在夫妇过性生活时尽量安排一个恬静、宽松、舒畅的环境,使心理放松,就容易愉快地进行全过程而出现射精。

中医很重视夫妇间的"房中术",从临床看,很多不射精的原因主要是性生活的方法错误。性行为是一个很复杂的生理过程,正常男子的性行为是包括性刺激、性欲、阴茎勃起、性交、性高潮时射精和性的满足等几个阶段。阴茎的勃起和射精不受人意志决定,它是一种反射活动,而这种反射活动必须有一定的性刺激。性的刺激可以由生殖器官的摩擦或来自眼、耳、鼻、舌、唇、皮肤的条件刺激而引起,经神经传导到大脑性中枢和脊髓的勃起中枢,后者兴奋后再沿神经传向生殖器,引起阴茎海绵体的充血和勃起。射精中枢在腰骶部的脊髓内达到兴奋比较慢,需在勃起兴奋积累和性冲动达到一定程度后,才能引起射精中枢的兴奋而射精。也就是说,光有阴茎勃起而不持续进行性的刺激,仍然不会射精。临床上常遇到一些由于缺乏性知识而不育的夫妇,不了解正常性生活需阴茎在阴道内做抽送动作,随着生殖器官的摩擦才会发生快感,只有性快感达到一定高峰时，才能激起射精中枢兴奋出现射精。由于他们不懂得性活动的过程，当阴茎勃起插入阴道后，就静止不动，没有继续做阴茎抽插摩擦，也没有刺激一些动情区，当然不可能达到情欲高潮而射精。经医师指导后，使他们掌握正确性交方法，就很快射精成功而受孕。

对于性交方法正确而仍不射精者，宜间隔一段时间再同房，使大脑性中枢得到充分休息，往往能促使射精成功。另外，阴茎勃起后同房时可采取女上位法，或由女方将男方阴囊内睾丸托高，可以促使高潮的到来，而出现射精。还可采用电动按摩器诱发射精，然后过渡到正常性交。

28. 中医如何治疗精子免疫引起的男性不育

免疫学认为，精子是一种抗原物质，当精子在男性生殖道内，这种抗原性并不表现出来；但是当输精管有病变，精液泄漏或渗出到外面组织里，精子就成为机体里的一种“异物”，身体里就会调动免疫系统的功能产生一种对抗本身精子的抗体，将精子杀灭。以后，即使精子在生殖道内出现，这种抗体也会不分敌我，跟踪追击而将生殖道内的精子杀灭。这样，男子当然就不育了，这种情况称为自身免疫性不育。

精子遭遇到抗体后，有三大明显的征象可在显微镜下观察到：一是精子凝集，精子的头对头、头对尾，或大量精子混合凝集成簇；二是精子制动，精子的活动力、运动速度和活动范围被明显限制；三是大量精子已被自身抗体杀死。所以说，男子精子免疫引起的不育，是自身抗体与精子自相残杀的结果。

中医的活血化瘀和清热解毒类中药，具有抑制免疫反应，减少抗精子抗体的生成，从而阻止自身抗体残杀精子的作用。方药：生地黄15克，丹参15克，马鞭草12克，炙鳖甲12克，蚕砂9克，防风9克，鹿衔草15克，白花蛇舌草30克，黄柏9克，地龙10克，土茯苓15克。每日1剂，煎服2次，以1个月为1个疗程，再复检精液，据观察有一定效果。

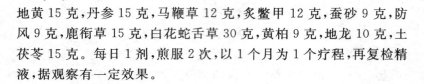

29. 中医如何治疗输精通道阻塞引起的男性不育

男子的附睾、输精管、射精管和尿道，都是输送精子的必经之路，其中任何一段发生阻塞，都能影响精子的运送与排出，就会引起不育。

不少疾病都可能引起输精通道的阻塞，常见的是泌尿生殖系统感染，如前列腺炎、精囊炎和附睾结核引起的继发性输精管阻塞。由前列腺炎、精囊炎引起射精管口水肿、阻塞可产生干性射精，即有射精动作但无精液排出。由泌尿生殖系统感染引起的输精道阻塞，尿道分泌物检查可见白细胞增多，前列腺液中的卵磷脂小体减少。

检查输精通道是否阻塞，一般采用3种方法。首先是仔细的体格检查，了解附睾、输精管或尿道的情况，从质地、活动度、大小、有否压痛等方面判断是不是存在阻塞。第二是尿道镜检查，观察射精管在尿道内的开口是否通畅。第三是做输精管及附睾造影、输精管精囊造影或尿道造影，以明确阻塞的部位。

输精通道阻塞，中医常辨证为寒滞血瘀或湿热瘀阻。由于瘀血遏塞精道，肾精下泄受阻，精子不能射出，所以不育。

(1)寒滞血瘀型：小腹、睾丸发凉，有时抽痛，遇寒冷则疼痛加重，小便混浊，舌质淡，苔薄白而润，脉沉弦。治宜活血化瘀，温经通络，疏达精道。方用温阳化瘀通精汤：丹参15克，炮附片6克，胡芦巴10克，牛膝12克，桂枝6克，桃仁9克，炙乳香、炙没药各6

克，红花6克，鹿角片10克，荔枝核10克，乌药10克，蚕蛾10克，地龙10克。气虚者，加生黄芪12克；肾虚者，加菟丝子30克，枸杞子15克；睾丸冷痛者，加茴香6克，肉桂（后入）3克。每日1剂，煎服2次，以1个月为1个疗程。

（2）湿热瘀阻型：腰膝酸软，精神萎靡，小便黄赤、频数，甚则涩痛，睾丸或会阴部坠痛，舌苔薄白或发黄，脉象弦滑。治宜清化湿热，祛瘀通络，疏达精道。方用清化祛瘀通精汤：金银花12克，蒲公英15克，白花蛇舌草15克，牡丹皮9克，丹参15克，牛膝12克，桃仁9克，红花9克，败酱草12克，木通9克，穿山甲12克，虎杖15克。小腹隐痛不舒者，加山棱10克，制香附10克；睾丸疼痛者，加川楝子10克，荔枝核10克。每日1剂，煎服2次，以1个月为1个疗程。

此外，在服用中药的同时，可配合睾丸按摩的方法，每天临睡前和早起时用两手摩擦两侧睾丸，每次10～15分钟。由于输精通道阻塞的原因比较复杂，中药服用必须长期并有耐心。有部分患者能通过活血化瘀改善微循环的作用使阻塞病变得到修复吸收而致输精通道疏通，于是有机会射精而生育；但还有不少患者服用药物无效，应考虑手术治疗。

30. 中医如何治疗性功能障碍引起的男性不育

男子正常的性功能包括性的兴奋、阴茎勃起、性交、射精和情欲高潮等过程。这些复杂的反射活动以健康的神经系统、内分泌系统和生殖系统为基础。性功能和精神因素引起的不育也很常见，临床的主要表现是性欲的改变、阳痿及早泄。

阳痿在中医的《黄帝内经》中称为“阴萎”。明代名医张景岳曰：“凡男子阳痿不起，多由命门火衰，精气虚冷，或以七情劳倦，损伤生阳之气，多致此证。亦有湿热炽盛，以致宗筋弛纵而萎弱者。”他强调阳痿“火衰者十居八九，而火盛者仅有之耳”。因此，临床上治疗阳痿，大多以补肾壮阳中药为主。有人用祖传的鹿马壮阳丸（鹿茸、海马、人参、熟地黄、丹参、蛇床子、阿胶、当归、茯苓、连翘、甘草）治疗肾阳虚衰的阳痿取得显著疗效。还有人用阳春药（淫羊藿、菟丝子、制何首乌、熟地黄、枸杞子、鹿茸、黄芪、肉苁蓉、阳起石、羊鞭胶、狗肾胶等研粉制成胶囊）治疗阳痿105例，对肾阳虚的阳痿疗效很好。还有人用“抗萎灵”治疗737例阳痿病人，近期治愈655例，占88.9％；好转并继续治疗77例，占10.4％；无效5例，占0.7％。“抗萎灵”方药：蜈蚣18克，当归、白芍、甘草各60克。研细，混匀，分成40包，每次1/2～1包，日服2次，用黄酒空腹送服，15天为1个疗程。如阳痿且兼有小便色赤，阴囊湿痒、下肢沉重酸软、口苦、舌苔黄腻，为湿热下迫，宗筋弛缓，故阳事不举，可用知柏地黄丸和三妙丸，每日各9克，开水吞服。

对于早泄而不育患者，中医常以肾虚精关不固施治，方用固精止泄汤：熟地黄15克，何首乌12克，枸杞子12克，芡实10克，金樱子10克，牡蛎30克，龙齿15克，五倍子6克，五味子9克，山药10克，黄柏9克。每日1剂，煎服2次，对早泄不育有一定效果。

此外，对阳痿、早泄患者宜配合心理疏导和体育锻炼，在一段时期内暂时停止性生活并避免性兴奋，对皮质功能紊乱及性生活过度所致的阳痿、早泄有治疗上的帮助。

四、自然疗法

(一)饮食疗法

1. 食物能提高精子质量吗

有的男性由于精子量少或无精而引起不育,其原因较为复杂。如果不是功能障碍所致,请在日常生活中补充下列食物:如鳝鱼、泥鳅、鱿鱼、带鱼、鳗鱼、海参、墨鱼、蜗牛,其次有山药、银杏、冻豆腐、豆腐皮。

因这些食物中含赖氨酸高,是精子形成的必要成分。另外,体内缺锌亦可使性欲降低,精子减少。遇到这些情况,应多吃含锌量高的食物,每100克的以下食物中含锌量为:牡蛎100毫克,鸡肉3毫克,鸡蛋3毫克,鸡肝2.4毫克,花生仁2.9毫克,猪肉2.9毫克。在吃这些食物时,注意不要过量饮酒,以免影响锌的吸收。倘若严重缺锌,则最好每日口服醋酸锌50毫克,定期测定体内含锌量。

2. 番茄红素会令精子更健康吗

印度科学家证实部分水果和贝壳类海产品中的抗氧化物质可帮助男性增强“精”力,重振雄风。新德里全印度医学研究所的科学家曾对30名不育男子进行研究,结果发现西瓜、提子、番茄和一些贝壳类海产品所含的番茄红素能提高精液浓度。试验后6名男士成功令女伴受孕。

参加试验的男性年龄在23～45岁,患不同程度的不育,时间1～20年不等,包括精子数量不足、精子残缺、精子活动度不足等。参加者每日服用2次,每次2毫克番茄红素,试验证明番茄红素摄取量与不育有直接关联。服用番茄红素3个月之后多达67%不育男性的精子健康状态明显改善,73%患者的精子较以往活跃,63%的精子“结构质素”有重大改进。

研究人员通过试验后指出,口服番茄红素的治疗对原因不明的不育有帮助,对改善精子数目和活跃度功效更加显著。原来正常男性睾丸内含大量番茄红素,但不育男性睾丸内的番茄红素含量则较低。因此,科学家相信进食番茄红素可改善男性的不育问题。

3. 如何注意饮食营养

营养的适度很重要,营养过剩或不足都可影响受孕。体重逐渐恢复至正常,可能有助于怀孕。暴饮暴食除会带来不利影响外,没有别的益处。但是,过分的节食也可使男性精子计数减少和女性出现无排卵现象。

对营养的高质量摄取能让身体各功能运转正常,这样会对生育能力产生良好的影响,而不良的饮食习惯因破坏了人体激素的再生从而降低了人体对营养的吸收。营养不良则会降低人体免疫系统的功能,任何疾病都可能影响生育能力。这不仅仅是女性朋友的问题,男性如果不能保证摄取足够的维生素和矿物质,也会引起精子数量的减少和睾丸激素的下降。所以,保持规律的饮食习惯非常重要,一日三餐要有保证,尽量选择高营养、低脂肪的食物。

营养学家建议每天要多吃水果和蔬菜。如果不喜欢吃蔬菜和水果,也应每周至少吃几次青菜和黄颜色蔬菜,如莴笋、甘蓝、红薯和胡萝卜,以及某些红色、黄色的水果。颜色偏深的食物一般营养比较丰富。

虽然蔬菜中含有人体所需要的大量维生素、矿物质和纤维素,但如果只吃素食并且准备怀孕的话,一定要摄取足够的蛋白质。素食的女性可能怀孕困难,因为她们忽视了雌激素的再生。雌激素的新陈代谢在素食女性的身体中比吃肉较多的女性身体中要快得多,经期也会比一般妇女长。而那些经常跑步的素食者经常会出现没有月经的情况。

别太担心吃零食和加餐的问题,但一定要选择那些低脂肪、含盐少的美食。加餐和零食的好处就在于能够帮助克服对高糖分、高脂肪食品的欲望。在感到疲劳和特别想吃"垃圾食品"的时候,可以在手边放些健康食品。比较理想的零食应该含有足够的糖类和蛋白质。

4. 如何补充维生素和矿物质

除了吃含水果和蔬菜较多的膳食外,不论男女,还需要服用一些多种维生素和矿物质补品。服用一粒含多种维生素和矿物质的补品,比单独服用维生素或矿物质要好得多。不应服用大量维生素,特别是当它们被脂肪溶解的时候。脂溶性维生素(如维生素 A 或者维生素 D)不容易排出体外,而且还容易在体内蓄积毒素。如果打算怀孕,就更应该引起注意。这并不意味着应当避免摄入这些重要的微量元素,但是切勿服用过量,尤其是在没有营养学家和医生给出建议的时候。一般维生素药瓶的标签上都有用量建议。

关于维生素和矿物质有一系列有趣的研究。治疗组为 20 例因精子凝集而不育的男性,给予含维生素 C 及钙、镁、锰等矿物质的混合物，治疗 60 天。而另外 7 例同样的病例为对照组，不给予药物治疗，60 天后比较结果显示，治疗组获得妊娠成功，而对照组病例仍不育。维生素 C 不但可以治疗精子凝集，而且可使精子的计数增加 53%。

另一项研究则对 14 例不明原因的不孕患者给予大剂量维生素 B_6 的治疗，结果令人满意。14 名妇女的年龄范围为 23～31 岁，不孕时间为 1 年半～7 年。所有患者均有经前期紧张综合征。治疗方法是：口服维生素 B_6 10～80 毫克，用于治疗经前期紧张综合征。结果显示：在这 14 名妇女中，12 名患者不但成功怀孕，而且激素水平也升高了。11 名患者在治疗 6 个月内妊娠，其中 1 例为双胎妊娠。另外 1 例患者，在治疗 11 个月后妊娠。

服避孕药的妇女常有维生素 B_6 和叶酸的缺乏。吸烟可使体内维生素 C 的储存量减少一半。饮酒则可引起 B 族维生素缺乏。常规饮酒和服用维生素可导致膳食中的营养缺乏和脂溶性维生素在肝脏中的有害积蓄。

要注意维生素的个体化。大剂量服用维生素弊多于利，例如在上述研究中，每日服用维生素 B_6 超过 150 毫克，可出现一些周围神经的损伤。另外，大剂量维生素 A 和维生素 D 既对母体有损害，也对胚胎有伤害。通常，B 族维生素各成分间存在相互作用，当其中一种维生素含量增加时，会相应减少其他维生素的含量。

女性在生育年龄每天都需要吸收 1 200 毫克的钙。为此需要每天 3 次食用或饮用含钙食物或饮料。这些含钙食品还应当是低脂或脱脂酸奶和牛奶，加钙橙汁等健康饮品。阅读标签，可知道具体的服用方法。如果每天不能食用含有足够钙质的食物，那么较好的办法就是服用补品，以保证骨骼的健康。碳酸钙、乳酸钙、柠檬酸钙、有机钙等，都有很好的补钙功效。吃饭时服用不超过 500 毫克的钙就足够了。如果不能随餐服用的话，柠檬酸钙是其中最容易被单独吸收的。检查标签以确保所买的是铅含量较低的。带

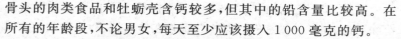

骨头的肉类食品和牡蛎壳含钙较多，但其中的铅含量比较高。在所有的年龄段，不论男女，每天至少应该摄入 1 000 毫克的钙。

每天服用复合维生素对男性同样有好处，特别是其中的锌含量。锌对精子的健康非常有利，对睾丸功能的正常发挥也非常重要。锌缺乏可能导致性欲下降，甚至会因睾丸激素减少造成勃起功能障碍。研究发现，锌缺乏还会影响精子的数量，但锌对男性不育症的疗效并不确定。

5. 为什么要戒酒

饮酒（啤酒、葡萄酒和烈酒）对怀孕的影响已经研究了很多年了，但直到最近也很少有什么突破性进展。通过对 1 000 名不育症患者和 3 800 位新做了母亲的女性的了解，研究人员发现，适量饮酒的女性（通常一天喝 1 次）对怀孕的影响有所增加，但不明显；每天饮酒超过一次的人风险就大多了。饮酒的女性发生子宫内膜异位的情况很多。上述两种情况都和激素有关，都受饮酒的影响。

1998 年做过的两项研究证明，酒精对生育确实造成了负面影响。丹麦进行的一项研究涉及 430 对夫妇，结果表明少量饮酒的女性（平均一周不超过 5 次），同不饮酒的女性相比，怀孕的机会有明显的下降。事实上，生育能力下降的程度同饮酒的多少有明显的关系。一周饮酒超过 10 次的女性，怀孕的几率比一周饮酒不超过 5 次妇女又减少了一半。在接受调查的妇女当中，年龄在20～35 岁的女性正准备第一次怀孕。在接受调查的男性中，没有发现饮酒和怀孕几率之间有什么相关。

由丹麦的约翰·霍普金斯大学所做的一项研究表明，从不饮酒和咖啡因的女性比那些不但饮酒而且还要至少喝一杯咖啡的人，生育能力要强至少 2.5 倍。从不饮酒、抽烟，一天饮用咖啡不超过 1 杯的女性，生育能力最强。

酒精会导致女性内分泌紊乱，因为酒精会干扰肝脏对激素的清除功能，使各种激素的代谢物及毒物在体内蓄积，并导致性腺轴的平衡紊乱。另外，饮酒还可使体内B族维生素缺乏。

男性过度饮酒会使精子数量减少，极过度饮酒（每天超过5杯）可致勃起功能障碍或阴茎勃起时间短，或能勃起但无射精，其原因是阴茎的敏感性下降。在男性中，酒精同样可影响肝脏功能，并使雌激素在体内蓄积，抑制精子的生成，降低性交能力。酒精还可通过增加体内泌乳素而影响精子的生成。研究发现，饮酒会影响男性的生育能力，导致男性的睾丸萎缩，生育能力下降，性功能减退，甚至勃起功能障碍。研究人员发现，饮酒者的精子形状和活力会发生变化。而且，嗜酒者的睾丸结构也受到了损害，很少有精子能够存活。

6. 不孕症吃什么

（1）二根茴香炖母鸡：茶树根15克，小茴香15克，凌霄花根30克，老母鸡1只，黄酒、红糖各适量。将茶树根和小茴香加黄酒，隔水炖2～3小时，取汁，加红糖和匀；凌霄花与老母鸡同炖至熟，加少许米酒和精盐即成。于月经来时服药汁，月经干净后第二天服食老母鸡与凌霄花炖的汁和鸡肉，宜现制现吃；每月1次，连服3个月。具有温经祛寒、理气散结、通经养血的功效。适用于不孕症。

（2）益母草当归蛋：益母草30克，当归15克，鸡蛋2个。前2味洗净，加400毫升水煎至200毫升，用纱布滤渣，鸡蛋煮熟，冷却去壳，扎小孔数个，用药汁煮片刻即成。饮药汁吃鸡蛋，每周吃2～3次，1个月为1个疗程。具有调经养血的功效。适用于不孕症。

（3）丹参当归牛肉煲：丹参20克，当归20克，牛腿肉250克，甘草3克。将牛腿肉洗净，切小块；丹参、当归、甘草也洗净，把全

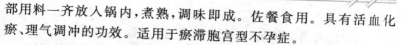

部用料一齐放入锅内，煮熟，调味即成。佐餐食用。具有活血化瘀、理气调冲的功效。适用于瘀滞胞宫型不孕症。

(4)苁蓉豆腐果：肉苁蓉 30 克，油炸豆腐果 20 个，芋头 300 克，胡萝卜 100 克，香葱花 5 克，味精 1 克，精盐 5 克，胡椒粉 0.5 克。将肉苁蓉洗净，用小火煎成药汁，去净沉淀；香豆豉压碎；芋头洗净，切块；胡萝卜洗净，切片。净锅置火上，加入肉苁蓉汁、芋头块、胡萝卜片，煮至七成熟时下油豆腐、胡椒粉、味精、精盐，用小火煮熟，盛入汤碗内，撒上香葱花即成。经常佐餐食用。阴虚火旺、大便溏泄和实热便秘者不宜服用，肉苁蓉用量以每人每日 10 克为宜。具有补精养血的功效。适用于不孕症。

(5)枸杞参归腰子：枸杞子 20 克，人参 5 克，当归 15 克，猪腰子 2 个，生姜、葱、精盐、水各适量。人参、当归洗净，切片，扎入纱布袋中；枸杞子洗净；猪腰子洗净后切小块，共入砂锅，加姜、葱、精盐、水，大火烧沸，改小火炖 1 小时，加味精少许即成。佐餐食用。具有补肾填精、调冲助孕的功效。适用于不孕症。

(6)人参核桃茶：人参 30 克，核桃仁 30 个。将人参切片，与核桃仁同入锅中，加水适量，用小火煎煮 1 小时即成。代茶饮，日服 2 次。具有益气补肾的功效。适用于肾气虚之不孕症。

(7)苁蓉羊肉粥：肉苁蓉 15 克，羊肉 100 克，大米 100 克。将肉苁蓉加水煎汁，去渣后与淘洗干净的大米和羊肉一同煮粥，肉熟米花汤稠时加入葱、生姜、精盐等，稍煮片刻即成。寒冬食用，5～7 天为 1 个疗程。具有补肾助阳、益精血的功效。适用于不孕症。

(8)薏苡仁陈皮粥：炒薏苡仁 30 克，大米适量。将薏苡仁、大米淘洗干净，一同放入锅中，加水共煮粥。早晚餐食用。具有燥湿化痰、理气调冲的功效。适用于痰湿内阻型不孕症。

(9)鹿角胶生姜粥：鹿角胶 15～20 克，大米 100 克，生姜 3 片。先煮大米作粥，粥成待沸加入鹿角胶、生姜同煮为稀粥。每日服食 2 次。具有温肾补气、调补充任的功效。适用于肾阳亏虚型不孕症。

(10)羊脊骨苁蓉羹:羊脊骨1具,肉苁蓉30克,草果3个,荜茇6克。将羊脊骨捶碎;肉苁蓉、草果、荜茇等3味洗净,切片,入布袋,一同放入锅内,加适量水熬煮成汤汁,去掉药袋,再以此汤汁煮面羹,加葱、姜等五味调料即成。佐餐食用。阴虚有火者不宜服用。具有补肾强腰的功效。适用于不孕症。

(11)芪归胎盘:胎盘1个,黄芪60克,当归10克,生姜15克,大枣30克,枸杞子30克,党参30克,山茱萸15克,菟丝子15克。胎盘洗净,余药用布包与胎盘同时久炖。食汤和胎盘,每剂服2～3日,每周1～2剂。具有补肾助育的功效。适用于子宫发育不全引起的不孕症。

(12)附片羊肉汤:羊肉2 000克,制附片30克,小葱50克,生姜50克,胡椒粉6克,精盐3克。将附片入布袋,羊肉洗净,放入沸水锅内,加葱、生姜,烧至羊肉断红色,捞出,剔去骨,将肉切成2厘米见方的块,放入水中漂去血水,骨头拍破,小葱捆成团待用。砂锅内放水、葱、生姜、胡椒粉、羊肉和药袋,大火煮沸30分钟后,转用小火煮2～3小时,至羊肉酥烂即可,附片捞出,分盛碗中,再加汤和羊肉。佐餐食用。具有温肾壮阳、补中益气的功效。适用于不孕症。

7. 月经不调如何饮食调养

月经不调一般可分为经期提前、经期衍后、月经先后无定期或经期不定3种情况。月经时常早来的人,应少吃辛香料,少吃肉,少吃葱、洋葱、青椒。多吃青菜,吃饭前要按摩耳朵祛除疲劳,内心不要有不安和紧张。若月经总是迟来,宜少吃冷食,多吃肉。经期第一、二天最好吃姜炒鸡肝或猪肝,多服用补血的食品。所谓“早来”“迟来”,系依据个人生理周期来算,不管是28天周期或30天周期，早来 7 天以上或晚来 7 天以上，就是生理不顺，表示身体与精神有了不平衡的现象。在月经前、中、后 3 个时期，若摄取适合当时身体状态之饮食，可调节女性生理心理上种种不均，也是使皮肤细嫩油滑的美容良机。月经前烦躁不安、便秘、腰痛者，宜大量摄食促进肠蠕动及代谢之物，如生青菜、豆腐等，以调节身体之不均状态。

月经来潮中，为促进子宫收缩，可摄食动物肝脏等，以维持体内热能。此时，甜食可多吃，油性食物及生冷食物皆不宜多吃。月经后容易眩晕、贫血者，在经前可摄取姜、葱、辛香料等；在经后宜多吃小鱼，以及多筋的肉类、猪牛肚等，以增强食欲，恢复体力。

月经不调性不孕症的食谱

(1)黑木耳大枣茶：黑木耳 30 克，大枣 20 枚。黑木耳、大枣共煮汤服之。每日 1 次，连服。功能为补中益气，养血止血。主治气虚型月经出血过多。

(2)浓茶红糖饮：茶叶、红糖各适量。煮浓茶一碗，去渣，放红糖溶化后饮。每日 1 次。功能清热、调经。主治月经先期量多。

(3)山楂红糖饮：生山楂 50 克，红糖 40 克。山楂水煎去渣，冲入红糖，热饮。非妊娠者多服几次，经血亦可自下。功能为活血调经。主治妇女有经期错乱。

(4)茴香酒：小茴香、青皮各 15 克，黄酒 250 毫升。将小茴香、青皮洗净，入酒内浸泡 3 天，即可饮用。每次 15～30 毫升，每日 2 次，如不耐酒者，可以醋代之。功能疏肝理气。主治经期先后不定、经色正常无块行而不畅、乳房及小腹胀痛等症。

(5)山楂红花酒：山楂 30 克，红花 15 克，白酒 250 毫升。将山楂、红花入酒中浸泡 1 周。每次 45～30 毫升，每日 2 次，视酒量大小，不醉为度。功能为活血化瘀。主治经来量少、紫黑有块、腹痛、血块排出后痛减。注意忌食生冷勿受寒凉。

8. 月经先期如何饮食调养

中医学认为，月经先期的主要机制是血热妄行和气血不能固摄冲任所致。引起血热妄行的主要原因有：素体阳盛，或过食辛辣助阳之品；感受湿热之邪，或情志抑郁，郁而化火；久病失血伤阴，阴虚生内热，热迫血妄行致月经先期。血为热灼，故经血黏稠，或夹有血块；热邪内扰，故心胸烦闷。导致气虚的主要原因有：素体虚弱，或劳倦过度，或饮食失节，均可损伤脾胃；忧思伤脾，使脾气虚弱，冲任不固，血失统摄，致月经先期。气虚血也虚，心血不足可致心慌气短；脾虚中气不足，致少腹有空坠感。一般量多、色紫、质稠为实热；量少、色红为阴虚内热；量或多或少，色或红或紫，兼有胸胁少腹作胀，为肝郁化热。因热而致者，应以清凉为法，但清热不宜大苦大寒，戕伐生气。经血量多色淡，质清稀者，为气虚，应采取补气摄血治法，但补气中应稍加理气之品，以免补气致壅，引起气血淤滞。

(1)莲子党参藕茶：莲子 10 克，党参 10 克，鲜藕片 200 克。以上 3 味加适量水同煎，取汁，代茶饮。具有健脾补气，养心安神的功效。适用于气虚之月经先期。

(2)牡丹皮藕茶：新鲜牡丹皮 15 克，鲜藕 200 克。将牡丹皮洗净，加适量水煎汁；鲜藕洗净，切碎，绞汁，与牡丹皮汁相合，加入适量白糖，煨煮成羹。每日 1 剂，顿服，连服 3～5 天。具有凉血止血的功效。适用于血热之月经先期等。

(3)何首乌槐花粥：制何首乌 10 克，槐花 6 克，大米适量。将何首乌、槐花分别洗净，放入锅中，加水煎取浓汁。大米淘洗干净，放入锅中，加水，先用大火煮沸，再改小火熬煮，待米煮成粥时加入浓缩药汁，调匀即成。早晚餐食用。具有健脾补气，养心安神的功效。适用于气虚型月经先期。

(4)莲心薏苡仁枸杞粥:莲心 10 克,薏苡仁 15 克,枸杞子 10 克,大米适量。将莲心、薏苡仁、枸杞子分别洗净,与淘洗干净的大米一同放入锅中,加水煮粥,先用大火煮沸,再改小火熬煮。早晚餐食用。具有健脾养心益肝的功效。适用于肝脾两虚之月经先期。

(5)芹菜牛肉末粥:连根芹菜(洗净、切碎)120 克,熟牛肉末 30 克,大米 100 克。大米洗净,与芹菜一同煮粥,待熟时加入牛肉末,稍煮即成。月经前,早晚分 2 次温热服食。具有清热凉血补虚的功效。适用于血热型月经先期。

(6)生地枸杞粥:鲜生地黄、枸杞子各 30 克,大米 100 克,白糖适量。生地黄、枸杞子分别洗净,与淘洗干净的大米一同放入锅中,加水煮粥,先用大火煮沸,再改小火熬煮,待米煮成粥时加入白糖调味。早晚餐食用。具有清热凉血调经的功效。适用于阴虚火旺之月经先期患者。

(7)四汁粥:鲜益母草汁 10 毫升,鲜生地黄汁 40 毫升,生姜汁 2 毫升,鲜藕汁 50 毫升,大米 50 克,蜂蜜 20 克。大米拣去杂质,用水淘洗干净,放入砂锅内,加水 600 毫升。先置于大火上煮沸,然后改小火熬煮,待米煮熟时加入上述药汁煮至汤稠,再加入蜂蜜稍煮即可。每日 1 剂,分顿温热服食。具有滋阴养血,消瘀调经的功效。适用于月经先期。气虚便稀者不宜服用。

(8)党参甘草乌鸡:乌鸡(去毛及内脏洗净)1 只,党参 10 克,炙甘草 10 克,当归、熟地黄、桂圆肉、白芍各 5 克。各味洗净,装入鸡腹内,入瓷钵大火蒸 1.5 小时,待鸡肉熟即可。吃肉喝汤。月经前根据食量,每 1～2 天 1 剂,可连用 3～5 剂。具有益气养血的功效。适用于气血俱虚之月经先期。

9. 月经后期如何饮食调养

月经后期也称“经期退后”“经期错后”或“经迟”。是指月经周期延后7天以上，甚至每隔40～50天一行的。如每次仅延后3～5天，或偶尔错后1次，下次仍能如期来潮的，不做月经后期而论。另外，在青春期月经初潮后数月内，或在更年期绝经前，经期时有延后，如无其他伴随症状，也不视为“月经后期”。月经后期的主要伴随症状有月经量少（个别量多）；经色可深红、淡红或黯红；经质可有黏稠、稀薄或伴有血块。还有人出现胃寒肢冷、小腹隐痛、面色苍白、头昏目眩或胸闷不适、乳胀胁痛等。月经后期的主要病机是机体营血不足，致血海空虚、经脉不通、冲任受阻或痰湿瘀滞。

（1）白术生地川芎茶：焦白术30克，生地黄30克，川芎15克，升麻3克。将白术、生地黄、川芎、升麻冲洗一下，放入砂锅中，加水煎取汁液。每日1剂，日服2次。具有健脾养血的功效。适用于脾虚血少之月经后期。

（2）当归艾叶姜茶：当归10克，生艾叶15克，煨老生姜15克。水煎，分2次服，每日1剂。临服前加红糖30克，搅拌。趁热饮服，一般于行经第一天开始服药，连服4天。连服数月，有望痊愈。具有活血通经，温阳散寒的功效。适用于气滞血瘀、寒湿凝滞之月经后期等。

（3）益母大枣茶：益母草20克，大枣20克，红糖20克。加水约650毫升，浸泡30分钟。先用大火煮沸，再换小火煎30分钟，然后用双层纱布滤过，约得药液200毫升，为头煎。药渣加水500毫升，煎法同前，得药液200毫升为二煎。两次药液中加入红糖溶化。每日1剂，每次约200毫升，分早晚温热饮服。具有温经养血，去瘀止痛的功效。适用于血虚寒凝所致的月经不调，周期延长，量少不畅。

(4)薏苡仁芡实粥：薏苡仁、芡实各30克，大米100克。3味淘洗干净，一同入锅，加水适量，用大火烧开后转用小火熬煮成稀粥。日服1剂，分数次食用，连服数天。具有祛湿化痰的功效。适用于痰湿阻滞所致的月经后期。

(5)艾叶生姜粥：艾叶9克(鲜品20克)，生姜15克，大米50克，红糖适量。将艾叶、生姜洗净，放入锅中，加水煎取浓汁，与淘洗干净的大米、红糖一同加水适量，用大火烧开，再转用小火熬煮成稀粥。日服1剂，分数次食用。具有温经行滞的功效。适用于血寒型月经后期。阴虚血热者不宜服用。艾叶中含挥发油，大量应用时能引起中毒性黄疸性肝炎。因此，剂量不宜超过9克。

(6)黑豆苏木粥：黑豆100克，苏木10克，糯米、红糖各适量。将黑豆、苏木加清水适量炖至黑豆将熟时去苏木，入糯米煮熬成粥，加入红糖后即成。每日分2次趁热服食。具有补肾活血的功效。适用于治疗月经后期，经血量少。

(7)橘皮粥：橘皮20克，大米100克。将橘皮碾成细末。大米淘洗干净，加入清水，用大火煮沸后，改用小火煮约15分钟，再加入橘皮末，略煮即成。早晚餐食用。具有开郁行气的功效。适用于气滞型月经后期。

10. 月经先后无定期如何饮食调养

月经先后无定期又称为“月经延期”“经乱”。是指月经不按周期来潮，或先或后超过7天者，本病以月经周期紊乱为主要临床特征，可连续两三个周期提前后出现1次错后，也可推后两三个周期后又出现1次提前，没有一定规律。其主要伴随症状有经行不畅、精神抑郁、胸胁胀痛、头晕耳鸣、腰膝酸痛等。主要病机为气血不调，冲任功能紊乱导致血海蓄意失常。其病因则有肾气亏损，肝气失调，脾气虚弱等，以肾虚肝郁常见。由于月经先后无定期的主要病因在于忧思、抑郁或多产、房劳，因此要注意调情志、节嗜欲。平时要保持心情舒畅，避免忧思郁怒，要节制生育和节欲防病。治宜疏肝补肾，调理气血。

(1)川芎月季花茶：川芎 5 克，月季花 4 克，茶叶 3 克。川芎用凉开水洗净，晾干并切碎；月季花用凉开水洗净，晾干，再与茶叶一同放入茶杯内，冲入沸水，加盖闷泡 10 分钟。频频饮服，每日 1 剂，月经前 5 日开始服用，每月 7 剂，连服 4 个月为 1 个疗程。具有行气活郁，活血调经的功效。适用于气滞血瘀之月经先后无定期。

(2)当归益母粥：当归 15 克，益母草 15 克，大枣 10 枚，大米 50 克，红糖 20 克。当归、益母草除去杂质，洗净，放入砂锅内，加清水 600 毫升，浸泡 1 小时。先用大火煮沸，改用小火煎 30 分钟，用双层纱布过滤，约得药液 200 毫升，为头煎。药渣加水 500 毫升，煮法同前，得药液 200 毫升，为二煎。大枣、大米拣去杂质，淘洗干净，放入锅内，注入头煎、二煎药液及清水共 500 毫升。将锅置大火上煮沸，再换小火熬至米熟汤稠成粥，加红糖即成。每日 2 剂，分早晚热服，10 日为 1 个疗程，可连服 2～3 个疗程。具有补血调血，活血止痛的功效。适用于气血亏损所致的月经先后无定期。因血热阴虚、湿热蕴结所至月经不调者不宜服用。

(3)黄芪蒸乌鸡：黄芪 30 克，乌鸡 1 只(重约 1 000 克)，味精、精盐、黄酒、生姜片、葱段各适量。将乌鸡宰杀，出尽血，用 90℃水烫后，去毛开膛，除去内脏，斩去鸡爪，清洗干净。黄芪拣去杂质，洗净、晾干、切碎，纳入鸡肚内，用线扎好，放在大碗内。碗中加清汤适量，加味精、精盐、黄酒、生姜片、葱段等调味品，置于笼内蒸 1～2 小时，以鸡肉熟烂为度。出笼，拣去葱段、生姜片即成。食肉喝汤，佐餐食用。具有健脾益气，补血调经的功效。适用于气虚血亏所致的月经先后无定期。

(4)疏肝解郁汤：香附 12 克，当归 10 克，香橼 10 克，猪瘦肉

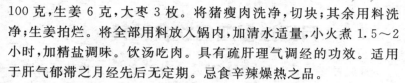

100 克，生姜 6 克，大枣 3 枚。将猪瘦肉洗净，切块；其余用料洗净；生姜拍烂。将全部用料放入锅内，加清水适量，小火煮 1.5～2 小时，加精盐调味。饮汤吃肉。具有疏肝理气调经的功效。适用于肝气郁滞之月经先后无定期。忌食辛辣燥热之品。

(5)补肾调经汤：熟地黄 30 克，巴戟天 15 克，怀山药 15 克，鹿肉 150 克，陈皮 5 克，生姜 10 克，大枣 6 枚。将鹿肉洗净，切块；其余用料洗净；生姜拍烂。将全部用料入锅内，加清水适量，入黄酒少许，小火煮 1.5～2 小时，加食盐调味。饮汤吃肉。具有补肾调经的功效。适用于肾虚之月经先后无定期。

(6)当归人参羊肉汤：当归 15 克，白参 5 克，生地黄 15 克，干姜 10 克，羊肉 500 克，黄酒、精盐、白糖、味精各适量。前 4 味洗净，晾干，切碎，置于砂锅内，加清水约 850 毫升，浸泡 1 小时。然后放大火上煮沸，再用小火煮 30 分钟，用双层纱布滤过，约得药液 400 毫升，为头煎。药渣加清水 700 毫升，煮法同前，约得药液 400 毫升，为二煎。羊肉洗净，切成 3 厘米大小肉块，置砂锅内，倾入两煎药液和适量清水，加入葱段 2 根。先用大火煮沸，撇去浮沫，加入黄酒、精盐、白糖、味精，用小火炖至羊肉烂熟。每日 2 次，每2～3 日 1 剂，饮汤食肉。具有补益中气，温暖下焦的功效。适用于肾阳虚损性月经先后无定期。

(7)藕汁鸡蛋羹：鲜藕汁 100 毫升，三七粉 5 克，鸡蛋 1 只。将鸡蛋打入碗内，加三七粉，用筷子搅打至匀。将藕汁倒入锅内，加开水 200 毫升，煮沸再倒入鸡蛋，酌加食油、精盐、味精等作料，煮至鸡蛋熟即可。食蛋饮汤，每日 1 剂，月经前 2 日开始服用，每月服 5～7 剂，可连服 3～5 个周期。具有凉血止血，活血化瘀的功效。适用于月经先后无定期。

11. 月经过多如何饮食调养

月经过多又称为“经血过多”或“经水过多”。是指月经周期正常，但经量及持续时间超过正常范围。经量过多常与经行先期合并出现。月经过多可发生在产后、人工流产后、置环后，也可发生在青春期、更年期，或继发于器质性疾病，如子宫肌瘤、子宫内膜异位症、子宫内膜息肉、炎症及全身性疾病等。中医学认为，月经过多的主要原因在于冲任损伤，不能固摄所致。月经过多者要根据气候环境变化，适当增减衣被，不要过凉，以免招致外邪，损伤血气，引起月经疾病。注意饮食应定时定量，不宜暴饮暴食或过食肥甘油腻、生冷寒凉、辛辣香燥之品，以免损伤脾胃而致生化不足，或聚湿生痰或凉血、灼血引起月经不调。要保持心情舒畅，避免忧思郁怒，损伤肝脾，或七情过极，五志化火，扰及冲任而为月经疾病。要积极从事劳动(体力和脑力劳动)，但不宜过度劳累和剧烈运动，过则易伤脾气，可导致统摄失职或生化不足而引起的月经疾病。要重视节制生育和节欲防病，避免生育过多过频及经期、产后交合，否则损伤冲任、精血、肾气，导致月经疾病。平时应多加注意，在经期、产后更要重视，既可减少又可防止本病的发生。

(1)干鸡冠花茶：干鸡冠花 5～10 克，白糖 25 克，绿茶 1 克。将鸡冠花加水 400 毫升煎沸，趁沸加入绿茶、白糖。分 3 次服饮。每日 1 剂。具有凉血止血的功效。适用于月经过多。

(2)墨旱莲白茅根茶：墨旱莲 9 克，白茅根 10 克，茶叶、红糖各适量。煮 1 碗茅根浓茶，去渣，放红糖溶化后饮。每日 2 次服用。具有滋阴补肾、清热调经的功效。适用于月经过多。

(3)天冬茶：天冬 15～30 克，白糖适量。将天冬放入砂锅，加水 500 毫升煎成 250 毫升，趁沸加入白糖。分 3 次温饮。月经前每日 1 剂，连服 3～4 剂。具有清热凉血的功效。适用于血热之月经过多。

(4)莲花甘草茶：莲花(取含苞待放的莲花蕾)20 克，甘草 5 克，绿茶 3 克。将莲花、甘草水煎取汁泡茶饮。分 3 次饮服，每日 1 剂。咽干口燥者可加蜂蜜服。具有活血凉血、益气调经的功效。适用于月经过多。

(5)乌梅饮：乌梅 15 克，红糖适量。乌梅、红糖加一碗水煎至半碗左右，饮用。于经前 3 天每日 1 剂，连服 5 天。具有收敛补血、破瘀祛寒的功效。适用于月经过多。

(6)栗子菠菜粥：白及粉 10 克，新鲜连根菠菜 150 克，栗子肉 50 克，大米 100 克。将菠菜洗净，用手撕开，先放在开水锅中烫片刻(以除去草酸)随即捞出，再与栗子肉、大米(洗净)同入锅内，加清水适量，煮至米烂粥稠，撒入白及粉，调匀即成。每日 1 剂，早、晚餐食用。具有补血止血的功效。适用于月经过多、功能失调性子宫出血、失血性贫血等。

(7)淡菜猪肉粥：淡菜 50 克，猪瘦肉 50 克，大米 100 克。将淡菜用温水浸泡半天，烧开后去心，与淘洗干净的大米、猪瘦肉一同入锅，加水 1 000 毫升，先用大火烧开，再转用小火熬煮成稀粥。月经前日服 1 剂，连服 5～10 剂。具有滋阴调经、补肝肾、益精血的功效。适用于月经过多。

12. 月经过少如何饮食调养

月经过少又称“月经涩少”或“经行不爽”。是指行经时出血点滴，量少而不畅，一、二天即净的病症。主要病因为血虚、血寒、血瘀、血滞及痰湿，但以虚寒气滞者多见。更年期妇女出现本症时可能为闭经的先兆。每次经量极少，点滴即无，长期不愈，应考虑生殖系结核之可能。总之本病的特点是经量少于正常，或排血时间短。治疗时还应考虑患者的体质因素，使用攻逐药物尤应慎重。

月经过少的发病主要分虚、实两种。虚者或因营血不足，或因肾气未盛，肾精甚少，以致经量甚少；实者或因寒凝，或因气滞，或因痰阻，或因热灼致使经血运行不畅、经血受阻。临床以虚证为多，其中又以血虚、肾虚多见；实证中以寒凝、气滞为主，近而导致血瘀。月经过少者在经期要注意保暖，忌涉水，不宜过食生冷寒凉之物，以免凝滞气血。经期要保持心情舒畅，注意调情志、适劳逸，以免气滞血瘀。平素要注意营养，加强锻炼，不断增强体质，以预防因气血不足导致的月经过少。做好计划生育，尽量少做人工流产，以减少对子宫内膜的损害。预防结核感染，一旦感染应及时治疗。一旦出现月经过少，应及时针对病因治疗。

(1)黑豆苏木茶：黑豆 100 克，苏木 10 克，红糖适量。将黑豆、苏木加适量水炖至黑豆熟透，去苏木，加红糖溶化后即成。每日 2 次，以汤代茶，豆亦可食。月经前每日 1 剂，连用 5 剂。具有补肾活血的功效。适用于月经过少。

(2)当归茶：当归 10 克。切片，加水煎汤，去渣取汁，代茶饮。月经前每日 1 剂，连用 5 剂。具有补气养血的功效。适用于月经过少。

(3)归芎益母草茶：当归 20 克，川芎 10 克，益母草 30 克。以上 3 味加水煎汤，去渣取汁。代茶饮。月经前每日 1 剂，连用 5 剂。具有补血调经，活血和血，行气止痛的功效。适用于月经过少。

(4)黄芪茶：黄芪 20 克。将黄芪加水 400 毫升，煮沸 5 分钟。代茶饮。月经前每日 1 剂，连用 5 剂。具有温补肾阳，活血调经的功效。适用于月经过少。

(5)茯苓牛乳茶：茯苓粉 10 克，牛奶 200 毫升。将茯苓粉用少量凉开水化开，再将煮沸的牛奶冲入。早晨代茶饮。月经前每日 1 剂，连用 5 剂。具有补肾活血调经的功效。适用于月经过少。

(6)山楂枸杞大枣粥：山楂 40 克，枸杞子、大枣各 30 克，大米

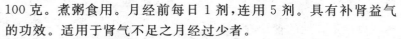

100 克。煮粥食用。月经前每日 1 剂，连用 5 剂。具有补肾益气的功效。适用于肾气不足之月经过少者。

(7)党参牛乳粥：党参 15 克，大米 50 克，牛奶 150 克。将党参与淘洗干净的大米一同入锅，加水 500 毫升，先用大火烧开，再转用小火熬煮成粥，调入牛奶即成。月经前每日 1 剂，连用 5 剂。具有补血益气扶脾的功效。适用于血虚型月经过少。

13. 男性不育症如何饮食调养

精子活力低所造成的不育症是一种比较顽固，不容易治愈的疾病，除了坚持吃药，补肾强精，增添精子的活力之外，还要从各方面注意调养。

按照传统中医的理论，精是人体生长、发育、性能力和生殖的物质基础，先天之精，必须有后天之精的滋养，才能得到充实和壮大。后天之精又必须有先天之精气的蒸化才能够产生。饮食营养是后天之精的物质基础，所以通过食疗可以达到补肾填精的作用。

根据肾藏精的理论，在食补中要摄入补肾益精的食物，如山药、鳝鱼、银杏、海参、冻豆腐、豆腐皮、花生、核桃、芝麻等。有些食物能够提高性欲，增加生育能力，如大枣、蜂蜜、葡萄、莲子、食用菌类、狗肉、羊肉和动物的鞭类。

中医的食补与西医的营养学是不谋而合、看法一致的。西医认为足量的蛋白质和维生素可以促进精子的产生，维生素 A 和 B 族维生素、维生素 E 都能增加生殖功能。此外，一些微量元素如锌、锰、硒等对男子的生育能力也会产生重要影响。锌能参与男性生殖生理过程中睾酮的合成与运载，以及精子的活动与受精等。如体内缺锌可以导致男性性腺功能低下，睾丸变小，精子生成减少或停滞；如体内缺锰，可使男子发生精子成熟障碍，导致少精或无精；体内缺硒时可以减少精子活动所需的能量来源，使精子活动力下降。

男性不育症的食疗方

(1)芡实粉30克,核桃仁15克,大枣7枚,白糖适量。将芡实粉用凉开水打糊,放入沸水中搅拌,再拌入核桃仁、大枣肉,煮熟成糊,加白糖调味。不拘时服用。

(2)鹿肉500克,玉兰片25克,香菜10克,黄酒15毫升,白糖15克,鸡汤、精盐、味精、酱油、花椒水、植物油、葱段、生姜片、湿淀粉、香油、香菜段各适量。将炒锅烧热,放油,下葱、生姜煸香,下酱油、花椒水、精盐、黄酒、白糖、味精、鸡汤,再下鹿肉,用大火烧沸后,转用小火煨炖至肉熟烂,再移至大火上烧开,用湿淀粉勾芡,淋上香油,撒上香菜段即成。

(3)乳鸽脑5个,母鸡1只,白参5克,黄芪20克,山药20克,水发香菇15克,精盐、黄酒、葱、生姜、味精各适量。将母鸡宰杀洗净,与乳鸽脑同放锅内水煮,待七成熟时加入黄芪、山药、香菇、葱、姜、精盐、黄酒,用小火煨烂为止。白参用沸水泡开,上笼蒸约30分钟。食肉饮汤,口嚼白参。

(4)狗脊15克,金樱子15克,枸杞子15克,狗瘦肉200克。将整块狗肉洗净,放入沸水锅内氽透,捞入凉水内洗净血沫,再切成3厘米见方的块,与狗脊、金樱子、枸杞子一同放入砂锅,加适量水,用大火烧沸,再转用小火煨,至狗肉熟烂。食肉饮汤,经常食用。

(5)核桃仁50克,枸杞子15克,大米100克。将核桃仁捣碎,与淘洗干净的粳米、枸杞子一同入锅,加水1 000毫升,用大火烧开后转用小火熬煮成稀粥。

(6)猪骨髓200克,牛鞭100克,枸杞子10克,鹿角胶15克,鱼鳔胶30克,黑豆20克,味精、精盐各适量。将牛鞭发胀,去净表皮,切段;猪骨髓剁成段;黑豆用温水泡开。一同入锅,加适量水,用大火炖煮,小火煨烂,再将枸杞子、鹿角胶、鱼鳔胶、精盐放入,煮

10 分钟后，起锅放味精即成。饮汤食肉吃黑豆。

(7)鲜虾 250 克，鲜嫩韭菜 100 克，植物油、黄酒、酱油、生姜丝、食醋各适量。将鲜虾洗净，取虾仁；韭菜拣好洗净，切成小段。炒锅上火，油煸炒虾仁，加入黄酒、酱油、食醋、生姜丝等，稍烹即好。再将韭菜煸炒至嫩熟为度，烩入虾仁即成。

14. 男性不育症如何服用药酒

(1)枸杞子、桂圆肉、核桃肉、白糖各 250 克，烧酒 7 000 毫升，糯米酒 500 毫升。以上前 4 味入布袋，置容器中，加入烧酒和糯米酒，密封，浸泡 21 天后去渣即成。日服 2 次，每次 50 毫升。

(2)淫羊藿 60 克，巴戟天、肉苁蓉、王不留行、锁阳、菟丝子各 30 克，黄芪 50 克，制附片、车前子、女贞子、蛇床子各 20 克，海狗肾 5 条，山茱萸、枸杞子各 40 克，甘草 50 克。上药碾碎，浸于白酒 2 000 毫升内，密封 10 日，每次 15～30 毫升，每日 2 次饮服，不能饮酒者，将上药为末，分 60 包，每次 1 包，每日 2 次冲服，30 日为 1 个疗程。

(3)鹿髓 120 克，蜂蜜 60 克，白酒 2 000 毫升。将鹿髓切成小段，置容器中，加入蜂蜜和白酒，置小火上煮鱼眼沸，取下待冷，密封，浸泡 5 天后去渣即成。每次 15～25 毫升，日服 2 次。

(4)淫羊藿 125 克，核桃仁 60 克，生地黄 60 克，枸杞子 30 克，五加皮 30 克，白酒 1 000 毫升。以上前 5 味捣碎，置容器中，加入白酒，密封，隔水加热蒸透，取下待冷，浸泡 7 天即成。每服 10 毫升，日服 2 次。

(5)茯苓 100 克，大枣肉 50 克，核桃仁 40 克，黄芪(蜜炙)、人参、当归、川芎、白芍(炒)、生地黄、熟地黄、小茴香、枸杞子、覆盆子、陈皮、沉香、官桂、砂仁、甘草各 5 克，五味子、乳香、没药各 3 克，蜂蜜 600 克，糯米酒 1 000 毫升，白酒 2 000 毫升。将蜂蜜入锅熬沸，入乳香、没药，搅匀、微火熬沸后倾入容器中，以上前19味加工使碎，与糯米酒和白酒一同加入容器中，密封，隔水蒸煮40分钟，埋土中3日去火毒，去渣即成。每次30毫升，每日服3次。

(6)莲子肉、松子仁、白果仁、桂圆肉各10克，白酒500毫升。以上前4味捣碎，置容器中，加入白酒，密封，浸泡15天即成。日服2次，随量。

(7)枸杞子20克，当归10克，熟地黄30克，白酒500毫升。以上前3味加工使碎，入布袋，置容器中，加入白酒，密封，浸泡14天，每日振摇1次，开封后去药袋即成。每次15毫升，日服2次。

(8)羊睾丸1对，鹿茸3克，白酒500毫升。将羊睾丸洗净，与鹿茸一起置容器中，加入白酒，密封，浸泡15～20天后去渣即成。每次10毫升，日服2次。

(二)艾灸疗法

15. 不孕症如何艾灸治疗

方法一

【取穴】 肾俞、气海、关元、命门、三阴交、曲骨、太溪、照海。

【灸法】 ①艾条雀啄灸。艾条火头像麻雀啄食一样，在穴位皮肤上上下移动，使局部产生温热感觉，直至皮肤出现红晕为止。②艾炷无瘢痕直接灸。选择合适的体位，将施灸穴位涂敷少许凡士林油以粘住艾炷，放小艾炷点燃，皮肤感到灼痛时即去除艾炷，更换新艾炷续灸，连灸3～7壮，以穴下皮肤充血红晕为度。③艾炷隔姜灸。穴位上放约0.3厘米厚的生姜片，中穿数孔，生姜片上放艾炷，每次选3～5穴，每穴灸3～10壮，隔日1次，7～10天为1

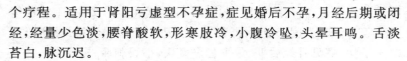

个疗程。适用于肾阳亏虚型不孕症，症见婚后不孕，月经后期或闭经，经量少色淡，腰脊酸软，形寒肢冷，小腹冷坠，头晕耳鸣。舌淡苔白，脉沉迟。

方法二

【取穴】 关元、气户、子宫、太冲、肝俞、中极、足三里、三阴交。血虚身热加血海；头晕心悸者，加百会、神门。

【灸法】 ①艾条雀啄灸。艾条火头像麻雀啄食一样，在穴位皮肤上上下移动，使局部产生温热感觉，直至皮肤出现红晕为止。②艾炷无瘢痕直接灸。选择合适的体位，将施灸穴位涂敷少许凡士林油以粘住艾炷，放小艾炷点燃，皮肤感到灼痛时即去除艾炷，更换新艾炷续灸，连灸 3～7 壮，穴下皮肤充血红晕为度。③艾炷隔姜灸。穴位上放约 0.3 厘米厚的生姜片，中穿数孔，生姜片上放艾炷，每次选 3～5 穴，每穴灸 3～10 壮，隔日 1 次，7～10 天为 1 个疗程。适用于肝郁血虚不孕症，症见婚后不孕，经行先后不定期，经血紫红有块，量少，面色萎黄，胸胁乳房胀痛，情志不畅。舌淡苔薄白，脉细弦。

方法三

【取穴】 中极、丰隆、气海、血海。

【灸法】 ①艾条温和灸。用艾条火头在穴位上方直接熏烤，皮肤产生灼痛感时即换其他穴位施灸，可每日灸治 1～2 次，10 天为 1 个疗程。②艾炷隔姜灸。穴位上放约 0.3 厘米厚的生姜片，中穿数孔，生姜片上放艾炷，每次选 3～5 穴，每穴灸 3～10 壮，隔日 1 次，7～10 天为 1 个疗程。适用于瘀滞胞宫不孕症，症见经期错后，经行涩滞不畅，小腹隐痛，经血夹有紫块。舌质暗或有紫斑，苔薄黄，脉滑或涩。

方法四

【取穴】 神阙。

【灸法】 取五灵脂 6 克，白芷 6 克，麝香 0.3 克，精盐 6 克。4

味药共研细末，将药末填敷脐孔，再用黄豆大小的艾炷21壮连续灸至腹部温暖为度，5天后再灸1次。适用于瘀阻胞络、虚寒凝滞之不孕症，症见月经后期、量少色黑多块、小腹刺痛、畏冷喜热。舌质紫黯或舌胃有紫色，脉象沉涩等。

方法五

【取穴】 神阙。

【灸法】 取熟附片15克，川椒15克，精盐30克，生姜片5片。以上前3味分别研细末，将精盐细末填敷于脐部，取黄豆大小的艾炷置于精盐上灸之，连续灸7壮；然后去除精盐，填敷川椒和附子末，并将生姜片覆盖其上，再用艾炷连续灸14壮。每日1次，连续7天为1个疗程。适用于妇女下元虚冷、月经不调、子宫虚寒所致的不孕症，症见婚后不孕、月经后期、量少色淡或经闭、面色晦暗、腰腿酸软、性欲淡漠、小便清长、大便不实。舌苔淡白、脉沉迟而弱等。

方法六

【取穴】 神阙。

【灸法】 取艾绒、精盐各适量。将艾绒制成枣核大小的艾炷，将精盐填满脐孔，上置艾炷灸之，每次5～20壮，隔日灸1次，10次为1个疗程。适用于先兆流产、习惯性流产所致的不孕症。

16. 不育症如何艾灸治疗

方法一

【取穴】 肾俞(双)。

【灸法】 将艾绒捏成锥状，大小如黄豆，置于穴位上。每次灸7壮，每日2次。10天为1个疗程，一般连续灸3个月即能收效。灸治期间宜节制房事。适用于不育症。

方法二

【取穴】 神阙。

【灸法】 取精制白细盐适量纳入脐窝，使与脐平。艾炷如黄豆大或半个枣核大，每次灸 15 壮，每日 1 次。10 次为 1 个疗程，疗程间隔 7 天。治疗期间宜节制房事。适用于精子缺乏症。

方法三

【取穴】 第一组为关元、气海、三阴交；第二组为命门、肾俞、太极。

【灸法】 取新鲜生姜一块，切成厚约 0.3 厘米的生姜片，大小视施灸部位及所用艾炷大小而定，用针于中间穿刺数孔，放在施灸的穴位上，上置艾炷点燃施灸。如病人在施灸过程中觉局部有热痛感，可将生姜片连同艾炷向上略略提起，稍停放下再灸，或随即更换艾炷再灸。以局部皮肤潮红湿润为度。第一组隔姜灸关元、气海穴，针三阴交穴。灸治 5 天后换第二组隔姜灸命门、肾俞穴，针太溪穴。以上每穴均用大艾炷灸 5 壮，每日 1 次，10 次为 1 个疗程，休息 5 天，再行下 1 个疗程。本法治疗宜长期坚持，一般8～10 个疗程即可痊愈。适用于精子缺乏症。

（三）拔罐疗法

17. 月经不调如何拔罐治疗

方法一

【取穴】 命门、腰俞、关元俞、气海俞、关元、血海。

【施术】 将所选穴位进行常规消毒，每穴用三棱针点刺 3～5 下，然后立即将火罐拔于所点刺的穴位上，留罐 10～15 分钟，拔出血量1～3毫升，起罐后擦净皮肤上的血迹。隔日治疗1次，10次为1个疗程。月经前2～3天开始治疗。适用于由气滞血瘀、寒湿凝滞引起的各种实证型的月经不调。

方法二

【取穴】 督脉的命门至腰俞，足太阳膀胱经的肾俞至次髎、关元、归来、足三里、三阴交。

【施术】 患者俯卧位，充分暴露腰骶部，将腰骶部涂适量的润滑油，选择适当大小的火罐，用闪火法将罐吸拔于腰部，然后沿着膀胱经和督脉在腰骶部来回推拉火罐，至皮肤出现红色瘀血为止，起罐后擦净皮肤上的油迹。然后令患者仰卧位，将关元、归来、三阴交、足三里穴常规消毒，用毫针刺之，采用平补平泻的手法，针刺关元、归来穴使患者产生强烈向会阴部放射的针感，然后用闪火法在针上拔火罐，留罐10～15分钟，至皮肤出现红色瘀血即起罐拔针。隔日治疗1次，10次为1个疗程，经前2～3天开始治疗。适用于气滞血瘀、寒湿凝滞所致的月经不调。

方法三

【取穴】 脾俞、肾俞、关元、足三里、血海。

【施术】 患者俯卧位，充分暴露腰骶部，在腰骶部的督脉及膀胱经行闪罐法，由上至下，由左至右，循序进行，待火罐底部烫手时，立即翻转火罐，用火罐的底部熨压脾俞、肾俞穴，待罐底部变凉时，再立即翻转火罐进行闪罐法。如此反复进行闪罐法和熨罐法数次，至皮肤出现红色瘀血为止。然后令患者仰卧位，在关元、足三里、血海穴交替进行闪罐法和熨罐法，直至皮肤出现红色瘀血现象为止。每日治疗1次，7～10次为1个疗程。经前2～3天开始针刺。适用于脾肾虚寒和气血虚弱引起的月经不调，也可配合灸法或温针法治疗。

方法四

【取穴】 气海、三阴交、肾俞、脾俞、肝俞。

【施术】 将所选穴位进行常规消毒，用毫针刺之，虚证用补法，实证用平补平泻或泻法，取得针感后，在针上拔罐，留罐 10～15 分钟，至皮肤出现红色瘀血现象即起罐拔针。每日治疗 1 次，7～10 次为 1 个疗程。适用于月经不调。如月经先期加太冲、太溪穴；如月经后期，加血海、归来穴；如月经紊乱，加太冲、血海、足三里穴。

18. 经前期紧张综合征如何拔罐治疗

方法一

【取穴】 足太阳膀胱经的大杼至膀胱俞，督脉的大椎至腰俞，太阳、足三里、三阴交、太冲。

【施术】 将背部涂适量的润滑油，选择适当大小的火罐，用闪火法将罐吸拔于背部，然后沿着膀胱经和督脉轻轻地来回推拉火罐，至皮肤出现明显的瘀血现象为止，起罐后擦净皮肤上的油迹。如头痛为主，可加太阳穴刺血拔罐；如恶心呕吐为主，可加足三里穴刺血拔罐；如烦躁失眠为主，可加三阴交、内关穴刺血拔罐；如乳房胀痛为主，可加太冲穴刺血拔罐。隔日治疗 1 次，6 次为 1 个疗程。经前2～3 天开始治疗，每个月经周期治疗 1 个疗程。

方法二

【取穴】 肝俞、脾俞、肾俞、太阳、关元、三阴交、太冲。

【施术】 患者俯卧位，将肝俞、脾俞、肾俞穴进行常规消毒，每穴用三棱针点刺 3～5 下，选择适当大小的火罐，立即拔于所点刺的穴位，留罐 10～15 分钟，拔出血量 3～5 毫升，起罐后擦净皮肤上的血迹。然后令患者仰卧位，用同样的方法将太阳、足三里、三阴交、太冲穴进行刺血拔罐。隔日治疗 1 次，10 次为 1 个疗程。经前 2～3 天开始治疗。

19. 痛经如何拔罐治疗

方法一

【取穴】 督脉的命门至腰俞，足太阳膀胱经的肾俞至次髎，关元、归来、足三里、三阴交。

【施术】 患者俯卧位，充分暴露腰骶部，将腰骶部涂适量的润滑油，选择适当大小的火罐，用闪火法将罐吸拔于腰部，然后沿着膀胱经和督脉在腰骶部来回推拉火罐，至皮肤出现红色瘀血为止，起罐后擦净皮肤上的油迹。然后令患者仰卧位，将关元、归来、三阴交、足三里穴常规消毒，用毫针刺之，采用平补平泻的方法，使患者产生强烈地向会阴部放射的针感，然后用闪火法在针上拔火罐，留罐 10～15 分钟，至皮肤出现红色瘀血起罐拔针。隔日治疗 1 次，10 次为 1 个疗程，经前 1～3 天开始治疗。

方法二

【取穴】 肾俞、气海俞、大肠俞。

【施术】 用走罐。从肾俞至大肠俞走罐 8～10 次，至局部潮红充血，若有丹痧出现，则选 4～5 个点进行挑痧法。隔日 1 次，3 次为 1 疗程，在经前期 5～6 天或经期时治疗。

方法三

【取穴】 次髎、关元、三阴交。气滞血瘀，加气海、膈俞、太冲；寒湿凝滞，加肾俞、大赫、十七椎；气血虚弱，加膈俞、脾俞、足三里。

【施术】 实证可用刺罐，梅花针中度叩刺后拔罐，或用留针罐，虚证可拔罐，再用艾条温和灸 5 分钟。均需留罐 5～15 分钟，每1～2 日 1 次，痛重可每日数次。

方法四

【取穴】 肾俞、脾俞、肝俞、关元、归来、三阴交。

【施术】 患者俯卧位，将肾俞、脾俞、肝俞穴进行常规消毒，用毫针刺之，采用平补平泻的手法，取得针感后，用闪火法将罐吸拔于针上，留罐 10～15 分钟，至皮肤出现红色瘀血后起罐。然后令患者仰卧位，用同样的方法在关元、归来、三阴交穴进行针刺，关元、归来穴使针感下传至会阴部，然后拔罐。每日治疗 1 次，经前 1～2 天开始治疗，经后再治 1～2 天，7～10 天为 1 个疗程，每月治疗 1 个疗程。适用于气滞血瘀、寒湿凝滞引起的痛经。

方法五

【取穴】 肾俞、胸腰部(后背)、骶椎两侧、下脘。

【施术】 选用大小适当的玻璃火罐，点燃 95%酒精棉球，速投罐中，待火旺时将罐吸附于所选部位上。每次只拔 2～3 罐，留罐25～30 分钟，每日 1 次，7～10 次为 1 个疗程。

方法六

【取穴】 关元、归来、肾俞、关元俞。

【施术】 当归、白芍、乳香、没药、桂枝、细辛、陈皮、厚朴、艾叶、小茴香、甘草各 30 克，将上药用纱布包好，放入药锅内，加水 3 000毫升，熬 30 分钟左右至药性煎出。然后将竹罐放入药中，煮 5～10 分钟，用镊子夹出竹罐，甩去药液，迅速用干毛巾捂住罐口，以便吸去罐口的药液，降低罐口的温度，保持罐内的热气，然后趁热立即将竹罐扣于以上穴位，手持竹罐稍加按压约 1 分钟，待竹罐吸牢于皮肤即可。留罐 10～20 分钟，至皮肤出现瘀血现象为止。每日治疗 1 次，10 次为 1 个疗程。适用于气滞血瘀、寒湿凝滞所致的痛经。

方法七

【取穴】 腰骶及下腹部、带脉区、小腿内侧。

【施术】 采用刺罐。用梅花针中度叩刺，实证重点叩气海、三阴交、期门穴及带脉区、腹股沟区，虚证重点叩气海、三阴交、关元、肾俞穴及腰骶部。叩刺后闪罐或走罐使叩刺部位变红，微渗血。隔日 1 次，每逢月经前半月开始治疗。连治 3 个月经周期以上。

方法八

【取穴】 气海俞、关元俞、肾俞、气海、关元、归来。

【施术】 患者俯卧位，将气海俞、关元俞、肾俞穴进行常规消毒，每穴用三棱针点刺3～5下，至皮肤可见出血为度，选择适当大小的火罐，用闪火法立即将罐吸拔于所点刺的穴位，留罐10～15分钟，拔出血量1～3毫升，起罐后擦净皮肤上的血迹。然后用同样的方法在气海、关元、归来穴进行刺血拔罐。每日治疗1次，7次为1个疗程，经前1～3天开始治疗。适用于寒湿凝滞和气滞血瘀引起的痛经。

方法九

【取穴】 脾俞、肾俞、关元、归来。

【施术】 患者俯卧位，充分暴露腰骶部，在腰骶部的督脉及膀胱经行闪罐法，由上至下，由左至右，循序进行，待火罐底部烫手时，立即翻转火罐用火罐的底部熨压脾俞和肾俞穴，待火罐底部变凉时，立即翻转火罐再进行闪罐法。如此反复进行闪罐法和熨罐法数次，至皮肤出现红色瘀血为止。然后令患者仰卧位，在关元、归来穴交替进行闪罐法和熨罐法，直至皮肤出现红色瘀血现象为止。适用于脾肾虚寒和气血虚弱引起的痛经。经前2～3日开始治疗，每日1次，10次为1个疗程。

方法十

【取穴】 主穴为次髎、归来、关元。配穴为三阴交、足三里、合谷。

【施术】 用毫针在所选择的穴位上针刺，然后选用大小适宜的火罐，点燃95％酒精棉球速投罐中，待火旺时将罐扣拔在所选穴位上，留罐时间为10～20分钟。每日或隔日治疗1次。用本法应按月治疗，月经前2～3天开始，月经后再治4～5天。

方法十一

【取穴】 天枢、中极、三阴交、次髎及腰骶部条索状反应物。

【施术】 采用刺罐。每次取 2 穴,用三棱针点刺后拔罐 10 分钟,出血 5～10 毫升。隔 2 日 1 次,实证在月经后开始治疗,至下次月经前止;虚证在经前 7 天开始治疗,至月经净后为止。

20. 闭经如何拔罐治疗

方法一

【取穴】 关元、气海、归来、中极、肾俞、腰阳关。

【施术】 患者取俯卧位,选用大小适宜的玻璃火罐或竹制火罐(内直径 4～5 厘米),点燃 95%酒精棉球速投罐中,待火旺时将罐扣置在上述穴位,留罐 15～20 分钟。每日或隔日治疗 1 次,一般 1～3 次可痊愈。

方法二

【取穴】 大椎、身柱、肝俞、脾俞、血海、三阴交。

【施术】 每次选用 1～2 穴,皮肤常规消毒后,对准穴位,用三棱针迅速地刺入 0.5～1 分,随即迅速退出,以出血为度。然后选用大小适宜的火罐,点燃 95%酒精棉球速投罐中,待火旺时将罐扣在穴位上,留罐 10～15 分钟。隔日 1 次。

21. 功能失调性子宫出血如何拔罐治疗

方法一

【取穴】 肾俞、气海俞、腰阳关、关元俞、膀胱俞、腰俞、关元、三阴交。

【施术】 可采用单罐,也可轮流选其中 2～3 穴施行留针罐、刺罐、挑罐,其余穴位用单罐,体质虚寒或寒实类型宜选用艾灸,姜艾灸罐或敷姜罐。留罐 10～15 分钟,每 2～3 天治疗 1 次,月经来潮及潮后 2 天内停止治疗。两次月经间为 1 个疗程。

方法二

【取穴】 关元、中极、脾俞、肾俞、足三里为第一组，气海、大巨、肝俞、腰阳关、血海、三阴交为第二组，两组交替轮流使用。

【施术】 采用单罐、针罐或刺罐，体质虚寒可用灸罐。用单纯艾灸或姜艾灸后拔罐，留罐 10～20 分钟，血量多可加灸隐白穴。每日或隔日 1 次，10 次为 1 个疗程，疗程间隔 5 天。

22. 阳痿如何拔罐治疗

方法一

【取穴】 肾俞、八髎、关元、大赫、内关、神门、足三里、三阴交、太溪。

【施术】 用单纯火罐法吸拔上穴，留罐 10 分钟，每日 1 次。10 次为 1 个疗程。

方法二

【取穴】 肾俞、中极、气海、命门、志室、心俞、命门、脾俞。

【施术】 患者取仰卧位及坐位，同闪火法将火罐吸拔于上述穴位上，留罐 15 分钟，每日 1 次，10 次为 1 个疗程。

方法三

【取穴】 肾俞、气海、关元、三阴交。

【施术】 取适当体位，用闪火法吸拔上穴，留罐 15 分钟，起罐后加用艾条灸各穴 10 分钟，每日 1 次，10 次为 1 个疗程。

(四)按摩疗法

23. 月经不调如何按摩治疗

(1)方法一

①患者俯卧位。施术者立于一侧,两手掌指交替着力,从腰部至上背部沿足太阳膀胱经行径边推边揉,反复施术约5分钟。

②患者俯卧位。施术者立于一侧,两手掌指交替着力,一手扶其腰部,另一手紧贴骶部两侧八髎穴处,自上而下揉擦至尾骨两旁约3分钟。

③患者仰卧位。施术者站于一侧,一手中指着力,垂直点按肚脐正中直下3寸处的关元穴约30秒,以局部酸胀感为宜。

④患者仰卧位。施术者立于一侧,一手拇指端着力,分别垂直点按两膝关节的髌骨内上方2寸处的血海穴约30秒,以局部有酸胀感为宜。

⑤患者仰卧位。施术者立于一侧,一手中指端着力,分别垂直点按两踝关节的内踝尖直上3寸、胫骨后缘的三阴交穴约30秒,以局部有胀麻感为宜。

(2)方法二

①患者取仰卧位,施术者先用掌根揉腹法,在下腹部反复施术3～5分钟。

②紧接上法,用右手拇指指压神厥、气海、关元、中极穴3～5分钟。

③体位同上,施术者用指压血海、三阴交穴3～5分钟。

④患者俯卧位,施术者在腰骶部八髎、长强穴用指压法反复施

术 3～5 分钟。

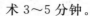

(3)方法三:以双拇指指腹强压双侧关元、八髎、归来、三阴交穴,刺激量大小应视病情和体质而定,每穴 3～5 分钟。于经前 5 日施术,至经来后停止。每日或隔日 1 次。适用于月经不调,兼治赤白带下。

(4)方法四:强力切按双侧太冲穴 1.5～3 分钟,艾灸双侧隐白穴 5～10 分钟。每日或隔日 1 次,于经前 7 日开始至月经来潮后停止,为 1 个疗程。适用于月经先期,经量过多。

(5)方法五:以双拇指指腹强压双侧肝俞、膈俞、三阴交穴,每穴 3～5 分钟。每日或隔日 1 次,于经前 5～7 日开始至月经来潮为止。适用于月经先后无定期。

24. 经前期紧张综合征如何按摩治疗

(1)方法一

①患者坐位,施术者以双手拇指或中指指端着力,自前额正中向两旁抹至太阳穴,约 2 分钟。

②患者坐位,施术者以拇指偏峰着力于两眉连线的中点印堂穴,做一指禅推法或揉法,约 2 分钟,以感酸胀为度。

③患者坐位,施术者以拇指偏峰着力于前发际正中直上 0.5 寸的神庭穴,以一指禅推或揉法,约 2 分钟,以感酸胀为度。

④患者坐位,施术者以拇指偏峰着力于眉梢与目、外眦之间向后约 1 寸处凹陷中的太阳穴,推揉约 2 分钟,以感酸胀为度。

⑤患者坐位,施术者以拇指指端或指腹着力揉动胸锁乳突肌与斜方肌之间凹陷中的风池穴,约 2 分钟,以感酸胀为度。

⑥患者坐位,施术者以拇指指端或指腹着力揉动前发际正中直上 7 寸的百会穴,约 2 分钟,以感酸胀为度。

⑦患者坐位,施术者以拇指指端或指腹着力揉动脐上 4 寸的

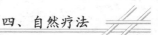

中脘穴，约 2 分钟，以感酸胀为度。

⑧患者坐位，施术者以拇指指端或指腹着力揉动腕横纹上 2 寸，掌长肌腱与桡侧腕屈肌腱之间的内关穴，约 2 分钟，以感酸胀为度。

⑨患者坐位，施术者以拇指指端或指腹着力按压揉动腕横纹尺侧端，尺侧腕屈肌腱的桡侧凹陷中的神门穴，约 2 分钟，以感酸胀为度。

⑩患者坐位，施术者以双手手掌小鱼际着力自后向前摩擦两侧胸胁部，擦至皮肤透热为止。

⑪患者俯卧位，施术者以双手拇指指端或指腹着力按压揉动第三胸椎棘突下，旁开 1.5 寸的心俞穴 2 分钟，以感酸胀为度。

⑫患者俯卧位，施术者以拇指指端或指腹着力揉动第九胸椎棘突下，旁开 1.5 寸的肝俞穴 2 分钟，以感酸胀为度。

⑬患者仰卧位，施术者以拇指指端或指腹着力按压揉动犊鼻穴下 3 寸，胫骨内侧面后缘的足三里穴，约 2 分钟，以感酸胀为度。

(2)方法二

①拇指指端用重力切按内关穴，每隔 10 秒钟放松 1 次，反复切按 2～3 分钟，直至局部出现明显酸胀感为止。

②中指指尖用重力切按人中穴，每隔 10 秒钟放松 1 次，反复切按 1～2 分钟，直至局部出现明显胀痛感为止。

③中指指端用重力点冲按压中极穴，每分钟 200 次以上，连续点冲按压 2～3 分钟，直至局部出现明显酸胀感为止。

④拇指指端用重力扪按三阴交穴，每隔 20 秒钟放松 1 次，反复扪按 3～5 分钟，直至局部出现明显酸胀感为止。

⑤拇指指端用重力捏按太冲穴，每隔 10 秒钟放松 1 次，反复捏按 2～3 分钟，直至局部出现强烈酸胀感为止。

⑥涌泉穴的治疗方法与太冲穴相同。

25. 痛经如何按摩治疗

(1)方法一

①取仰卧位,两髋、两膝屈曲。两手掌指重叠置于腹部,以肚脐为中心,在中、下腹部,自右向左沿顺时针方向反复环形摩动约10分钟,手法要轻快、柔和,用力先轻后重。

②取坐位。两手掌指并拢伸直,紧贴腰骶部皮肤,从腰部至骶尾部,自上而下,反复擦摩约3分钟。

(2)方法二

①患者仰卧位,下肢、髋、膝屈曲。施术者立于患者一侧,两手拇指和余指合力,从肚脐下方开始拿提腹部皮肤,边拿边提边放,逐渐下移至耻骨联合处,反复施术5～7遍。

②患者仰卧位。施术者立于患者右侧,两手拇指并置于左小腿内侧至踝关节,从上至下逐渐下移,反复施术约2分钟,以局部有酸胀感并向足部放射为宜,然后换做右小腿部,方法亦然。

③患者俯卧位。施术者两手掌指交替着力,从背部至腰骶部,在脊柱两旁反复推揉约5分钟。

④患者仰卧位。施术者立于一侧,一手中指端着力,分别点按两踝关节的内踝尖直上3寸、胫骨后缘的三阴交穴约30秒,以局部有胀麻感为宜。

⑤患者仰卧位。施术者立于一侧,一手拇指端着力,分别垂直点按两膝关节的髌骨内上方2寸处的血海穴约30秒,以局部有酸胀感为宜。

(3)方法三

①中指指端用重力点冲按压中极穴,每分钟200次以上,连续点冲按压2～3分钟,直至局部出现明显酸胀感为止。

②拇指指腹用重力扪按关元穴,每隔10秒钟放松1次,反复

扪按2～3分钟，直至局部出现明显酸胀感为止。

③气海、次髎两穴的治疗方法同中极穴。

④子宫、归来、血海、地机四穴的治疗方法同关元穴。

⑤拇指指腹用重力捏按三阴交穴，每隔20秒钟放松1次，反复捏按3～5分钟，直至局部出现明显酸胀感为止。

⑥拇指指端用重力捏按太冲穴，每隔10秒钟放松1次，反复捏按2～3分钟，直至局部出现明显酸胀感为止。

(4)方法四

①患者取仰卧位，施术者用右手拇指指腹贴于下腹部，摩推气海、关元、中极穴3～5分钟。

②紧接上法，施术者再指压血海、足三里、三阴交穴3～5分钟。

③施术者再指压两侧涌泉穴3～5分钟。

④患者俯卧位，施术者用多指揉法，在脊柱或脊柱两侧反复施术3～5分钟。

(5)方法五

①用中指按揉关元穴3分钟。

②用拇指分别按揉肝俞、命门、肾俞、八髎穴各2分钟。

③用拇指点阴陵泉、三阴交穴各2分钟，合谷穴1分钟。

④用五指叩点血海穴2分钟。

在行经前一周每日治疗1次，连续治疗3天，3个月为1个疗程。

26. 闭经如何按摩治疗

(1)方法一

①取仰卧位，两膝屈曲。两手掌指重叠置于中、下腹部，自右向左行，按顺时针方向反复旋转摩动约10分钟，手法要柔和，用力

先轻后重，以腰部有热感为宜。

②取坐位，腰部微屈，两手手指并拢，掌指紧贴腰部，用力向下擦至骶部，如此连续反复施术约 2 分钟，以使局部有温热感为宜。

③坐、卧体位皆宜。两手拇指端交替着力，分别点按对侧上肢的拇、食掌骨之中点、稍偏食指处的合谷穴约 1 分钟，以局部胀沉并放散至手指为宜。

(2)方法二

①患者俯卧位。施术者立于一侧，两手掌指交替着力，沿脊柱两侧足太阳膀胱经行径，从背部至腰骶部，反复推按约 3 分钟。

②患者俯卧位。施术者立于一侧，用两手拇指端着力，分别按揉第九胸椎棘突下旁开 1.5 寸处的肝俞穴，第 11 胸椎棘突下旁开 1.5 寸处的脾俞穴，第二腰椎棘突下旁开 1.5 寸处的肾俞穴，各约 30 秒，以局部有酸胀感为宜。

③患者仰卧位。施术者立于一侧，两手拇指端着力，分别点按两下肢膝关节的髌骨内上方 2 寸处的血海穴，膝关节外膝眼下 3 寸、胫骨外侧约一横指处的足三里穴，踝关节内踝尖上 3 寸、胫骨后缘处的三阴交穴，每穴各约 30 秒，以局部有胀麻感为宜。

④患者仰卧位，髋、膝屈曲。施术者两手指着力，分别置于腹部两侧，自上而下，自外向内沿任脉行径，将腹部肌肉挤起，然后两手交叉扣拢拿提、放松，反复施术 1 分钟。

(3)方法三

①患者取仰卧位，施术者先用掌根顺时针方向，揉其下腹部，反复施术 3～5 分钟。

②施术者再用指压法在神厥、气海、关元、中极穴反复施术3～5 分钟。

③紧接上法，施术者再指压血海、三阴交、涌泉穴 3～5 分钟。

④患者俯卧位。施术者指压肾俞、肝俞、胆俞、胃俞、脾俞、八髎穴各 3～5 分钟。

27. 功能失调性子宫出血如何按摩治疗

(1)方法一

①食指或拇指指腹用重力分别扪按中极、关元、子宫、血海穴,每隔 10 秒钟放松 1 次,反复扪按 2～3 分钟,直至局部出现酸胀感为止。

②拇指指端用重力扪按次髎穴,每隔 20 秒钟放松 1 次,反复扪按 3～5 分钟,直至局部出现明显酸胀感为止。

③拇指指端分别用重力捏按合谷、太冲穴,每隔 10 秒钟放松 1 次,反复捏按 2～3 分钟,直至局部出现较强烈酸胀感为止。

④拇指指腹用重力扪按三阴交穴,每隔 10 秒钟放松 1 次,反复扪按 3～5 分钟,直至局部出现较明显酸胀感为止。

(2)方法二:先以拳叩击腰骶部约 10 分钟,腹部出现舒适感,接着从尾椎至大椎,以指(三指或五指并拢)叩击,往返 20 分钟,然后再捏提1～2 遍,并平推小腹,以腹部有热流感为度。再在关元穴拔火罐约 10 分钟。每日或隔日 1 次。

(3)方法三:取穴 2 组,一组为肝俞、四满、三阴交、太冲,二组为脾俞、归来、大敦、血海。任选一组穴,或交替使用,依次强压双侧有关穴位,其中太冲或大敦穴用切法,每穴 3～5 分钟。每日或隔日 1 次。指力由轻到重,灵活施术。

28. 不孕症如何按摩治疗

揉中脘穴,按揉足三里、脾俞穴均能健脾益气;一指禅推气海、关元穴,按揉肾俞穴,擦腰骶部和膀胱经均具有补肾培元的作用;按揉三阴交、血海、膈俞穴能调理冲任、活血化瘀;按揉心俞、肝俞穴具有行气活血的功效。

(1)揉中脘穴:患者仰卧位,操作者以中指指端轻揉脐上4寸处的中脘穴2分钟。

(2)一指禅推气海穴:患者仰卧位,操作者以拇指指端或螺纹面在脐下1.5寸处的气海穴行一指禅推法2分钟。

(3)一指禅推关元穴:患者仰卧位,操作者以拇指指端或螺纹面在脐下3寸处的关元穴行一指禅推法2分钟。

(4)一指禅推中极穴:患者仰卧位,操作者以拇指指端或螺纹面在脐下4寸处的中极穴行一指禅推法2分钟。

(5)一指禅推子宫穴:患者仰卧位,操作者以拇指指端或螺纹面在脐下4寸旁开3寸处的子宫穴行一指禅推法2分钟。

(6)按揉足三里穴:患者仰卧位,操作者以拇指指端按揉犊鼻穴下3寸、胫骨前缘外一横指处的足三里穴1分钟,以感到酸胀为度。

(7)按揉血海穴:患者仰卧位,操作者以拇指指端或螺纹面按揉髌骨内缘直上2寸处的血海穴1分钟,以感到酸胀为度。

(8)按揉三阴交穴:患者仰卧位,操作者以拇指指端或螺纹面按揉内踝高点直上3寸处的三阴交穴1分钟,以感到酸胀为度。

(9)按揉膈俞穴:患者俯卧位,操作者以拇指指端按揉第七胸椎棘突下,旁开1.5寸处的膈俞穴1分钟,以感到轻微的酸胀为度。

(10)按揉心俞穴:患者俯卧位,操作者以拇指指端按揉第五胸椎棘突下,旁开1.5寸处的心俞穴1分钟,以感到轻微的酸胀为度。

(11)按揉肝俞穴:患者俯卧位,操作者以拇指指端按揉第九胸椎棘突下,旁开1.5寸处的肝俞穴1分钟,以感到酸胀为度。

(12)按揉脾俞穴:患者俯卧位,操作者以拇指指端按揉第十一胸椎棘突下,旁开1.5寸处的脾俞穴1分钟,以感到酸胀为度。

(13)按揉肾俞穴:患者俯卧位,操作者以拇指指端按揉第二腰

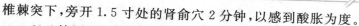

椎棘突下，旁开 1.5 寸处的肾俞穴 2 分钟，以感到酸胀为度。

(14)擦腰骶部：患者俯卧位，操作者以小鱼际部附于腰骶部做横向来回摩拭，以感到温热为佳。

(15)擦膀胱经：患者俯卧位，暴露背部，操作者以小鱼际部附于背部膀胱经第一侧线，做直线来回摩拭，以感到温热为度。

29. 阳痿如何指压保健

(1)方法一

①取仰卧位。两手掌指同时着力，分别推揉两侧下腹部，边推边揉约 2 分钟。

②取仰卧位。右手掌心置于肚脐上，左手掌指重叠于右手背上，两手同时着力，掌心旋转摩肚脐约 2 分钟。

③取坐位，腰部微屈。两手手指并拢，掌指紧贴骶部，用力上下擦摩约 2 分钟。

④取坐位。两手握拳，背侧掌指关节着力，分别按揉同侧腰部约 3 分钟。

(2)方法二

①患者仰卧位。施术者立于一侧，右手掌指置于患者下腹部，左手掌重叠于右手背上，两手同时着力，反复揉 5 分钟。

②患者仰卧位。用拇指或中指端着力，点肚脐正中直下 1.5 寸处的气海穴，肚脐正中直下 3 寸处的关元穴，每穴约 30 秒，以局部酸胀并放散至会阴部为宜。

③患者仰卧位。施术者立于一侧，两手拇指端着力，分别点按踝关节的内踝尖直上 3 寸处的三阴交穴，膝关节内膝眼下胫骨内下缘凹陷处的阴陵泉穴，每穴约 1 分钟。

④患者俯卧位，上衣撩起至第七颈椎。施术者两手自然屈曲成空拳，拇指伸张在拳跟上面，食指和中指横抵在尾骨上，两手交

替沿脊柱向上推进，同时两手的大拇指将皮肤轻轻提起，随捏随推，推至第七颈椎为止，如此反复3～5遍。在推捏过程中，每推捏3次就须上提1次，以背脊皮肤出现微红为宜。

⑤患者坐位。施术者坐于背后，两手拇指同时着力，分别按揉两侧第二腰椎棘突下旁开1.5寸处的肾俞穴约1分钟。

(3)方法三

①拇指用中等力量揉按关元穴，连续揉按3～5分钟，直至局部出现胀热感为止。

②中极穴的治疗方法同关元穴。

③拇指用重力扪按肾俞穴，每隔20秒钟放松1次，反复扪按3～5分钟，直至局部出现明显酸胀感为止。

④中指指腹轻轻揉按命门穴，连续2～3分钟，直至局部出现胀热感为止。

⑤拇指用重力捏按三阴交穴，每隔10秒钟放松1次，反复捏按2～3分钟，直至局部出现明显酸胀感为止。

⑥中指指腹用重力扪按次髎穴，每隔10秒钟放松1次，反复扪按3～5分钟，直至局部出现明显酸胀感为止。

(五)刮痧疗法

30. 月经不调如何刮痧治疗

方法一

【取穴】 腹部、背腰部、足部。腹部刮气海、关元、归来区域；背腰部刮肝俞至气海俞区域；足部刮足三里。以上区域合用，意在调理冲任气血。肝郁者，加刮期门；肾虚者，加刮太溪。

【治法】 患者先取仰卧位，术者以中等或较重力度刮腹部与足部，刮至局部潮红。继则患者转俯卧位，以较重力度刮背腰部，刮至局部潮红或出现痧痕为好。每3～5日刮1次，10次为1个疗程。可选用水或油作为刮痧介质。肝郁者，应配合心理治疗，解除烦恼，畅达心情。适用于月经先后无定期。

方法二

【取穴】 腹部、足部。腹部刮气海至关元区域，足部刮三阴交。气海至关元为任脉所在，刮之可通调任脉，理气和血；脾胃为气血之本，脾气旺则血有所统，故配三阴交。若属气虚所致者，加刮足三里；实热者，加刮太冲；虚热者，加刮太溪。

【治法】 患者仰卧，术者在刮治部位涂以刮痧介质，以中等力度刮腹部，刮至局部潮红或出现痧痕。继以中等力度刮足部，刮至潮红即可。隔日刮治1次，15次为1个疗程。少食辛辣煎炒之物。适用于月经先期。

方法三

【取穴】 腹部、背腰部、足部。腹部刮治部位包含气海、关元、归来；背腰部刮治部位包含肝俞、脾俞、肾俞；足部刮血海、足三里。以上区域合用可温经散寒、行气活血、健脾益肾、通调冲任。血虚者，加刮三阴交；阳虚者，加刮命门；气滞者，加刮期门。

【治法】 患者先取仰卧位，术者以中等力度刮腹部及足部，刮至局部潮红或出现痧痕。然后患者取俯卧位，术者以较重力度刮腰部，以刮出痧痕为好。每3日左右刮治1次，5次为1个疗程。可用行气活血药液作为刮痧介质。少食生冷之物。

方法四

【取穴】 主穴为大椎、肩井、大杼、膈俞。配穴为气海至关元、血海、三阴交。若月经先期，加刮太冲、太溪；月经后期，加刮归来、足三里；月经前后不定期，加刮肝俞、肾俞、脾俞、足三里、太溪。

【治法】 重刮主穴部位3分钟，轻刮其他经穴部位3～5

分钟。

31. 闭经如何刮痧治疗

方法一

【取穴】 主穴为大椎、肩井、膏肓俞、神堂。配穴为气海至关元、血海、三阴交、次髎。血枯者，加刮脾俞、章门、足三里；血滞者，加刮肝俞、太冲。

【治法】 重刮主刮经穴部位及肝俞、太冲经穴部位 3 分钟；轻刮其他经穴 3～5 分钟。

方法二

【取穴】 腹部、背部、足部。腹部刮气海至关元区域；背部刮肝俞至脾俞区域；足部刮血海、足三里。以上穴位合用，意在调冲任、理气血、疏肝郁、健脾胃。气血充，冲任和，则月事至。肝肾不足者，加刮太溪；气滞血瘀者，加刮期门。

【治法】 患者先取仰卧位，术者以中等力度先刮腹部及足部，刮至局部潮红。继则患者转俯卧位，术者以较重力度刮背部，刮至痧痕显现为宜。每 5～7 日刮治 1 次，5 次为 1 个疗程。不瘥者，可直接进入下一疗程。气滞血瘀者，可涂用具活血化瘀作用的刮痧介质。如因先天性生殖器官发育异常或后天器质性损伤而致无月经者，非本法所宜。此外，闭经须与早孕相鉴别，切勿将早孕误作闭经治疗。

32. 痛经如何刮痧治疗

方法一

【取穴】 主穴为大椎、肩井、大杼、膏肓。配穴为关元至中极、地机至三阴交、次髎。若少腹胀痛者，加刮太冲穴部位；若气虚乏力，面色苍白者，加刮足三里、命门穴部位。

【治法】 轻刮足三里、命门穴3～5分钟，重刮其他经穴部位3～5分钟。

方法二

【取穴】 腹部、腰骶部、足部。腹部刮气海至关元区域；腰骶部刮肾俞至次髎区域；足部刮地机至三阴交区域。以上穴位配用，旨在通调冲任，行瘀止痛。气滞者，加刮期门；血虚者，加刮足三里。

【治法】 患者先取仰卧位，术者以中等力度刮腹部及足部，刮至局部潮红。然后患者转俯卧位，术者以较重力度刮腰骶部，刮至局部潮红或出现痧痕。每3日刮治1次，10次为1个疗程。可选用活血止痛药液作为刮痧介质。疼痛较重者，应加服药物，增进疗效，以免痛剧昏厥。

33. 功能失调性子宫出血如何刮痧治疗

方法一

【取穴】 主穴为肩井、大椎、膏肓俞、肝俞、膈俞。配穴为气海至关元、三阴交、隐白、次髎。

【治法】 中等强度刮拭主刮经穴部位3分钟，轻刮其他经穴部位3～5分钟。

方法二

【取穴】 腹部、背部。腹部从气海刮至关元；背部从膈俞刮至肾俞。腹背部穴位配用，旨在调冲任，和肝脾。虚热所致者，加刮太溪；实热者，加刮大椎、曲池；肾阳虚者，加刮命门；脾虚者，加刮足三里；气滞者，加刮期门。

【治法】 患者先取仰卧位，术者以中等力度刮腹部，刮至潮红

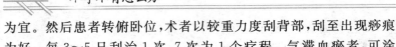

为宜。然后患者转俯卧位，术者以较重力度刮背部，刮至出现痧痕为好。每3～5日刮治1次，7次为1个疗程。气滞血瘀者，可涂用具活血化瘀作用的刮痧介质。若出血量大，应配用内服药物等疗法，以增强疗效，防止变证。

34. 阳痿如何刮痧保健

【取穴】 背腰部、腹部、足部。背腰部以脾俞为上线、肾俞为下线，刮治整个区域；腹部主要刮任脉穴位，从气海刮至中极；足部刮足三里、三阴交。上述刮治部位具有补肾益脾、调理阴阳、振奋阳气作用，治疗阳痿较为有效。若湿热下注者，加刮阴陵泉。

【治法】 患者取坐位，术者在刮治部位涂以适宜介质，然后以较重力度刮背腰部，刮至局部出现痧痕为好。继则以中等力度刮腹部与足部穴位，刮至局部潮红。每3～5日刮治1次，5次为1个疗程。治疗期间禁房事。此外，大多阳痿患者具有心理因素，应配合心理调治。

(六)熏蒸疗法

35. 不孕症如何熏蒸治疗

(1)硫黄粉30克。硫黄粉加水1500毫升，煮沸5分钟后倒入盆中，先熏后洗再坐浴，每晚1次。一般连续熏洗1～3周后见效。具有散寒暖宫的功效。适用于子宫虚寒，月经不调难以受孕者。

(2)女贞子60克，墨旱莲50克，桑葚40克，白蒺藜20克。将以上药物同入锅中，加水适量，煎煮30分钟，去渣取汁，倒入泡足桶中，先熏蒸后泡足30分钟，每晚1次。30天为1个疗程。具有滋补肝肾的功效。适用于肝肾阴虚型不孕症，症见婚后不孕，月经先期，或月经周期正常，经量偏少色红，形体消瘦，腰膝酸痛，内心烦热，心悸失眠，口燥咽干，大便干结，舌质偏红少黄，脉细而快。

(3)制何首乌50克，桑葚30克，黄精20克，黑芝麻叶60克。将以上药物同入锅中，加水适量，煎煮30分钟，去渣取汁，倒入泡足桶中，先熏蒸后泡足30分钟，每晚1次。30天为1个疗程。具有滋补肝肾的功效。适用于肝肾阴虚型不孕症，症见婚后不孕，月经先期，或月经周期正常，经量偏少色红，形体消瘦，腰膝酸痛，内心烦热，心悸失眠，口燥咽干，大便干结，舌质偏红少黄，脉细而快。

(4)人参叶15克，当归20克，橘皮30克，桂圆壳40克。将以上药物同入锅中，加水适量，煎煮30分钟，去渣取汁，倒入泡足桶中，先熏蒸后泡足30分钟，每晚1次。30天为1个疗程。具有益气养血的功效。适用于气血两虚型不孕症，症见婚后不孕，月经后期，量少色淡，甚至闭经，面色无华，头晕眼花，心慌乏力，失眠健忘，舌质淡，脉细弱。多见于体质虚弱、慢性消耗性疾病、神经性厌食症、席汉综合征引起的不孕症。

(5)青皮20克，陈皮30克，莱菔子40克，川芎20克。将以上药物同入锅中，加水适量，煎煮30分钟，去渣取汁，倒入泡足桶中，先熏蒸后泡足30分钟，每晚1次。30天为1个疗程。具有疏肝理气调经的功效。适用于肝郁气滞型不孕症，症见婚后不孕，月经失调，经期先后不定，经来腹痛，经量较少或经行不畅，色黯有块，胸胁或乳房胀痛，精神抑郁，喜叹息或烦躁易怒，脉弦。多见于经前综合征、溢乳闭经综合征、高泌乳素血症、黄体不健引起的不孕症。

(6)橘皮50克，海藻60克，昆布50克，杏仁20克，半夏20克。将以上药物同入锅中，加水适量，煎煮30分钟，去渣取汁，倒入泡足桶中，先熏蒸后泡足30分钟，每晚1次。30天为1个疗程。具有燥湿化痰调经的功效。适用于痰湿内阻型不孕症，症见婚久不孕，月经失调，月经稀少，甚则闭经，形体肥胖，面色苍白，胸闷痰多，神疲乏力，月经延后，带下色白质稀，大便溏不成形，苔白腻，脉细滑。多见于多囊卵巢综合征、闭经、月经不调引起的不孕症。

(7)苍术30克，薏苡仁50克，白术20克，川芎15克，石菖蒲30克。将以上药物同入锅中，加水适量，煎煮30分钟，去渣取汁，倒入泡足桶中，先熏蒸后泡足30分钟，每晚1次。30天为1个疗程。具有燥湿化痰调经的功效。适用于痰湿内阻型不孕症，症见婚久不孕，月经失调，月经稀少，甚则闭经，形体肥胖，面色苍白，胸闷痰多，神疲乏力，月经延后，带下色白质稀，大便溏不成形，苔白腻，脉细滑。多见于多囊卵巢综合征、闭经、月经不调引起的不孕症。

(8)垂盆草30克，败酱草20，车前草40克，益母草30克，川芎20克。将以上药物同入锅中，加水适量，煎煮30分钟，去渣取汁，倒入泡足桶中，先熏蒸后泡足30分钟，每晚1次。30天为1个疗程。具有清热化湿，补气活血的功效。适用于湿热蕴结型不孕症，症见婚后不孕，月经失调，经期延长，淋漓不断，带下量多，腰骶酸痛，小腹坠胀疼痛，经行及劳累加重，或低热不退，或经前乳房作胀，舌质红、苔质腻或白腻。多见于阴道炎、宫颈炎、慢性盆腔炎、子宫内膜异位症引起的不孕症。

(9)生山楂50克，桃仁40克，三棱30克，莪术20克，白酒50毫升。将前4味中药同入锅中，加水适量，煎煮30分钟，去渣去汁，与3 000毫升开水及白酒同入泡足桶中，先熏蒸后泡足，每晚1次，每次30分钟，30天为1个疗程。具有活血化瘀，软坚散结，调经助孕的功效。适用于瘀血阻滞型不孕症，症见婚久不孕，月经失调或周期正常，量少不畅或淋漓不尽，经色紫黑，夹有血块，或经行腹痛，坠胀拒按，或平时小腹作痛，或经前乳胀、胸胁胀痛，或腹部有结块，舌质紫暗或有瘀点。多见于输卵管炎症、输卵管阻塞、子宫内膜异位症、子宫肌瘤、宫腔粘连、宫颈粘连引起的不孕症。

36. 月经不调如何熏蒸治疗

(1)生地黄 50 克，白茅根 200 克，马兰头 100 克，甘草 5 克。将上药同入锅中，加水适量，煎煮 30 分钟，去渣取汁，倒入泡足桶中，待药液温度降至 30℃左右时，泡足 30 分钟，每晚 1 次。10 天为 1 个疗程。具有清热凉血止血的功效。适用于月经超前，月经量多。

(2)鲜芹菜 250 克，鲜荠菜 250 克，藕节 150 克。将 3 味食物同入锅中，加水适量，煎煮 30 分钟，去渣取汁，倒入泡足桶中，待药液温度降至 30℃左右时，泡足 30 分钟，每晚 1 次。10 天为 1 个疗程。具有清热凉血止血的功效。适用于月经超前，月经量多。

(3)生地黄 30 克，地骨皮 40 克，炒地榆 30 克，槐花 20 克，马兰头 30 克。将上药同入锅中，加水适量，煎煮 30 分钟，去渣取汁，倒入泡足桶中，待药液温度降至 30℃左右时，泡足 30 分钟，每晚 1 次。10 天为 1 个疗程。具有清热凉血止血的功效。适用于月经超前，月经量多。

(4)艾叶 50 克，干姜 40 克，桂枝 30 克，细辛 10 克，生姜 30 克。将上药同入锅中，加水适量，煎煮 30 分钟，去渣取汁，倒入泡足桶中，待药液温度降至 50℃左右时，泡足 30 分钟，每晚 1 次。10 天为 1 个疗程。具有温经散寒止痛的功效。适用于月经延后，月经量少，闭经。

(5)桂枝 30 克，红花 5 克，生姜 50 克，胡椒 30 克，小茴香 10 克。将上药同入锅中，加水适量，煎煮 30 分钟，去渣取汁，倒入泡足桶中，待药液温度降至 50℃左右时，泡足 30 分钟，每晚 1 次。10 天为 1 个疗程。具有温经散寒止痛的功效。适用于月经延后，月经量少，闭经。

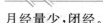

(6)益母草60克，红花15克，青皮20克，郁金15克。将上药同入锅中，加水适量，煎煮30分钟，去渣取汁，倒入泡足桶中，待药液温度降至50℃左右时，泡足30分钟，每晚1次。10天为1个疗程。具有行气活血，化瘀调经的功效。适用于月经延后，月经量少。

(7)桃仁30克，川芎20克，青皮20克，皂角刺30克，延胡索30克。将上药同入锅中，加水适量，煎煮30分钟，去渣取汁，倒入泡足桶中，待药液温度降至50℃左右时，泡足30分钟，每晚1次。10天为1个疗程。具有行气活血，化瘀调经的功效。适用于月经延后，月经量少。

(8)金橘叶60克，香附20克，莱菔子50克。将上药同入锅中，加水适量，煎煮30分钟，去渣取汁，倒入泡足桶中，待药液温度降至40℃左右时，泡足30分钟，每晚1次。10天为1个疗程。具有疏肝理气，解郁调经的功效。适用于月经先后无定期，月经量或多或少。

(9)青皮30克，橘皮40克，橘核50克，郁金30克，川芎20克。将上药同入锅中，加水适量，煎煮30分钟，去渣取汁，倒入泡足桶中，待药液温度降至40℃左右时，泡足30分钟，每晚1次。10天为1个疗程。具有疏肝理气，解郁调经的功效。适用于月经先后不定期，月经量或多或少。

37. 经前期紧张综合征如何熏蒸治疗

(1)柴胡20克，郁金15克，青皮20克，橘皮30克，橘核40克。将以上药物同入锅中，加水适量，煎煮30分钟，去渣取汁，待药液温度降至50℃时，用毛巾蘸药汁温敷两侧乳房10分钟，然后将药液倒入泡足桶中，泡足30分钟，于经前10天开始至月经结束，每晚1次。具有疏肝理气，解郁消胀的功效。适用于月经前乳胀。

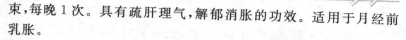

（2）金橘叶40克，红萝卜500克，香橼皮15克，青皮20克，川芎15克。将以上药物同入锅中，加水适量，煎煮30分钟，去渣取汁，待药液温度降至50℃时，用毛巾蘸药汁温敷两乳10分钟，然后将药液倒入泡足桶中，泡足30分钟，于经前10天开始至月经结束，每晚1次。具有疏肝理气，解郁消胀的功效。适用于月经前乳胀。

（3）决明子50克，干柿叶60克，白酒30毫升。将前2味药入锅，加水适量，煎煮30分钟，去渣取汁，待药液温度降至50℃调入白酒，用毛巾蘸药汁温敷头痛部位，然后将药液倒入泡足桶中，泡足30分钟，于经前10天开始至月经结束，每晚1次。具有养阴平肝止痛的功效。适用于经前头痛。

（4）枸杞叶200克，野菊花100克，白芷15克。将3味药同入锅中，加水适量，煎煮30分钟，去渣取汁，待药液温度降至50℃时调入白酒，用毛巾蘸药汁温敷头痛部位，然后将药液倒入泡足桶中，泡足30分钟，于经前10天开始至月经结束，每晚1次。具有养阴平肝止痛的功效。适用于经前头痛。

（5）刺五加30克，扁豆衣50克，苍术40克，白芷10克。将4味药同入锅中，加水适量，煎煮30分钟，去渣取汁，待药液温度降至50℃时调入白酒，用毛巾蘸药汁温敷头痛部位，然后将药液倒入泡足桶中，泡足30分钟，于经前10天开始至月经结束，每晚1次。具有益气健脾止泻的功效。适用于经前泄泻。

（6）益智仁30克，高良姜20克，车前草30克，花椒10克。将4味药同入锅中，加水适量，煎煮30分钟，去渣取汁，待药液温度降至50℃时调入白酒，用毛巾蘸药汁温敷头痛部位，然后将药液倒入泡足桶中，泡足30分钟，于经前10天开始至月经结束，每晚1次。具有温肾健脾，利尿消肿的功效。适用于经前水肿。

(7)麦冬30克,莲心10克,生地黄50克,黄柏20克。将上药同入锅中,加水适量,煎煮30分钟,去渣取汁,待药液温度降至50℃时,取汁漱口10分钟,然后倒入泡足桶中,泡足30分钟,每晚1次。7天为1个疗程。具有滋阴降火的功效。适用于经行口疮。

(8)女贞子50克,墨旱莲60克,白菊花20克,玉竹30克,川芎10克。将上药同入锅中,加水适量,煎煮30分钟,去渣取汁,待药液温度降至50℃时,取汁漱口10分钟,然后倒入泡足桶中,泡足30分钟,每晚1次。7天为1个疗程。具有滋阴降火的功效。适用于经行口疮。

38. 痛经如何熏蒸治疗

(1)益母草20克,香附20克,乳香20克,没药20克,夏枯草20克。以上5味加水适量,煎成2 000毫升药液,去渣浸洗双足,每日15～20分钟。具有活血化瘀、调经止痛的功效。适用于痛经。

(2)三棱50克,莪术50克,五灵脂40克,桂枝30克,川芎20克。将以上药物同入锅中,加水适量,煎煮30分钟,去渣取汁,倒入泡足桶中,先熏蒸后泡足30分钟,每晚1次。于经前10天开始泡足,直至月经结束。具有活血化瘀,行气止痛的功效。适用于痛经并有腹部胀痛,经色紫暗夹血块者。

(3)生山楂50克,蒲黄20克,五灵脂20克,青皮15克,川芎20克。将以上药物同入锅中,加水适量,煎煮30分钟,去渣取汁,倒入泡足桶中,先熏蒸后泡足30分钟,每晚1次。于经前10天开始泡足,直至月经结束。具有活血化瘀,行气止痛的功效。适用于痛经并有腹部胀痛,经色紫暗夹血块者。

(4)香附30克,五灵脂20克,蒲黄20克,延胡索30克,当归15克,桃仁20克,川芎15克。将以上药物同入锅中,加水适量,煎煮30分钟，去渣取汁，倒入泡足桶中，先熏蒸后泡足30分钟，每晚1次。于经前10天开始泡足，直至月经结束。具有活血化瘀，行气止痛的功效。适用于痛经并有腹部胀痛，经色紫暗夹血块者。

(5)益母草100克，延胡索30克，红花15克，桃仁30克，白芷10克。将以上药物同入锅中，加水适量，煎煮30分钟，去渣取汁，倒入泡足桶中，先熏蒸后泡足30分钟，每晚1次。于经前10天开始泡足，直至月经结束。具有活血化瘀，行气止痛的功效。适用于痛经并有腹部胀痛，经色紫暗夹血块者。

(6)艾叶60克，生姜30克，当归15克，川芎20克。将以上药物同入锅中，加水适量，煎煮30分钟，去渣取汁，倒入泡足桶中，先熏蒸后泡足30分钟，每晚1次。于经前10天开始泡足，直至月经结束。具有温经散寒，活血止痛的功效。适用于痛经伴有小腹疼痛，经色暗黑夹血块，畏寒肢冷者。

(7)熟附子20克，桂枝30克，延胡索30克，细辛10克。将以上药物同入锅中，加水适量，煎煮30分钟，去渣取汁，倒入泡足桶中，先熏蒸后泡足30分钟，每晚1次。于经前10天开始泡足，直至月经结束。具有温经散寒，活血止痛的功效。适用于痛经伴有小腹疼痛，经色暗黑夹血块，畏寒肢冷者。

(8)丹参60克，小茴香15克，艾叶30克，桃仁20克。将以上药物同入锅中，加水适量，煎煮30分钟，去渣取汁，倒入泡足桶中，先熏蒸后泡足30分钟，每晚1次。于经前10天开始泡足，直至月经结束。具有温经散寒，活血止痛的功效。适用于痛经伴有小腹疼痛，经色黯黑夹血块，畏寒肢冷者。

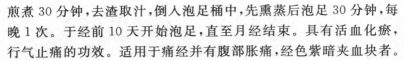

(9)败酱草40克，知母20克，黄柏20克，木香15克，生蒲黄15克，五灵脂20克。将以上药物同入锅中，加水适量，煎煮30分钟，去渣取汁，倒入泡足桶中，先熏蒸后泡足30分钟，每晚1次。于经前10天开始泡足，直至月经结束。具有清热利湿，化瘀止痛的功效。适用于经前或经期腹痛，腹部有灼热感，低热，口苦，尿黄，便秘者。

（10）红藤30克，垂盆草40克，败酱草20克，青皮15克，丹参30克。将以上药物同入锅中，加水适量，煎煮30分钟，去渣取汁，倒入泡足桶中，先熏蒸后泡足30分钟，每晚1次。于经前10天开始泡足，直至月经结束。具有清热利湿，化瘀止痛的功效。适用于经前或经期腹痛，腹部有灼热感，低热，口苦，尿黄，便秘者。

39. 闭经如何熏蒸治疗

（1）生地黄15克，当归15克，赤芍15克，桃红15克，五灵脂15克，大黄15克，牡丹皮15克，茜草15克，木通15克。上药加水1 500毫升，煎煮30分钟，去渣，淋洗脐下，每日1次，每次30分钟，7天为1个疗程。具有活血化瘀、泻热通经的功效。适用于肝气郁结、气机不利、血滞不行所引起的实证闭经。

（2）益母草125克，加水1 000毫升，煎汤去渣，温洗小腹，洗后取蚕沙炒热，布包熨之。具有活血化瘀、泻热通经的功效。适用于血瘀型闭经。

（3）生地黄10克，当归10克，赤芍5克，桃仁5克，五灵脂5克，大黄5克，牡丹皮5克，茜草10克，木通10克。上药加水适量煎汤，先用药汤温洗脐部，然后用麝香膏贴于脐部。具有凉血活血、通经开闭的功效。适用于闭经。

40. 阳痿如何熏蒸治疗

（1）黑附子、蛇床子、紫梢花、远志、石菖蒲、海螵蛸、木鳖子、丁香各6克，樟脑4.5克。上药共研粗末，贮瓶备用。用时取15～20克，水煎，温洗阴囊处，日洗2次，多洗更好。具有温经祛湿、壮阳起痿的功效。适用于阳痿。

(2)仙茅、蛇床子、淫羊藿、韭菜子、制附子、阳起石各15克，五味子、蜈蚣各6克。上药加清水2000毫升，并浸泡10分钟后煎煮沸15分钟(先武火煎沸，再文火煎熬)，取药液倒入盆内，对准患者下腹部(以关元穴为中心)熏蒸10～15分钟，待温后再洗泡阴囊、阴茎处。每次熏洗30分钟。每晚临睡前用药1次，每剂可用2次，10次为1个疗程。具有温补肾阳、通络起痿的功效。适用于肾阳虚型阳痿。

(3)柴胡、制香附、金铃子、白芍、全当归、云茯苓、炒白术、小茴香各15克，蜈蚣6克。上药加清水3000毫升，煎煮沸后15分钟，取药液倒入盆内先熏蒸后洗浴，待温后再浸泡阴囊处，每次熏洗30分钟。每日1次，每剂可用2次，10日为1个疗程。具有疏肝理气、养肝健脾的功效。适用于肝郁型阳痿。

(七)药熨疗法

41. 痛经如何药熨治疗

(1)川芎、当归各等量。共研细末，每取10克，炒热熨脐部，热气透入，血下痛止。具有活血调经止痛的功效。适用于痛经。

(2)葱白250克，生姜125克，精盐250克。3味共炒热，装入布袋中，趁热熨脐部及下腹部，凉后再炒再熨，每次20～30分钟，每日1～2次。具有祛寒通脉止痛的功效。适用于寒凝痛经、喜温畏寒者。

(3)当归12克，延胡索20克，红花10克，胡椒6克，蚕沙6克，醋适量。以上前5味用醋炒热，装入布袋中，热熨痛处。具有活血化瘀、调经止痛的功效。适用于瘀血阻滞型之痛经。

(4)取粗盐250克爆炒,再将50毫升陈醋慢慢地洒入,边洒边炒,洒完后再炒片刻,装入布袋,热熨腰和腰骶部。具有理气止痛的功效。适用于经期小腹痛和腰痛者。

(5)石菖蒲30克,香白芷30克,公丁香9克,精盐500克。以上前3味共研细末,精盐入锅炒至干燥,再将药末和入,拌炒片刻,装入厚毛巾袋中,趁热熨脐部及腹痛部,凉后再炒再熨,每次20～30分钟。具有温经散寒、通经止痛的功效。适用于经前腹痛。

42. 闭经如何药熨治疗

(1)取晚蚕沙100克,益母草60克,小茴香、桂枝、赤芍各30克。为粗末,蒸熨少腹、关元穴。适用于瘀血、寒湿闭经等。

(2)取香附、桃仁各30克,延胡索、当归、苏木各15克,川椒10克。为粗末,黄酒拌炒,装入药袋,热熨少腹疼痛处。适用于闭经等。

43. 阳痿如何药熨治疗

(1)马钱子(尿浸49天)30克,生姜50克,肉桂25克,大黄25克,栀子25克,细辛20克,生川乌15克,生草乌15克。上药共煎浓汁备用(可供2日用量)。令患者俯卧,暴露腰部及双肾区,毛巾2条入药汁中浸湿取出拧干,对叠成4幅,摊盖腰部及双肾区,熨斗置毛巾上熨烙,感受灼热不忍时即将熨斗徐徐移动,熨斗随毛巾绕腰部及双肾区反复熨烙。毛巾保持药汁湿性,干后洒上药汁复熨,日行3次,每次熨烙1小时许。具有温通散寒、助阳益火、敷瘀开窍、舒筋活络、祛风胜湿的功效。适用于肾阳亏虚之阳痿等。

(2)香樟木30克,桂枝12克,羌活9克,独活9克,伸筋草15克,苏木30克,当归12克,红花6克,川芎9克。水煎取汁。首先推拿患者腰骶部(施㨰按法 5 分钟,再用右手横向平推由腰部至骶部,至患者感觉局部温热向内渗透为止)。然后用毛巾浸入中药汁热敷于腰部和骶部。适用于阳痿等。

44. 不育症如何药熨治疗

(1)柴胡、白术、生地黄、当归、茯苓各 30 克,赤芍、芡实、莲子肉、莲须、茯神、山药、牡蛎、黄柏、车前子各 20 克,天花粉 10 克,甘草 6 克。置锅内加水 2 000 毫升,煮沸 20 分钟后,去渣,药液倒浴足盆内,待温度适宜行双足浸浴,如药液变凉可再加温,每次浴足 30 分钟左右,每日 1～2 次。浴足时用手指按揉至阴、三阴交、涌泉等穴。浴完足后药液留下次再与药渣同煮沸 20 分钟,去渣浴足。每剂中药可连续使用 3～4 日,10 剂中药为 1 个疗程。

(2)沙苑蒺藜、龙骨、芡实、熟地黄、山茱萸各 30 克,牡丹皮、泽泻、知母、黄柏、茯苓、牡蛎、莲肉、莲须各 20 克。置锅内加水2 000 毫升,煮沸 20 分钟后,去渣,药液倒浴足盆内,待温度适宜行双足浸浴,如药液变凉可再加温,每次浴足 30 分钟左右,每日 1～2 次。浴足时用手指按揉至阴、三阴交、涌泉等穴。浴完足后药液留下次再与药渣同煮沸 20 分钟,去渣浴足。每剂中药可连续使用 3～4 日,10 剂中药为 1 个疗程。

(3)枸杞子、五味子、覆盆子、车前子、菟丝子、锁阳、狗脊各 30 克,肉苁蓉、淫羊藿、山茱萸、肉桂、白术、韭菜子、杜仲各 20 克。置锅内加水 2 000 毫升,煮沸 20 分钟后,去渣,药液倒浴足盆内,待温度适宜行双足浸浴,如药液变凉可再加温,每次浴足 30 分钟左右,每日 1～2 次。浴足时用手指按揉至阴、三阴交、涌泉等穴。浴完足后药液留下次再与药渣同煮沸 20 分钟,去渣浴足。每剂中药可连续使用 3～4 日,10 剂中药为 1 个疗程。

（八）心理疗法

45. 不孕的心理因素有哪些

不孕患者的心理因素，究其原因及类型有诸多方面，大致可分为以下几型。

（1）迫切型：我国目前对不孕症的综合诊断和治疗尚无统一的规范和标准，特别是对夫妇双方前期的诊断种类及方法很多，有些是常规的，有些则需因人而异。在治疗方面就更复杂了，中西医各有其理论、药物及方法。总的来说各有各的道理，也都有成功的先例，只不过不同情况的病例对不同药物及方法的反应不一样。所以，能够做到对症治疗，而且能有较好的效果，是医务工作者和患者共同的愿望。但结果如何很难预料，对于患者来说，更不知哪家医院、哪个方法更适合自己，只能是“有病乱投医”。

（2）压力型：传统观念认为，没有孩子的家庭即为不完整家庭。但随着社会的进步，人们意识的改变，随之也出现了很多不想要孩子的“丁克家庭”。但这种“丁克家庭”经过一段时间后即经不起社会的“考验”，而不情愿地进入到“传统家庭”的行列之中。这种转变有来自社会外来的压力，如老年人祈盼能早日见到第三代，亲朋好友之间的劝说及一些爱管闲事的人在背后的议论；也有来自夫妇双方随着年龄的增长，经济基础的改善等，有了想要孩子的愿望。但生儿育女毕竟是夫妇双方的事。为了早日从痛苦中解脱出来，为了早日能抱上自己可爱的宝宝，他们从此踏上了漫长的求医之路。

（3）伤心型：在求医的道路上，他们在奔走、在寻求、在等待、在企盼,希望“奇迹”能降临到自己头上。而这种期望值过高的结果往往是失望值更大:要么没能找到不孕(育)症的真正原因,要么找到原因又无法医治;有个别人越查病因越多,病越治越严重;有女方原来还有月经,治疗一段时间后,月经越来越少直至闭经;有男方原来少精、弱精,治疗一段时间后甚至无精。这些情况的出现有疾病发展的结果,也有可能是没能对症治疗的结果。但对病人来说,经过如此多的打击、失败,他们已经到了极度伤心的地步。

(4)恐惧型:造成这种心态的原因是多方面的。首先从医院的服务质量上看,各地稍大一些的医院门诊量都很大,而不孕症的专科又不多,很多妇产科的大夫、专家都是在看妇科的同时兼看不孕症,这样一来不可能对不孕症患者有什么“优待”,没有时间仔细讲解,此时医生的态度直接影响了病人的心理状态。医生在繁忙工作中的态度是不知不觉的,而患者心理上却承受了很大的压力,所以他们见到医生首先是精神紧张,想说、该说的话一句都想不起来,也说不出来了。有些人看了几年病也不知道自己到底是什么原因,能不能治。这种心理压力往往会造成内分泌的紊乱和失调,直接影响正常的生理功能。

(5)破裂型:长期处于紧张、焦虑状态下生活的夫妇,一些夫妻感情受到影响,生活上出现障碍。有一河北省农村妇女几个月前还预约要来看病,但还没等来,就已离婚。这种现象在城市里也时有发生。这些悲剧的产生,有感情基础问题、有传统观念影响,还有社会舆论原因。多数弱者是女方。

(6)愚昧型:主要是社会正面宣传教育力度不够,很多人对最基本的医学常识不够了解,对性知识更是缺乏。这种现象在农村和城市的不同层次的人群中都存在,有待于国家教育部门给予足够的重视。

(7)失望型:现在社会上有很多宣传、广告、偏方、验方,的确让人难识其真伪。患者求医的心理是可以理解的,但科学应是有理有据的。随着时代的发展，很多高、新科技将逐渐应用到实践中，很多疑难病症也将随之得以解决。

(8)绝望型：由于难以承受各方面的压力，对生活失去信心。

上述类型表现出一些不孕不育症患者的心理状态。人体的性腺轴是由下丘脑-垂体-卵巢(睾丸)组成，心理因素的好坏直接影响人体正常的内分泌水平，很多疾病的产生根源，即来自某种或某次精神打击的结果，从而造成自身生理功能的紊乱，内分泌失调，女性会因此直接影响自身卵巢、卵泡、子宫的发育，进而影响到生育。

如果在治疗不孕不育症的同时，再配合心理咨询及治疗，将对不孕不育症起到辅助治疗的作用。有些人的疾病原因可能是次要的，而心理因素是主要的，一旦心理障碍排除，很快就达到了受孕的目的。有的夫妇结婚多年不孕，女方心理障碍较重，男方也有一些想不通的地方，经过心理咨询后很快就怀孕了，这样的例子很多。例如，有些多年不孕的夫妇当抱养一个小孩后，自己很快就怀孕了。其实这里有很大原因是精神放松的结果。

有思想负担的夫妇应该从痛苦中走出来，面对现实，面对美好的人生，首先做到自我调节，用精神战胜疾病，排除外界干扰，客观、乐观地去工作，去生活。

46. 如何应对性洁癖引起的不孕

一对结婚3年，妻子仍没怀孕的夫妇，经医生检查，两人的生殖功能都正常，不孕是因为女方有性洁癖所致。

性洁癖是一种异常性心理导致的异常性行为。性洁癖者在性事过程中有很多洁癖表现。有的对唇舌吻异常反感，一旦有之，便会干呕、头晕，甚至气喘、出汗而昏厥；有的在性事之前，要求性伴侣必须洗个“冰清玉洁”；有的对事前的抚摸温存，只允许在黑暗中

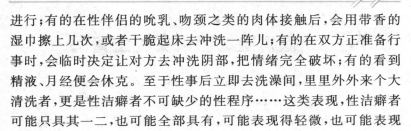

进行；有的在性伴侣的吮乳、吻颈之类的肉体接触后，会用带香的湿巾擦上几次，或者干脆起床去冲洗一阵儿；有的在双方正准备行事时，会临时决定让对方去冲洗阴部，把情绪完全破坏；有的看到精液、月经便会休克。至于性事后立即去洗澡间，里里外外来个大清洗者，更是性洁癖者不可缺少的性程序……这类表现，性洁癖者可能只具其一二，也可能全部具有，可能表现得轻微，也可能表现得严重。

引起性洁癖的原因，主要是当事者因某些固执概念逐渐形成。有的人自幼受“爱清洁、讲卫生”的教条式教育，矫枉过正，认为什么都不干净，在日常生活中定下诸多清规戒律，以达到“洁净”的高标准。在结婚后，就很自然地把洁癖习惯带到性生活中来，便有了性洁癖心理。因对性生活缺乏正确认识，把男女性事看成仅是传宗接代之必需，把正常性生活看成是最肮脏的、犯罪的行为。在这种异常性心理支配下，便会在性生活中出现种种洁癖表现。

性洁癖者在性生活中的洁癖行为会严重影响性生活质量，也可能因此导致夫妻感情失调或破裂。即使对性伴侣的性洁癖行为能容忍迁就者，自身也会出现压抑等负性情绪，使双方都存异常心理，完全丧失性生活的情趣。最为严重的是，女性性洁癖者在性交后立即起床去里外大清洗，使精液溢出，精子失去与卵子结合的机会，因而导致久不能孕。

要矫治性洁癖，既要有心理医生的指导，也要有性伴侣的支持，更要有自我心理调适和行为克制才行。其中，自我消除“一切都不干净”和“性事肮脏”等不正确的观念是问题的关键。另外，矫治性洁癖是个较为长期的、复杂的心理行为调适过程，不能操之过急，否则适得其反，甚至使性洁癖者出现性冷淡或完全拒绝性事等严重心理障碍。

47. 烦恼情绪能影响女性生育吗

当某位女性朋友遇到不顺心的事时，人们会安慰她："不要自寻烦恼了。"在医生们看来，如果她想怀孕的话，还真要控制自己的情绪。美国加州大学一个研究小组发现，那些要么忧虑医疗条件不好，要么忧虑生孩子费用太高的妇女与那些很少烦恼的妇女相比，怀孕的成功率大大降低。

对生育过程感到忧虑的妇女与不怎么担心这方面的妇女相比，前者的排卵数量和受精卵的数量分别比后者减少了 20％和 19％。担心失业的妇女比不担心失业的妇女受精卵的数量减少了 30％。而那些担心医疗费用的妇女则很有可能流产。

这是考虑到年龄、种族、吸烟、不孕类型、此前尝试怀孕的次数、已有孩子的数量等因素后得出的结论。尽管直到现在也没有人能够解释清楚妇女烦恼与她们辅助生育技术案例之间的生理关系，但压力对身体有许多负面影响。对失业或有关医疗方法的担心确实是患者产生压力的诱因，因为在患者准备进行手术之前，她们在诊断、治疗和不孕给情感造成的痛苦等方面已经折腾了好几个月，甚至好几年时间。

一些治疗不孕不育症的医疗机构应该采取更多的有效措施，缓解患者的紧张心情。

48. 男性和女性的情绪表现有何不同

对于多数正在设法治疗不育症的夫妇而言，真正的心理压力会在两三年之后才达到顶峰，但由此产生的焦虑却会提前到来，令人措手不及。

首当其冲的焦虑或许是因为想要孩子的愿望还不太确定而造

成的。有的人即使在使用排卵检测器确定合理的性交时机时，也还在担心自己是否确实能担当起 24 小时照顾婴儿的责任。下决心要孩子本身就是压力，而有时候只要想起要孩子的事就会感到焦虑。

引起女性情绪抑郁的另外一个常见的原因，以及在婚姻中产生压力的主要原因是，男性和女性遇事的反应和处理方式不一样。比如，曾经为月经的到来而感到解脱，可真来了又为此感到担心和烦恼。当感到精神受到伤害，想把自己的恐惧告诉丈夫时，丈夫可能并没有同样的感受。

男性和女性是有差异的，但为什么在如此重要的感觉方面会有如此不同呢？精神健康专家指出，男性不可能和女性一样对待生育。因为男性不会怀孕，他永远不可能对怀孕的能力有情绪上的投入。但人们也不能过分强调男性和女性这种感觉上的差异是正常的和相当普遍的。

如果不育的原因来自男方，即男性生殖系统有问题的话，情绪上所经受的痛苦会和任何不育的女性一样强烈。但丈夫是否谈及此事，很大程度上却因人而异。

无论不育的事实是由男方造成的，还是女方造成的，或者两个人的生殖系统都有问题，但有一点应当引起注意：许多男性从幼年起就被定位不许哭，丈夫可能害怕自己屈服于这种情感，担心自己没有男子汉气或失去自我控制。也许丈夫从来不愿意诉说自己的感情或提及某些伤感的事。丈夫可能不会像妻子一样，宣泄感情后会感觉到很舒服。或许丈夫还认为任何一种关系中都需要有强悍的一方，而丈夫正是在扮演这样的角色。除此之外，丈夫往往宁可以实际行动来解决问题。

丈夫也许担心提起不育或有关的话题会令人更难过，再加上丈夫并不明白谈论感情还会对妻子有好处，所以他可能尽量避免提起这个话题，或者把话题引开。如果妻子认为这是丈夫对自己缺乏关心，当然会很生气，这样就会使事情变得更糟。或许这将成为夫妻之间出现的首次严重危机，而夫妻俩还没有找到适当的应对技巧，或者还不懂得通过讨论和交谈来解决相互之间所产生的激烈冲突。也许夫妻俩还从未讨论过彼此面对困境的不同反应，也没有学会心平气和地谈论一些令人非常生气的重大问题。

男性在对待生育这件事情上虽然不会像女性那样投入太多心理上的关注，但也会像女性一样产生许多类似的情绪。丈夫或许会为自己不能使对方怀孕而产生负罪感。丈夫也可能会怀疑自己以往的性行为和健康是导致不育的原因。在丈夫努力按照世俗的观点（也是他自己的观点）成为夫妻双方中沉着、坚强的一方的同时，还必须处理好自己的情绪反应。

即使最现代派的男性，也会因为不能使女方怀孕而觉得自己不像一个真正的男人。要让一些男性把所谓男子汉气（能干）和不育放在一起来接受，简直是一件很困难的事情。他的父亲和兄弟都能有孩子，自己为什么不能？丈夫也许会假设这根本就不是自己的错。如果让丈夫面对自己的精子数量不足这样一个事实，他会感到非常羞愧，简直对这样的事情难于启齿。男性不愿意谈论这件事，或者他不知道该如何安慰自己的伴侣，并不意味着丈夫没有情绪上的反应，或者这种反应不太痛苦，只是丈夫的表达方式与女性不同罢了。

经过几个月的努力还没有怀孕的话，不孕女性可能会变得有些怪异。每当看到或听到其他人成功怀孕或生下孩子，就会产生妒忌心理，甚至连自己都感到奇怪。因为正处于生育的年龄，经常听到的可能尽是一些别人怀孕和生养的消息。而这些消息却往往会令人倍感折磨。

对于特别想怀孕的女性来说，与怀了孕的女性和婴儿在一起简直是一种难以忍受的痛苦。不孕女性会发现自己在有意识地回避参加朋友聚会活动，其原因就是因为他们常常带着孩子。和一些刚开始小家庭生活的朋友在一起确实令人感到痛苦，因为别人尽管知道自己正与不孕在做斗争，但他们还是控制不住要谈论有关孩子的话题。

不得已参加了这样的社交活动，每次也都是郁郁寡欢地回家。对不育的夫妇来说，特别是不育的女性，类似的场合经历过那么几次之后，一般都会从社交活动中退出，甚至会拒绝同任何有孩子的人在电话中交谈。

除了受一些容易引起情绪低落的具体事情影响外，不孕女性自己的各种想法也会进一步加剧这种失落、悲伤的感觉。不孕女性通常都会因为这件事没完没了地自责，想起过去的某些行为，比如避孕、流产等，就会产生强烈的负罪感。

49. 不孕女性的心理障碍如何调节

不孕症是女性的常见病，尽管结局仅仅是不能生育，但其病因是相当复杂的，既可能有器质性病变，也可能是功能性障碍，更有心理方面的原因。在相当一部分患者中，所重视的是器质性病变，轻视的是功能性疾病，忽略的是心理性障碍。

其实，心理障碍同样可以导致不孕，同样也是疾病，也需要精心治疗。特别需要强调的是心理方面的障碍，对于患者来说更痛苦、更麻烦，也更需要尽早治疗。

由于对怀孕的期盼，夫妻双方在每次月经中期都抱有侥幸的心态，月经后期都充满对妊娠的期望和等待，而每次月经来潮都倍感失望和懊丧，这种周而复始的月经周期造成激烈的情绪波动、心理挫折的恶性循环。最终导致20％的妇女排卵障碍，而男方则表现为性功能降低，甚至阳痿。临床调查也表明，心理压抑与不孕呈明显正相关，心理因素对不孕症的影响已是公认的不孕因素之一。

女性不孕症心理障碍与其年龄、职业、婚龄、不孕年限、对待不孕所持的态度、性生活满意度和文化程度等因素有关。女性不孕症患者的心理障碍，主要体现在自卑感、心神不安、精神紧张、社交减少、对生活缺乏兴趣、焦躁多怒、不愿或忌讳与他人交谈生育方面的事情，这在农村文化水平偏低的不孕症患者中表现得尤为突出。当然，这与农村受传统思想观念影响较深，对今后的生活问题考虑较多，与担心将来失去生活保障有关；其次，与自身的应对能力、思想意识、自我调节等方面存在“薄弱环节”也有一定的关系。女性长期不孕，特别是经多方治疗没有效果，常常导致人际关系敏感、焦虑、抑郁、偏激，随着婚龄延长、年龄增大，心理上的压力更加沉重，有的甚至存在“后继无人”的失落感，精神压力进一步加重，而越来越缺乏治愈的信心。

对于心理障碍症状明显者，应及时到正规医院门诊咨询，明确不孕症的原因，分清是相对不孕还是绝对不孕，在明确疾病的基础上采取相应的治疗措施，尽早解除不孕的痛苦。必须强调的是，患者一定要提高思想认识，了解医学知识，增强自我控制疾病的能力和对不孕的适应能力，不必为一时不孕而一筹莫展，不可因患某种疾病而懊恼不已。消极的心理只能增加疾病的程度，而积极的心理才有益于驱除疾病。大量的临床资料证明，精神过度紧张、心理发生障碍，往往会导致内分泌功能紊乱、排卵障碍，形成越想怀孕越难以怀孕的局面。这一道理，患者本人要了解、家人也要了解。

在治疗的过程中，不可忽视家人，特别是丈夫的作用。对于不孕症患者，要尊重她们、关心她们、体贴她们，平时不宜议论有关不孕如何如何之类的话题，家人更不宜有意无意地埋怨、斥责、挖苦，而需要的是开导、鼓励、帮助，这样不但有利于患者康复，而且也有利于家庭和睦、社会安定。同时，患者自身也应当提高“免疫力”，在心理上保持健康，减少疑虑、烦恼、自责、自卑，不怨天尤人、不讳疾忌医、不钻牛角尖。要做到这一点，首先是认识上的提高，而认识的提高就需要具备基本的医学常识。

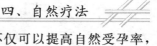

减少或减轻不孕症患者心理障碍，不仅可以提高自然受孕率，还可以提高患者的生活质量，的确是一个值得全社会高度重视的问题。

50. 压力与不育有何联系

从20世纪90年代早期开始，多数研究人员开始注重抑郁情绪和不育之间的关系，认为两者之间确实存在着某种关联。焦虑、抑郁和压力经常会交叉出现，有时候很难明确区分。许多女性或男性可能多年来一直情绪抑郁，却直到出了问题才刚刚意识到。这方面的研究还需要加强，但许多研究人员已经认识到，心理压力会对生育功能产生消极的影响。

焦虑不是造成不育的主要原因（虽然准备接受捐赠人工授精的女性可能会因此而推迟怀孕，自然流产次数也可能因此增加），但是情绪抑郁确实极大地导致了不育。研究显示，有过情绪抑郁记录的女性患不育症的比例可能是其他女性的两倍。在另外一项研究中，已接受了几个周期试管受精治疗的女性，如果在准备继续接受治疗前表现出情绪抑郁的话，怀孕率为13%。而在接受治疗前没有情绪抑郁症状的女性，其怀孕率为29%。其他研究也表明，情绪抑郁和不育之间有着密切的联系。当把一组不孕女性与另外一组可生育的女性进行比较时发现，不孕女性中情绪抑郁的人数是生育女性的两倍，而且其中相当一部分人的情况很严重。

由于发现很多有关情绪抑郁和不育之间的联系，在接受不育治疗之前应认真检查自己的情绪或精神状态。如果有任何理由怀疑自己可能有情绪抑郁症状，最好还是请有关专家进行治疗。有专治与不育有关的抑郁症经验的心理学家或社会工作者，都可以提供有益的帮助，事实证明这是最好的治疗手段。

假如正处于抑郁状态，并且正在服用抗抑郁症药物或其他振奋神经的药物，那就一定要坚持接受治疗和服药。目前医学界的观点是，让一个患严重抑郁症的人继续接受治疗，肯定比让他停止治疗再冒另外一次风险要好。目前还没有任何证据表明药物治疗对胚胎有什么危害，但药物可能影响一个人的激素水平。如果抑郁症不那么严重，那就最好与心理学家或生育内分泌学专家进行交流，就继续服药的利弊听听他们的意见。

51. 不孕夫妇如何寻求心理帮助

是否要生育孩子纯属夫妇俩的事。一旦决定要孩子，那么夫妇将对双方和孩子的健康、幸福、职业和遗传素质，以及未来的发展承担责任。正当夫妇双方沉浸在对未来美好家庭生活的憧憬之中时，一旦被诊断为不孕症，失望和绝望笼罩着家庭，夫妇之间的关系开始紧张，严重时发展为不可调和。相互责备和不信任伴随着他们，性生活成为例行公事而无快感和愉悦可言，双方都有不和谐之感，强大的危机与压力渗透着整个家庭的生活。同时，所有的生活都倾注在怀孕的渴望中。夫妇之间的关系格外紧张，妻子认为丈夫缺乏配合与支持，丈夫则对必需的性生活产生怨恨。

由于不能怀孕而紧张和失乐的女性可以寻求多方面的帮助，比如家庭、朋友、医生，或者有关的治疗机构等。最好的求助对象是丈夫、亲友、兄弟姊妹或其他有过不育经历的熟人等。在选择能够帮助自己的人时切不可大意，一定要寻找能够真正体会自己心情的人，治疗不孕症并非一时半会儿的事。

不育也为夫妇间的交流设置了障碍。经常因为怕伤害对方的情感，常感词不达意，这段时期专家的职责在于帮助他们分清什么是主要的，什么次要的。不孕夫妇需要的是一名和蔼、有能力、有丰富知识并训练有素的专家，他至少应该有丰富的心理学知识，同时在不孕症的各方面不但要有扎实的理论知识，还要有很强的实际工作能力，这样才能在他那儿得到很好的治疗。一个好的不孕症治疗医生会使不孕夫妇减轻生活中的心理压力，并不断采用以医学为基础的手段去帮助夫妻俩，解决夫妻俩的问题。不孕症治疗医生还有一个任务，就是让夫妻俩明白应当将自己的情况告诉谁或向谁询问或什么时候告诉家人。

压力是一种复杂的心理现象。研究表明，来自身体各方面的紧张和精神因素与生活方式有关，如一些低强度的电磁场作用于身体，身体会相应紧张起来，并伴有体内激素的改变。紧张会使体内带来一系列的化学变化，这可能与不育有关。

医学专家认为，情绪与不育的关系有个体差异，高度紧张的人易引起不育。如果自己感到不育与紧张情绪的关系密切，不妨去接受这方面的治疗。

（九）起居疗法

52. 不孕症如何才能不药而愈

引起女性不孕的原因很多，有的属于器质性原因，如子宫发育差，患子宫肌瘤，内分泌异常等；有的则属于功能性的，如精神过度紧张，受到强烈刺激等，使得下丘脑-垂体-性腺轴的功能受到抑制从而影响排卵；还有的是因为营养不良或者性生活不当所致，如性生活过频、性生活不洁引起的生殖器官的感染等。其中后两个原因均可通过调整生活方式而不药而愈。

(1)消除紧张、焦虑的心理：有的女性婚后一旦发现患有不孕症，往往产生自卑心理，精神压力很大。而科学研究表明，任何不良情绪均可导致下丘脑-垂体-性腺轴的功能受到抑制，从而出现

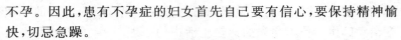

不孕。因此，患有不孕症的妇女首先自己要有信心，要保持精神愉快，切忌急躁。

(2)注意生殖器官及外阴的卫生：在不孕的妇女中，经期性交者相当多，他们错误地认为经期性交可提高怀孕率。其实经期性交，可刺激机体产生抗精子抗体，引起免疫性不育。还可招致细菌上行感染，输卵管发生炎症，或导致输卵管阻塞而致不孕。

(3)不要性交后立即起床排解小便：有些夫妇为了预防泌尿系感染，养成性交后立即起床排解小便的习惯，从卫生角度看无可厚非。但不孕夫妇长期如此未必妥当，因可致精液大量外溢，特别是在排卵期性交，这个习惯就不能一成不变。

(4)控制性生活的频度：对于不孕症患者，性生活应节制，因为性生活过频往往使精子的质量下降，也会使女方的内分泌系统紊乱，导致月经不调，更不利于受孕。性生活的质量对受孕也十分重要，由于女性在性高潮时子宫内出现正压，性高潮之后急剧下降呈负压，精子易向内游入宫腔。此外，性兴奋时，子宫位置升起，使宫颈口与精液池的距离更近，有利于精液向内游入。

(5)注意饮食营养：饮食要以温补为主，适当多吃一些羊肾、狗肉、大枣、鸡蛋等食物。

(6)加强骨盆肌肉的锻炼：据有关资料报道，相当一部分妇科疾病与女性骨盆肌肉的功能有关。可以在排便或卧床时，屏气收缩尿道、直肠及阴道括约肌100～200次，然后放松，只要能持之以恒，就可使骨盆肌肉强大起来。

53. 怎样提高受孕率

夫妻有时对做爱的方式稍加调整，就能帮助顺利怀孕。

如果使用润滑剂，就要特别小心地挑选。当然，能不用的话，最好还是别用。虽然它们不是用来杀精的，但那些凝胶足以降低精子进入子宫的几率。即使是将护手霜和唾液置于阴道里面或周围，也会影响精子的进入速度或杀死精子。

性交后不要冲洗。冲洗有可能会洗掉需要的精子。

对怀孕最有利的性交姿势是传统的男上女下。这种姿势有利于男性生殖器插入阴道深处，并将精子送到宫颈处。

性交过后，女性继续躺在床上20～30分钟，臀部下面垫一个枕头以便给精子更多的机会进入宫腔。

要能知道自己正在排卵，那就建议将性交安排为隔天一次。这个建议看起来没什么道理，但效果不错。在排卵前的2～3天和排卵后的1天里，宫颈黏液较能接纳精子，正是受孕的好时机。不过完全没必要给自己安排一个机械的性交时间表，那样做反而会产生抑制作用。

54. 性生活的时机如何选择

选择好排卵期性交，可提高受孕率。例如，周期为28天的，在月经来潮那天开始算到第14天为排卵日；月经周期不足28天的，计算方法可相应改变。每个月经周期一般只排一次卵子，卵子的寿命为18～30小时，所以应在24小时内与精子相遇才能受精。精子在宫颈管中有可能存活1～2周，但其受精能力一般认为不超过48小时，由此推算在预定的排卵日前两天，预定的排卵日当日及预定的排卵日后一天各性交一次，受孕的机会就比较大。

测知排卵期的方法：①基础体温测定。如体温曲线呈双相，则在体温上升前的那一天即为排卵日。②观察宫颈黏液的变化。妇女的月经周期分为干燥期－湿润期－干燥期，在月经期中间，当白带出现较多且异常稀薄，为湿润期，观察分泌物呈鸡蛋清样，清澈、透明、高弹性、拉丝度长的这一天，很可能是排卵期。③使用避孕优生检测镜。检测时用舌尖将一滴唾液滴在载玻片上，风干或灯下烤干即可目测,每日检测一次,如出现典型“羊齿状结构”,即表示排卵,对图辨认,可在家庭使用。④一步法排卵检测。促黄体生成素约在排卵前24小时达最高峰,因此黄体生成素浓度的增高,成为测试排卵最佳指标。⑤B超卵泡监测。可测知不孕患者卵泡大小及内膜厚度,据此指导合适性交时间。本法优点是较准确,但要花费一定时间。以上5种方法测试时可选择1～2种,如能综合使用,效果更可靠。

有些新潮的白领夫妇为了事业而两地分居,习惯过周末式的性生活,长期如此很难碰到排卵期。遇此情况,女方应预测排卵期,更改探亲时间,才能提高怀孕机会。

55. 为什么准备做父母的夫妻要戒烟

无论是主动吸烟还是被动吸烟,受害者被损害的部位不只是肺,而是全身各脏器。香烟中的一氧化碳及其他化学物质与组织细胞结合,引起血管收缩和血氧含量降低,出现缺氧和维生素缺乏(尤其是抗氧化的维生素C),从而导致生殖系统的皮肤老化、组织萎缩、全身各器官功能减退及毒性物质的积蓄。

吸烟会对生育能力产生影响,无论男女都无法避免。研究发现,吸烟还与难产、婴儿体重过轻、新生儿猝死综合征等有着直接的联系。经常吸烟的妇女顺利怀孕和分娩的几率要比不吸烟的妇女低得多。如果每天吸烟的数量超过20支,危害的程度就会大大增加。吸烟导致受精几率的下降是显而易见的,吸烟会加剧卵细胞的死亡。吸烟妇女的激素水平会大大增加,这是其卵细胞枯竭和卵泡不成熟的具体表现。

研究表明,吸烟妇女与非吸烟妇女相比,第一年的受孕率下降25％。当然,一旦戒烟,妇女的生育能力还是可以得到恢复的。吸烟妇女分娩的新生儿特征为:低体重、胎儿在宫内生长迟缓、早产及肺发育不良。至学龄期,孩子则表现为低智商和学习能力低下。被动吸烟者因增加了慢性呼吸系统感染机会,而使其分娩的婴儿体弱多病。

吸烟男性与精子数量的减少、精子质量的变差有关,可能是减少了血和组织中氧的含量。前瞻性研究表明,产妇吸烟与婴儿出生缺陷有关。对于男性,最应避免的是在妻子怀孕前3个月吸烟,因为3个月后受精卵开始生成。

当夫妻俩准备做父母时,夫妇双方必须戒烟。要知道即使是每天吸2支烟,也可能给夫妻俩带来麻烦。此外,应尽量避免到烟污染的环境中去,以减少被动吸烟的机会。

56. 如何警惕化学性有害物质对生殖系统的侵害

在日常生活的环境中,到处都有化学物质存在,其中一些颇具毒性。人们接触到的化学物质有成千上万,但有关这些化学物质对生殖器危险性的研究几乎没有。一些化学物质蓄积在睾丸或卵巢中,其作用犹如放射线一样,对生殖系统有着广泛的损害。无论是直接损伤精子或卵子,还是改变它们的脱氧核糖核酸,都可导致婴儿出生缺陷。对生殖系统有害的化学物质还可改变体内激素的分泌,从而导致暂时或永久性不育。

已经发现,硼、铅、锂、锰、汞、镉、砷及锑除对精子有杀伤作用外,还可引起男性性功能障碍,包括性欲低下、勃起功能障碍、早泄及射精障碍,从而影响性高潮、降低精子的活力和精子的数量。这些金属元素可影响下丘脑、垂体的内分泌功能及胚胎在宫腔内的种植,导致女性流产、月经紊乱,特别是镉元素与胚胎种植困难有着密切的关系。这就可以解释为什么吸烟的妇女生育能力下降25%,因为每1小包香烟中含30毫克镉。

从事与宝石加工、冶炼及电焊有关的工作者，可能接触较多的金属物质。此外，其他可能接触金属物质的工作还包括卡车及公共汽车司机，防火材料生产业，制陶业，玻璃及瓷器生产业，纺织品生产业，印刷、印染、油漆、摄影、木器加工、皮革制造、电器加工，以及电镀业、杀虫剂、杀真菌剂，还有武器制造业。

可引起生育障碍的化学物质还有二噁英，工业溶剂，以及甲醛，多氯化联苯，杀虫剂，杀真菌剂（如胺甲萘、DDT、二溴化乙烯、聚氯酮等）。

研究表明，某些杀虫剂、化学溶剂、灰尘或者环境中的其他物质，都可能引起女性不孕和男性精子不正常或数量减少。

杀虫剂经常被用于草坪和农田里的化学药品是有害的，喷洒的药物尤其有害，因为它可以在空气中传播，容易被人不知不觉地吸收。在使用任何一种除草剂、杀菌剂，或者杀虫剂的时候，都应该穿上长裤，戴上面罩、套袖和手套。如果在有毒气的环境下工作，应该买一个可更换过滤器的面罩，并坚持穿上有保护功能的工作服。

不仅要防止化学药物的侵害，还要防止恶劣环境对身体的侵害。如果周围的环境中有很多灰尘，包括谷物中的灰尘和伐木时产生的锯末等，如果木头里面曾经加注了杀虫剂，危害尤其严重。使用化学溶剂时也要采取防护措施，特别是在使用油漆稀释剂等挥发性溶剂时，更要采取有效的防护。比如要保证工作场地有很好的通风口，人尽量站在安全的位置等。

严重的铅中毒会对人的生育能力产生严重的影响，男女都不例外。另外，在拍必要的 X 线片时，应尽量保护好生殖器官不受到照射。

麻醉师、手术室护士、手术室工作人员、牙医、卫生学专家及兽医，均因长期接触麻醉药，易导致流产率和婴儿出生缺陷的增加及男性不育、女性内分泌紊乱等。当然，大多数变化都是暂时的，可逆转的，一旦工作环境改变了，就很快恢复正常。此外，理发师吸入的五花八门的化学物质同样也值得研究。

如果想怀孕又总是不成功，请设法了解一下工作中是否接触了以上化学物质，可能的话暂时离开工作岗位，以保护自己。生活在工厂附近的夫妇或居住在金属商店附近的人，都应该取水样检测金属和化学物质的含量。

57. 如何避免电磁场对生殖系统的危害

电磁场对人体结构的生物效应极其复杂，一部分原因是涉及因素较多(频率，波长，辐射强度，以及接触时间，个人身高，体形，辐射的方向，辐射的组织类型等)；另一部分原因是人们认为人体是一个连贯的带电系统，而不是传统认为的化学机械模型。电磁场影响生育和妊娠的机制很复杂，是因为母体与其的接触较胚胎或胎儿的接触更富有特色。此外，还因为男性和女性解剖结构上存在着差异，如一特定频率的电磁场会影响男性精子的生成，而另一频率的电磁场则可能影响女性的性腺轴。

有关人类与电磁场关系的争论已有多年了，一种观点认为与热效应有关，就像微波炉加热食物一样，是组织发热的副产品；另一种观点则认为与热效应无关，是非热反应的生物反应。尽管电磁效应是如何产生的还不清楚，但如今非热效应的假设已得到了认可。

对于各种频率的辐射，人体或多或少都能吸收一部分，但吸收最有效的是调频波。这种消费品在过去的十年中有了明显的增加。进一步研究表明人类各器官组织对辐射的吸收不同，人的眼、脑及睾丸特别敏感。人体各器官组织的水分和矿物质的含量决定对电磁场的反应的强弱。

世界范围内有关电磁场方面的研究数以千计，其中有许多研究都是有关对人类或动物的影响。研究内容包括动物对照实验、相关职业的观察及流行病调查。已有报道,生活在高压线附近或在电器部门工作的人,其生育力下降,婴儿出生缺陷率、颅内肿瘤、白血病及淋巴癌的发生率增加。同样有报道,在雷达装备站工作的人或手持雷达枪的法律实施人员,以及居住在广播电视转播站附近的人,也有同样的情况。20 世纪 40 年代的一些研究表明,操纵雷达的人精子计数减少,其孩子 Down's 综合征的发生率增加。现在的研究表明,女性磁共振操作人员和热疗的技术人员,她们的流产率也有增加。

研究表明,对暴露在不同频率、不同强度、不同时间电磁场的动物,其后代将出现不同程度的生育力下降、宫内妊娠率下降、睾丸萎缩、流产、低体重及出生缺陷。这些动物体内出现免疫系统的变化、内分泌及大脑神经传导的变化,以及细胞表面钙离子的流失。这些动物的褪黑素及内分泌腺体分泌也受到抑制,雄性动物的睾酮分泌也下降。大多数研究是对短时间接触高强度电磁场的,但对接触低强度电磁场的动物也进行了研究,并观察其损伤性效应。研究发现,接触与耳机频率相似的微波对脱氧核糖核酸有损伤。

1980～1990 年的一系列研究证实,用电热毯、电热水床及房间用电阻丝加热的妇女,其流产率约增加 50%。冬季因加热的增加,流产率较夏季明显升高。

研究表明,电磁场某一段频率较其他频率有更大的损伤性。电磁频率和微波频率在人体解剖结构上的损害是确实存在的。当接触电磁场的实验动物感到紧张和烦躁时,可观察到其体内某种化学物质的增加。这种应激反应有时存在于一些感觉不到的电磁场里,但仍可观察到化学物质的改变。无论是女性还是男性,应激反应均可导致内分泌紊乱,从而影响生育功能。

某些低频率的电磁波在初始时可刺激免疫系统,若继续接触,免疫系统则转为抑制。一些不明原因的不孕，或一些夫妇双方都存在抗体的不育患者，最终可追溯到电磁场的接触史。

如果想怀孕，应谨慎地避免和防范电磁场的影响，尽可能将电磁场对人的影响减少到最低限度；不要用电热毯；少用电吹风、剃须刀和耳机；与计算机屏幕之间的距离应保持一臂之长；改变工作环境，避开打印机、复印机、传真机等。同样还得注意的是同事的机器操作。因为最强烈的电磁场影响还是来自仪器的背面和侧面。在家看电视，至少要离开 2 米远。家中的家用电器，如电磁灶、微波炉、电冰箱、洗衣机等，也得调整位置，尽可能离远一些，因为电磁波随着距离的增加，衰减得很快。

58. 女性内分泌失调怎么调理

调节内分泌主要从饮食、运动上人手，必要时辅以药物治疗，要养成良好的饮食习惯，多吃新鲜果蔬、高蛋白类的食物，多喝水，补充身体所需的水分，同时多参加各种运动锻炼，加强体质，还要有科学的生活规律，不要经常熬夜，以免破坏正常的生理规律，造成激素分泌失衡，甚至不足，进而引发其他疾病，还要保证注意休息、充足睡眠。

人体气血不正常容易导致气血运行失常，出现痛经、月经失调或子宫肌瘤等问题，中医针对内分泌治疗主要以中药调理为主，根据每个人的身体情况进行辨证施治，看其属于寒、风、暑、湿等外邪中的哪一类，根据实、虚、阴、阳、气、血等进行不同调理，中药可清除体内代谢淤积，平衡女性气血，使内分泌系统恢复正常运行，一般通过调理气血、化瘀散结进行中药调理。

从中医来讲，情志也对内分泌有一定影响，所谓的“情志”实际上指的是人的精神心理状态。《黄帝内经》中反复论述了不良的精神心理状态对人体脏器所造成的损伤，认为“怒伤肝、喜伤心、思伤脾、忧伤肺、恐伤肾”。情绪好坏会直接影响人体雌激素等的分泌。

女性因为特殊的生理及心理特性，也会出现独特的情绪表现，她们因为较易受到外界环境的影响，经常出现焦虑、愤怒、抑郁等不良情绪，所以要主动调节情绪，保持稳定的情绪和心境，以减轻特殊生理周期前后皮肤的变化，保持良好的精神状态。当然，还要保持规律的生活和充足的睡眠，尤其是在月经、更年期等特殊的日子里，更要注意及时转移自己的不良情绪。

59. 女性如何保持适量的体育锻炼

女性适当的体育运动能够帮助调节身体的各部分功能。但运动量太大也会产生相反的效果，在生育方面尤其如此。研究人员发现，过量的运动常常会导致月经和排卵减少，进而损害生育能力。运动量太大则容易导致月经过少、不正常或者根本就没有。所以说女性运动员为了生小孩，要适当减少或停止剧烈的运动。

那些从事体育运动的女性不孕者，至少应停止 3 个月的训练，以确信运动并非导致不孕的原因。虽然有些妇女担心停止运动会导致身体发胖，但为了能成功怀孕还是要这样做。即使月经和排卵正常的女性，过量的运动也容易导致胚胎着床困难。医生发现，很多人在停止运动后成功怀孕。适当的伸展运动、瑜伽和完全放松的慢跑等运动，对于增加怀孕几率有积极作用。但练习瑜伽需要得到熟悉这种运动的人的指点，才能确实发挥其对不孕症的积极疗效。

只要适当减少跑步或骑自行车的距离，或者适当缩短工作时间，就足以解决与运动有关的生育问题。一般认为，运动影响身体的脂肪和肌肉，所以其对生育的影响是很难估算的。

常规锻炼时，应每 15 分钟休息一会儿，以便体温及时恢复。在运动的同时，还要监测脉搏，脉搏最好不超过每分钟 140 次。在太热、太湿或太闷的气候下，不要进行剧烈的运动。

60. 男性如何保持适量的体育锻炼

研究表明，男性比女性更能适应高强度的工作。高强度的工作对他们的生育能力影响不大。但高强度的运动和过久的训练会导致睾丸激素的下降，对性欲和精液的健康产生消极影响。一般来说，过于消瘦的男性睾丸激素较低，阴茎勃起能力和性欲也较差。长跑运动员就是典型的例子。他们训练强度大，体内脂肪少，患不育症的人多。对他们来说，只要适当增加体重，问题就可以得到解决。

这里应该提到自行车运动。如果坐在一个又硬又小的座位上骑车的时间1周超过25千米，男性的性功能就可能受到影响。研究表明，男性长期久坐于自行车座上，会导致男性生殖器血流不畅。自行车座还容易给神经系统造成损害。专门治疗功能障碍的医生建议将自行车车座改造得更好一些。

61. 男性为什么要避免穿紧身裤和洗热水澡

男性阴囊有丰富的汗腺，并有一层叫做肉膜的肌肉层。当外界或是体内的温度升高时阴囊肉膜松弛，汗腺大量分泌汗液，使阴囊内温度降低。冬天阴囊不出汗，且肉膜收缩，保持阴囊温度在34℃～35℃，这是睾丸产生精子的最佳温度。而人体的温度一般维持在37℃左右，穿紧身裤（如牛仔裤、骑车短裤或皮裤）的男子，会把睾丸挤压到腹股沟处，此时阴囊的散热功能被破坏，睾丸长期受体内温度的影响，久而久之就可能产生少精子症或无精子症。

有人认为，每天用较凉的水浸浴阴囊，或用温、冷水交替浸洗，每天15分钟，对于穿紧身裤而产生少精症者有一定的疗效。

另外，也应避免长时间洗热水澡、蒸气浴等，否则也会使精子细胞过热，从而使精子的功能受到伤害。

62. 如何避免环境因素对精子的影响

环境中的有害化学物质，可以干扰生物体内的内分泌系统，甚至导致生殖功能失常，生殖器官畸形。

(1)远离射线：受大量放射线照射可引起精子染色体畸变。

(2)注意居室装修：甲醛对细胞内的遗传物质有很强的损伤作用，它是一种挥发性的有机物，各类装饰材料都不同程度含有。所以选装饰板材时，一定要选合格的甲醛含量低的材料。另外，苯(常含于油漆、涂料、黏胶剂)也是重要的污染源。注意不要购买含苯的涂料或黏胶剂。房子装修后，最好打开门窗过一个夏季，再入住为宜。花岗岩中含有一种放射性的物质——氡。氡是稀有气体元素之一，是镭和钍等放射性元素蜕变的产物。从镭蜕变出来的氡是无色气体，半衰期为3 823天。长期地接触氡有害健康，也能杀死精子，造成不育。

(3)药物污染：经常使用镇静药、抗肿瘤药、化学药物中的白消安、呋喃类药、激素类药可引起精子生长障碍，精子染色体损害和断裂。因此，处于生育期的男性不应随意滥用药物。

63. 情绪会影响精子质量吗

情绪对男性精子的生成、成熟和活动能力也有影响。如果因家庭琐事，夫妻不和，互相指责，双方终日处于忧患和烦恼之中；或者工作劳累，压力过大，整日情绪不佳，这些不良的精神状态，可直接影响神经系统和内分泌的功能，使睾丸生精功能发生紊乱，精液中的分泌液(前列腺液、精囊腺液、尿道球腺液等)成分也受到影响,极不利于精子存活,大大降低了受孕成功几率。严重者因情绪因素可造成早泄、勃起功能障碍、甚至不射精。

64. 汽车废气会影响男性生育吗

一项新的研究认为,长时间接触汽车废气会使精子质量下降,从而影响男性的生育能力。

意大利那不勒斯大学的研究人员对 85 名在高速公路收费站工作的男性进行了研究,发现他们的精子数量与同一地区其他中青年男性没有差别,但精子活力却相对减弱,因而他们的生育能力也相应下降。

男性每天暴露在汽车废气环境中 6 小时,体内的雄激素水平不会发生改变,但精子的活动能力却会下降,从而影响受精能力。约 1/3 的不孕症是由于男方精子数量、质量异常造成的。男性精子数若少于 2 000 万/毫升,则生育力极差。

在这项研究中,来自高速公路收费站的 85 名工作人员都接受了全身体检,其中已婚的 71 人中有 7 人婚后没有生育后代。这说明,男性长期在高浓度的氧化亚氮、一氧化硫、一氧化碳和铅等汽车废气环境中工作对精子的质量不利,而一氧化碳和铅最容易破坏精子质量。研究人员呼吁对这一课题应作更深入的研究,同时健康工作者也应重视环境污染对人体健康的负面影响。

65. 男性不育症可否预防

虽然男性不育症原因复杂,种类繁多,但有一些男性不育症是可以预防的。首先,要积极预防各种危害男性生育力的传染病,如流行性腮腺炎、性传播疾病等。其次,要从青春期开始做好性教育和卫生教育工作，了解男性生殖器官的生理特征和保健措施，对睾丸不明原因的肿大、变硬、凹凸不平、疼痛等应提高警惕，一旦发觉应及时就诊。第三，要加强自我保护意识，尤其应做好职业防护，如经常接触放射性物质的工作人员、高温车间及接触毒物较多的人员，要严格按照操作规定和防护章程作业，切忌疏忽大意；要注意对睾丸等生殖器官的保护，避免长时间骑自行车、泡热水澡，以免睾丸受损；还应戒烟戒酒。第四，应做好婚前检查，通过检查可发现发育异常、生殖器官缺陷的病例，从而避免婚后的痛苦。第五，在夫妻生活中要互相配合、互相谅解，否则容易发生勃起功能障碍、早泄或射精异常等性功能障碍，严重者引起不育。

66. 如何维持生殖器局部适当的温度

在正常精子的生成过程中，很重要的一点是生殖器官的工作温度必须略低于平均体温。除隐睾症之外，另一种能使温度升高、精子数量减少的疾病是精索静脉曲张。这种疾病由于循环血量增加，局部温度升高，而影响生育能力。

在不育男性中，精索静脉曲张者占30%～40%，它是男性不育最常见的原因，也是经治疗后最有效的病症。

精索静脉曲张的治疗方法是，在局部麻醉或全身麻醉下，手术结扎曲张的静脉。患者术后精子生成的数量明显增多，其中50%可获妊娠。术前，许多人都企图通过局部降温仪或激素来治疗，但成功率仅为30%。

有些职业会提高男性睾丸局部的温度，如卡车司机，在高温的椅子上坐很长时间，会降低精子的数量；开汽车时，距睾丸仅一臂之远的收音机所发射出来的调频波也会增加局部组织的温度；工作在电台、电视台、声音传达系统，雷达站的人，都会不同程度地减少精子的生成；工作环境温度过高，如电焊工、锅炉工等，毫无例外也会抑制精子的生成，有时离开了高温环境，这些人的生育能力会恢复正常。

精原细胞的功能需要大量氧气来维持，缺氧会使精子生成减少。当血氧浓度下降至一定程度时，生精功能即停止。工作在海拔5 000米以上高原和水下100米的人，其精子的生成会受到抑制。刚转移到高原地带生活的男性会出现暂时性的精子减少。司机的精子数量减少与红细胞血氧饱和度有关。当然，这些情况都是暂时的。

67. 如何避免放射线的损伤

自X线发明以来，人们认识到，放射线会损伤精原细胞而减少精子的生成，这种损伤常致男性不育或引起精子染色体异常及婴儿出生缺陷。

损伤的精原细胞有时照样生成精子，但精子的脱氧核糖核酸密码已发生了变化，势必造成婴儿出生缺陷。

男性必须小心防范X线或电离辐射的接触，从事以下职业的男子，如放射科技术员、牙科医生，以及核工业部门的工作人员，都必须在睾丸部分穿上铅裙，同时带上证章以表明每日接触量。无论身体哪一部分接触X线，都必须要有切实的生殖器防护措施。

患有生殖器官肿瘤的患者在结束放射治疗后，应做常规精液分析。能杀灭病侧睾丸癌细胞的放射线剂量足以影响非放射侧睾丸。因此，尽管健康的睾丸在放疗时受到了保护，它们也似乎仍有精子生成，但往往精子有脱氧核糖核酸的损伤，此时切记要避孕。

68. 减肥不当是如何影响男性生殖健康的

研究表明,女性因为有维持正常月经周期的脂肪最小值,从而具备生殖能力。对于成年女性,脂肪的过度减少会不知不觉地造成停止排卵或症状明显的闭经。他们还发现女孩在月经初期前,体重猛长期间身体组织的最大变化是体内脂肪大量增加。成熟早和晚的女孩都平均增加了120%的脂肪(从5千克增加到11千克),而非脂肪体仅增加了44%。

脂肪同样也影响男性的生育能力。在对男性性功能的研究中发现,当热能摄入量减少,导致体重减轻、脂肪组织减少,首先会引起性欲减弱。随着体重的继续降低就会产生前列腺液的减少,并降低精子的活动与寿命。因此,脂肪组织太少会患有下丘脑功能失调,使体内性激素水平无论从数量、质量、寿命上都受到严重影响。应正确认识肥胖,过量减肥不仅影响体质,同时也会影响生殖能力。

69. 如何面对阳痿

阳痿是一种常见病。它被定义为不能充分勃起,所以在性交时持续的时间不到平时的1/4。传统认为阳痿通常与年龄大小相关。40岁以上的男性大约有2%的人存在这个问题,而且随着年龄的增长这个比例会越来越大。但是在1998年,芝加哥大学和罗伯特伍德约翰逊医学院的一份研究报告显示,阳痿在年轻人身上往往比想象的更常见。研究者同时还发现,18～29岁的男性中,阳痿患者占7%,30多岁的男性中占9%。40岁后阳痿会更常见。

大约20年前,人们还认为大多数阳痿是因为心理原因造成的。但现在大家认为大多数阳痿基于生理原因，所以就采用许多治疗方法。能否勃起取决于阴茎是否有足够的血液供应，于是就设计治疗方案来增加血液流通。阴茎勃起组织包括由脊髓神经控制的血管网。当血管组织扩张时，阴茎就会因大量血液的流入而变得坚挺，肌肉组织又能把血液固定在原地，这样就可以使阴茎持续坚挺。

任何血液循环和脊髓神经的损伤都有可能导致勃起失败。糖尿病、动脉粥样硬化（动脉上脂肪聚集）和脊髓神经损伤可以导致阳痿。缺乏锻炼、营养不良、饮酒过度也可能引起这方面的问题。某些药物治疗，特别是一些治疗高血压的药物都可以影响血液流通。

现在大约15%的阳痿是因为紧张、忧虑、人际关系等方面的心理因素造成的。几乎所有的男性都有过不能勃起的情况。勃起的能力高低是可以变化的，这取决于身体健康状况和心理状态。正如许多其他的健康问题一样，如果经常出现阳痿的话，就是一种病了。所以应该采取一些积极的治疗措施，而不仅仅只是担心。

治疗期间首先应该避免那些使血液循环和神经系统受到破坏从而导致阳痿的活动，如饮酒、摄入咖啡因、吸烟、长时间骑自行车，那些又硬又窄的车座会压迫阴茎血管。如果病人和病人的医生都怀疑所使用的处方药也可能是导致阳痿的原因，那么在医生的指导下可以选择其他的药物治疗方案。

接下来的治疗是针对睾丸的，应该让其保持低温。如果温度比常温高，睾丸产生精子的能力就会削弱。应该避免洗热水澡、桑拿、穿紧身裤或者自行车短裤。

当阳痿并不明显表现为生理方面的原因时，对夫妇双方同时进行心理治疗是有帮助的。治疗主要集中在以下方面：改善对性的态度、克服过去的一些精神障碍或创伤，以及加强性伴侣之间的交流。

真空罐经常用来在不用药物的情况下产生勃起。真空罐是一个适合阴茎大小的透明塑料圆柱体，将罐子套在阴茎上使之产生局部真空，将血液吸入阴茎。阴茎基部产生一种张力将血液聚集到阴茎内从而使勃起持续。常见不良反应有不适、疼痛、麻木和淤伤。

70. 精液不液化怎么办

精子在黏稠的不液化精液中活动力差，不利于精子的活动，也可以影响生育。人类的精囊产生一种能够凝固精液的物质，称为“凝固因子”。本来精液是以液体状态排出的，由于“凝固因子”的作用，使精液立即凝固呈胶冻状，经过10～20分钟后，精液才逐渐液化。精液的液化是由于前列腺分泌的多种酶所起的作用，如果缺乏这些酶，液化过程就受到影响。

前列腺炎等疾病是造成精液黏稠或不液化的主要原因。若查明患有前列腺炎者，可用抗生素治疗，如复方新诺明等。并可应用乙酰半胱氨酸、糜蛋白酶等药物。对不是由于感染引起的精液不液化症，可于性交前后于阴道内放置酶类药物，如α-淀粉酶、糜蛋白酶等，以溶解凝固的精液，使其中的精子能自由活动，通过子宫游到输卵管内与卵子结合而受精。

71. 精液量过少怎么办

一般情况下，正常男性的每次射精量为2～6毫升。每次射精量少于1毫升则称之为精液量过少；而每次射精量大于6毫升则称之为精液量过多。精液量异常在男性不育中约占2%，且主要为精液量过少。精液量过少的原因有生理性的及病理性的。

生理性精液过少，见于性生活频繁的男性，如有些夫妻每天性

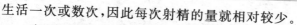

生活一次或数次，因此每次射精的量就相对较少。

病理性精液过少，主要是由于精囊炎或前列腺炎所致。研究表明，60%的精液由精囊腺分泌，25%的精液由前列腺分泌。当精囊腺或前列腺有炎症时，精液量的产生自然会减少，炎症同时也会使这2种腺体的开口堵塞，阻碍精液的排出，按摩精囊腺和前列腺可协助诊断。也有部分精液过少是由于睾丸功能不全或机体内分泌紊乱导致的。还有少数患者是由于尿道疾患如尿道狭窄、尿道憩室等，致使射精时精液不能完全排出。

要鉴别精液量过少是属于生理性的还是病理性的并不困难，可嘱患者停止性生活5～7天，如果性生活精液量骤增则说明是生理性精液过少，反之则为病理性的。若无性生活过频现象则可排除生理性原因。

精液量过少的治疗要针对病因有的放矢，如系精囊炎或前列腺炎所致，可抗感染治疗；如属睾丸功能不全或内分泌紊乱，则试用绒毛膜促性腺激素进行治疗；而尿道狭窄或尿道憩室则可施行手术治疗。

五、其他疗法

1. 什么是人工授精

人工授精就是把丈夫的或者供精者的精子，采用人工注射的方法送进女性生殖道内，以达到受孕目的的一种技术。是为男性原因造成不育的夫妇，能生养孩子的一种补救方法。

人工授精早在19世纪末已有记载。由于男性不育和男女双方因素不育在不孕症中占有相当的比例，人工授精现已成为重要治疗手段。但由于人工授精尤其是供精者人工授精涉及法律、道德、伦理等社会问题及遗传病、传染病发生等一系列问题，因此必须严格掌握，切莫滥用。

人工授精主要分两种：一是用丈夫的精液授精；另一种是供精者或冷冻库藏精液人工授精。对由于男性因素，女性子宫颈、免疫或不明原因的不孕症，可将精液洗涤后再行子宫腔内人工授精或腹腔内人工授精，或卵泡内直接授精。

2. 如何了解助孕的方法

对于不孕夫妇来说，有时稍施予一点助孕技术就可顺利地怀孕。人工授精是最为简单，也是最切实可行的助孕方法，适用于少精子症、子宫颈黏液异常的患者。人工授精应用于临床始于20世纪50年代，是用来解决不孕症的最古老的办法。

人工授精分为丈夫（配偶）精子的人工授精及供精者的人工授

精。具体办法是借助一根塑料管，避开阴道，直接将精液注入女方宫颈管周围或宫腔的方法。根据不育的病因不同，人工授精总的成功率与自然受孕的夫妇相同。

人工授精后常将一个塑料帽套在女方宫颈上，有的则通过其开口注入精子，这样精子就可在宫颈周围停留数小时，以便精子穿透宫颈黏液进入子宫。

人工授精因避开宫颈黏液，适用于宫颈局部存在抗精子抗体的患者，但增加了受精者感染和子宫收缩痛的危险，因而不主张常规选用。

选择人工授精的夫妇仍要记录基础体温，或应用排卵试纸测定尿中黄体生成素值，以便在月经中期，即排卵前行人工授精。超声检查和血化验也常用来预测排卵，但费用都很贵。无排卵或排卵不规律者，在人工授精期间可使用促排卵药。

3. 人工授精的精液为何要冷冻

人工授精离不开供精者提供的精液，精子质量如何是接受人工授精者最关心的问题。为什么用来做人工授精的精液要经过冷冻？这样与新鲜精液的妊娠率是否相同呢？

精液内不仅有精子，还是许多疾病的载体。许多性传播疾病的病原体，如引起淋病的淋球菌、引起艾滋病的人类免疫缺陷病毒等，都能借助于精液传播。20 世纪 80 年代初，人们就发现用新鲜精液进行人工授精很容易导致淋病的传播，于是有人提出用冷冻精液做人工授精。研究成果进一步揭示，男子感染艾滋病病毒后，要经过很长一段时间(最长达 3 年)才能通过血液检查发现，而在此之前已有病毒从精液中排出。此外，乙肝病毒也可能从精液中排出，而 1 个月至半年后化验室检查肝功能才表现出异常。此外，冷冻也便于精液的保存与使用。因为精液排出后，不经冷冻处理，精子在常温下会很快失去活力。

冷冻后是否会降低受孕率呢？研究表明，只要将每次用于授精的冷冻精子数目提高到3 000万～5 000万个，就可以获得与新鲜精液相同的妊娠率。

4. 人工授精的适应证有哪些

人工授精主要用于以下几种无自然受孕可能，又盼望生育者。

(1)精液异常：如少精症、精液黏稠过度或不液化。

(2)精子不能进入阴道：由于精神、神经及药物所致勃起功能障碍，不射精等；男方或女方生殖道异常。

(3)宫颈及黏液异常：如宫颈炎症及黏液中存在抗精子抗体等。

(4)其他：原因不明的不育症。

5. 夫精人工授精适用于哪些情况

“夫精人工授精”也有叫“自家人工授精”。其适应证有：少精症、严重的早泄、逆行射精、尿道下裂、精子凝集或精子密度高、精浆太稠或太稀等。通过实验室技术，对精液标本做分离、洗涤等处理，以获得最多、最好的精子标本用于夫精人工授精。

不孕症治疗专家要求患者到医院取精液标本，用手淫的办法将精液收集在消毒好的广口玻璃瓶中。精液标本首先放在显微镜下，观察精子的质量及形态，尽可能在半小时内注入女性体内。在家收集精液标本的患者也要求将精液装在广口玻璃瓶中，并将其贴近身体保持恒温，在1小时内送至专家办公室。

人工授精的操作酷似女性常规的妇科检查或脱落细胞检查。医生将窥阴器插入阴道，暴露宫颈，用注射器将精子注入宫颈管，

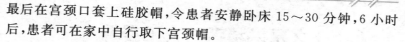

最后在宫颈口套上硅胶帽，令患者安静卧床15～30分钟，6小时后，患者可在家中自行取下宫颈帽。

男方精液质量正常，但因性交困难或因其他原因造成精液不能达到阴道内，如男子患有尿道上、下裂者，严重的阳痿、早泄、不射精症(包括逆行射精者)。这些病人的治疗较为容易，只要选好妻子的排卵期，此时收集丈夫的新鲜精液，行人工注入法就行了。需要说明的是对于逆行射精者，收取精液的方法复杂些。对于不能射精的，可用电按摩器采精法，取得丈夫精液，再进行人工授精。

男方精液质量不正常，这种病例最多。如果单纯是精子数量少，则将收集到的丈夫的精液用浓缩方法处理，增加单位体积精液中的精子密度，就可进行人工授精。如遇死精子多者，也可用浓缩方法提高受孕机会。对于精液量较少者，则可向子宫颈管内注入精液。

对于那些患精液不液化的男子，也可选用夫精授精法，只是不液化的精液需要预先进行处理。对于男方存在有自身抗精子抗体的，可先将精液洗涤，减少抗体后再做授精手术。

实施夫精人工授精因为是在夫妻间进行，这对于一般男性不育者是比较容易接受的。它可以实现男方当父亲的愿望，减少男女双方因不孕而产生的苦恼。当然行夫精人工授精时，医生要替患家保密，并要严格操作常规。

夫精人工授精的成功率与女方受孕条件有直接关系，也就是说精子与卵子的有效结合，是成功与否的关键。受孕是复杂的生理过程，完成这个过程的条件是女方卵巢发育好，且能排出正常成熟卵子；排出卵子能和进到输卵管内的精子结合成为受精卵；受精卵能在子宫腔内着床发育。因此，行夫精人工授精前对女方进行全面检查是必要的。从成功率与优生角度来考虑，女方年龄以不超过40岁为宜。

6. 什么是供精者的人工授精

供精者的人工授精适应证包括少精症、有遗传性疾病倾向、有毒性物质接触史（如二噁英）等，或双方均存在不育因素或 Rh 血型不合或长期不明原因的不孕症患者。

供精者的人工授精优点：①孩子至少与母亲有血缘关系。②精子库可以提供各种各样体格特征的供精者，以提供更多的与父亲外形特征相匹配的机会，如身高、体形、眼睛或头发的颜色及种族背景。③将供精者的精子冻存以备将来再次使用，这样同一患者可以拥有多个血缘关系相同的孩子。④在供精者的人工授精中采用的预筛查技术能排除多种遗传性疾病，如家族黑蒙性白痴等。

供精者的人工授精缺点：主要是夫妇双方不知道供精者是谁，是否做过多项筛查，尤其是捐献给私人小医院的供精者。大多数信誉好的精子库在各方面的检查中相对仔细认真些，但仍然没有完全的保证。尽管供精者的人工授精出生的孩子遗传性疾病的发生率比自然受孕者的低，但理论上还是认为随着供精者的人工授精的应用增加，孩子遗传性疾病的发生率会相应上升。接受供精者的人工授精的夫妇必须签字同意承担出生的孩子有异常的风险；同时还有性传播性疾病的交叉感染问题，其中包括艾滋病（HIV）等，因此进一步筛查供精者的性传播性疾病显得非常重要，以使其危险性降至最低程度。

此外还可发现，遗传性疾病的筛查费用很高，但任何一对夫妇都认为精子库或主治医生必须全面查清遗传学背景，包括遗传性疾病家族史，以及细胞染色体的分析。

对于接受供精者的人工授精的夫妇，索取一份供精者家族遗传史并不过分。主治医生必须要求供精者填写好遗传家族史表格。可以了解有关精子的来源和人工授精过程，谁是最具代表性的供精者，供精者的年龄有多大，做了哪些感染性疾病的筛查，精液是新鲜的还是冻存的(冷冻精液更便于筛查)。

医生也许更愿意采用精子库的冻存精子，因为它们有更多的优势，尤其是在检查或筛查方面做得更详尽，精子在冻存前，必须做全面的质量分析，以及性病检查(包括 HIV)和了解遗传性病史。使用冷冻精子的主要缺点是妊娠率较新鲜精液下降，新鲜精液在人工授精后可存活 48 小时，而冷冻精液的精子活力减小了，大约只能存活 24 小时。因此，确定排卵的时间(即人工授精的时间)显得尤为重要。研究表明，若排卵时间精确，冷冻精液人工授精的成功率将与新鲜精液相同。

7. 什么是试管婴儿

1978 年，一名叫路易斯·布朗的女“试管婴儿”在英国剑桥呱呱坠地，开辟了人类生殖史上的新纪元。随之，试管婴儿(IVF)这一新概念传遍全世界。

试管婴儿是将卵子从体内取出，使精子与卵子结合，受精卵发育成分裂球的过程，人为地在试管内进行。当胚胎发育成 2～8 个分裂球时，将这早早期的胚胎从试管中取出，移植入女性的子宫内发育成长。因为精子、卵子结合、发育的最初阶段是在试管中，故名为“试管婴儿”。试管婴儿技术主要有以下几个环节：刺激排卵；监测排卵；取卵和找卵；体外受精；胚胎移植；移植后处理。

医生通常会先给患者服用一种叫促性腺激素释放激素类似物的药物，这种药物可以暂时停止脑垂体分泌尿促卵泡素和黄体生成激素，一般情况下，这两种激素可以促使卵泡的发育。患者通常服用的是一系列低剂量促性腺激素释放激素类似物，叫肽激素。常用的两种药物分别是加尼瑞克和西曲瑞克，一般注射 1～2 次。

稍后，当这些药物发挥作用刺激卵泡时，再注射促卵泡激素和促黄体生成激素。这种技术可以对刺激卵巢和卵泡的过程施以更多的控制，从而促使多个卵泡和卵子同时发育。这样取卵子时，医生就可以在大多数的卵泡中发现成熟的卵子。

卵泡增大时，很容易通过超声波观察到，而且患者的激素水平也可以通过血液测试掌握。当超声波显示卵泡发育到可以释放成熟的卵子时，就应给患者注射人绒毛膜促性腺激素来引发排卵。一般在注射人绒毛膜促性腺激素后 36 小时就可以开始排卵，所以取卵的程序就安排在排卵前进行，这样就可以收集到最成熟的卵子了。

取卵过程在门诊就可以完成，只需静脉麻醉即可。在麻醉状态下，将一根长长的皮下注射式的针经阴道深入到卵巢，然后将卵子从卵巢中取出。在超声波的指引下，医生将针插入每一个成熟的卵泡内，然后轻轻地将卵子和它周围的液体吸出来，这个过程需 20～30 分钟。患者需要 1～2 个小时从麻醉状态中恢复，然后就可以回家了。在接下来的几天内，仍然会感到有些疲劳，由于麻醉的作用还会感觉稍有不适。

收集到卵子后，马上与对方的精子混合放置于实验室使之受精，如果是胞质内精子注射，那么需要将对方的精子注入卵子里。使受精卵保持温暖，并随时观察它是否分裂，这是发展成为胚胎的首要过程，这个过程通常持续 1～3 天。

如果受精卵正常分裂，3 天后每一个受精卵都会变为 4～8 个细胞的胚胎。下一个步骤就是将最健康的胚胎移植到子宫内，这个过程不需要麻醉。在显微镜下观察胚胎的健康状况，看它分裂成多少细胞，越多越好，以及是否对称。医生会将一个扩阴器放入患者阴道内，将子宫颈内的污物清除干净，然后将导管插入子宫颈内，胚胎和液体就装在导管内。注射器将这种液体和胚胎混合物慢慢地注入子宫内。这个过程不痛。稍后，患者需要躺下休息 30

～60分钟。回家后患者也需要休息至少1天，在1～2周内不要做任何剧烈的运动或者性交。

从卵巢中收集的卵子平均数为10个（主要取决于女性的年龄）。在这10个卵子中，通常会有6个在实验室受精并开始胚胎发育。如果患者年龄在35岁以下，一般将2个胚胎移植到子宫。如果年龄更大一些，就移植2～3个胚胎。所有被移植的胚胎都有可能着床并发育成胎儿，所以夫妇和他们的医生应该商量到底移植几个胚胎到子宫。但是，也有可能一个都没有着床。胚胎是否能够着床并进行正常发育取决于胚胎的质量。

试管婴儿是目前最复杂、最昂贵，也是最有争议的解决不孕的方法。然而，这项技术是有真正发展前途的，可被大多数用其他助孕方法失败的夫妇所采用。输卵管阻塞和子宫内膜异位症是体外受精的最佳适应证，但费用昂贵，且耗时长，成功率低，任何接受试管婴儿的夫妇都要有很强的风险意识。当然，该技术与其他的临床操作不同，几乎都是在实验室里完成的。要选择这种助孕技术，首先女性的卵巢功能必须正常，同时男性有存活的精子。若卵巢有瘢痕粘连，或输精管有问题，有必要通过显微外科手术整形，同时辅以促孕激素治疗。术前检查包括生育力的评估、各种感染的排除及精子的进一步分析。卵巢一定要能手术探及，必要时卵巢还需做腹腔镜评估，待检查齐全，体外受精才能开始。

导致许多夫妇不育的因素不止一个。通常说来，导致不育的因素越多，体外受精的成功率也就越小。比如，对患有子宫内膜异位症的不育妇女进行体外受精，如果导致该妇女不孕的惟一因素是子宫内膜异位的话，体外受精的成功率为31％。但是如果对方的精子也显示异常的话，成功率就下降为16％。对那些既有子宫内膜异位又有输卵管疾病的女性来说，体外受精的成功率仅为8％。对患有输卵管疾病的妇女的研究也证实了这一点。

在那些通过体外受精而怀孕的妇女当中，大约有20％的人会流产，宫外孕约占 5%。借助体外受精而诞生的婴儿中先天畸形的比例稍高于平均值。

8. 什么是配子输卵管内移植术

配子输卵管内移植术（GIFF）是指将成熟卵子（取自卵巢）与精子一起洗涤处理后，经腹腔镜直接植入自然受精的场所——输卵管。这种方法的一个优点是较受精卵宫腔种植成功率高。若受精卵经输卵管正常运行到宫腔，那么更有理由相信，子宫内膜的同步化已经就绪。

配子输卵管内移植术的腹腔镜术也可以在门诊完成，但需要全身麻醉。为了放置腹腔镜或其他的仪器，需要切开 3 个小切口。如果选择这种方法，那么腹部就会被充气膨胀，这样就可以将里面的器官分开，医生就可以看清楚卵巢和输卵管。运用细针穿刺将每个成熟卵泡内的卵子和周围液体吸出，在患者仍然是麻醉的状态下将吸出的卵子与液体分开，然后与放置在导管内清洗过的精子结合。同时，医生要确定患者的输卵管是否畅通健康。然后将这种结合体植入一个或两个输卵管内。腹部的切口用一针或两针缝合，在休息室休息几个小时后，就可以准备回家了。同样，在 2 周内要放松心情，同时避免剧烈的活动。如果腹部疼痛，或者是体内还有残留气体，这种气体通常会导致肩膀疼痛，那么就要去找医生，看是否需要服用一些镇痛药。事实上，在离开医院时最好向医生要一些镇痛的药物为宜。

在早期，当体外受精的成功率不高时，就选择其他的辅助生育技术。发明配子输卵管内移植术的专家发现，如果将卵子和精子尽可能早地植入有着自然环境的输卵管内，那么受孕率就可能提高。随着体外受精的成功率不断提高，这两种方法目前的成功率几乎一样。然而，使用配子输卵管内移植术的患者很少，主要是因

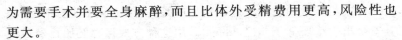

为需要手术并要全身麻醉，而且比体外受精费用更高，风险性也更大。

由于这项技术帮助精子越过阴道、宫腔及子宫，因此特别适用于少精、无精或精子运行障碍的患者。然而，其成功率仍较低，且这项技术仅限制在几个大的医疗中心进行，有待进一步研究及推广。尽管这样，配子输卵管内移植术仍不失为一个较试管婴儿更有希望的治疗方法。

9. 什么是受精卵植入输卵管受精

受精卵植入输卵管受精（ZIFT）也是在当时体外受精成功率不高，专家们为了寻求受孕的不同方法而发展起来的一种辅助生育技术。目前已经很少使用这种技术了，因为体外受精的怀孕率稳步提高，这两种方法的受孕成功率几乎等同。而受精卵植入输卵管受精需要两次手术，并要进行麻醉，对大多数妇女来说是难以接受的。因为需要两次手术，所以其费用要比输卵管内配子转移和体外受精都高。

和输卵管内配子转移技术一样，受精卵植入输卵管受精也要求有健康的输卵管。正如体外受精，第一个程序就是通过阴道取得卵子，然后与精子结合，监控 24 小时，直到受精开始。第二天的腹腔镜手术（需要几个小的切口）将胚胎植入一个或两个输卵管内，尽量减少胚胎在实验室放置的时间。受精卵植入输卵管受精手术，对医生的要求和患者身体恢复的时间与输卵管内配子转移完全一样。

按平均计，如果 6 个卵子受精并开始正常分裂，发展成为胚胎，而只有 2～3 个在辅助生育技术中能派上用场，那么其他的胚胎怎么办？在 20 世纪 80 年代，研究人员发现胚胎可以安全地冷冻，如果在几个月后植入母体子宫并在那里解冻，相当比例的胚胎会发育成为正常的胎儿。应该指出的是，由冷冻胚胎发育的胎儿，其安全出生率要低于非冷冻胚胎。用这种方式保存胚胎已经成为辅助生育技术中的一个重要部分，不过是否保存是由父母亲决定的。一些夫妇对这种做法欣然接受，而有的却不愿意。没有被保存的胚胎有的被遗弃，有的留作实验用，这也是由夫妇双方决定的，低质量的胚胎都被遗弃。

相对来说，在辅助生育技术中精子的用量不大。辅助生育技术克服了精子在到达卵子之前可能面临的许多风险。辅助生育技术的成功至少需要 30 万～50 万活跃的精子。如果男性的精子数量少，游动性不强或者不能穿透卵子，那么授精是不可能的。目前，胞质内精子注射术的出现使那些少精、无精或精子不能穿透卵子的男性做父亲成为可能。

10. 什么是胞质内精子注射术

如果感染控制和手术不能解决射精时精子太少、没有精子的问题，或者精子能力不够的问题时，目前一种新的技术可以解决男性不育问题。胞质内精子注射(ICSI)，即通过微注射将单个精子注入卵子，它可以使少精症或无精症的男性成为父亲。

如果精液中有精子但数量不足以通过正常的途径与卵子结合，则可以从精液中收集精子。如果射精时没有精子，则可通过针刺从附睾或睾丸中取得精子。如果还没成功的话，下一个步骤就是从睾丸内取出部分产精组织，以期从中取得精子。

针刺取精大约需要 30 分钟以上，如果泌尿科医生需要从产精组织中取精，那么整个过程需 1 个小时。这些手术在患者局部或全身麻醉下在门诊进行即可。取得精子以后，可以将一个精子注射到采集到的成熟卵子内，将受精卵放入培养基中就可发展成为胚胎。

针刺取精后，患者可以很快从麻醉状态下恢复，其不良反应很小，但在接下来的一两天内会有一些疼痛和不适。用冰块敷可减少发炎的机会。1 周内尽量避免重体力活动，1 个月之内尽量不做力气活，如搬运工作。

胞质内精子注射术使几乎所有患有少精症的男子都有足够的精子注入卵子。在精液中根本没有精子的患者当中，其睾丸组织内含有精子的约占 50％。

研究显示，尝试运用胞质内精子注射术的成功率分别是 33％和 42％。胞质内精子注射术在目前被认为是治疗严重男性不育症的一项领先技术。怀孕成功率主要取决于受精卵子的数量和质量。

虽然胞质内精子注射术可以使那些渴望孩子的不育症患者获得希望，但这种技术并非没有风险。如果是因为基因的原因而缺乏精子，那么父亲有可能将此病遗传给儿子。在患有精子缺乏症的男性中，Y 染色体的基因缺失导致不育的比例为 15％～20％。Y 染色体决定男性性别，Y 染色体基因缺失的男性所生的男婴长大后会像他父亲一样患有不育症。女儿则无这种风险，因为她继承了父亲的 X 染色体而非 Y 染色体。Y 染色体基因缺失是自发的，在胞质内精子注射术技术出现之前，患有该病的男性因不能生育故不会将该缺失基因传递给下一代。

胞质内精子注射术有可能将基因缺失遗传给男性婴儿，患有这种基因缺失的男性婴儿长大后利用胞质内精子注射术也可以生育孩子。

如果男性不育症患者有正常的睾丸，但射精时却没有精子，那么他出生时没有输精管的可能性较小(1％～2％)，这种情况也可以尝试胞质内精子注射术。生来就没有输精管的男性大多数同时也携带囊性纤维变性的基因。患这种疾病的男性通常在成年前就会死亡。携带这种基因但无此疾病的男性，如果他的配偶也携带这种基因,则有可能将这种基因遗传给下一代。

11. 试管婴儿主要适用于哪些不孕症

试管婴儿技术主要适用于以下原因造成的不孕症患者:①输卵管因素造成的不孕,如输卵管闭塞、积水、粘连等。②原因不明的不孕症,包括部分免疫性不孕、妇女体内存在抗精子抗体及异常宫颈因素等。③男性因素导致的不孕,如精液异常、少精或无精子等造成的不孕。④子宫内膜异位症,经药物或手术治疗后仍不能受孕。⑤夫妇双方有一方生殖细胞缺如或有某种遗传病。⑥多次用丈夫精液人工授精(AIH)或用供精者精液人工授精(AID)失败。⑦卵巢发育不良、早衰、使用供者卵子受精。

试管婴儿(体外授精然后再移植到子宫内的技术)操作起来并不简单,关键在于:①必须准确判断母体排卵时间,以及安全无损伤的获取成熟卵子。②必须创造一个适合卵子和精子在体外能够很好的结合与成活的条件,也就是要体外授精并孕育 3 天左右。③必须具有高超的技术、准确无误地把受精卵重新种植到母体的子宫内膜上。其中任何一步都需要先进的科学技术,不能滥用。

体外授精与胚胎移植的条件:①女方年龄小于 40 岁,身体健康且能妊娠。②女方子宫腔基本正常,子宫内膜有生理性周期变化。③男女双方无精神病史。④盆腔有炎症粘连者应做腹腔镜检查,至少有一侧卵巢可达到采卵的进路。

12. 哪些人不适合做试管婴儿

(1)女方有重要的脏器功能异常,如心脏、肝脏、肾脏疾病等而不能经受妊娠及分娩。

(2)女方患有急性或慢性活动性传染性疾病、急性感染性疾病。

(3)女方有卵巢、子宫或乳腺恶性肿瘤,不能接受胚胎移植、着床、生长。

13. 做试管婴儿的费用是多少

做试管婴儿的费用一般包括两大部分。一部分是促排卵药物的费用,由于使用进口药和国产药的不同,可造成费用差别很大,范围在 3 000～20 000 元不等,一般花费在 5 000～10 000 元。另外,年龄越大,用药量越大,费用也就越高。另一部分是手术及实验室操作费用,这部分的费用因不同的治疗方法而不同。一般约 1 万元左右。总的花费在 1 万多至 3 万多元不等。

14. 试管婴儿的成功率如何

正常育龄妇女(非不孕症)1 个月受孕的机会约为 20%,世界卫生组织将不孕症的定义时间为 1 年。不孕症治疗的成功率在不同的医院有所差别。在国内,一般进行试管婴儿治疗的患者每一次治疗(每一个月经周期)的成功率为 20%～40%,与正常育龄妇女的受孕率相似。

15. 影响试管婴儿成功率的因素有哪些

(1)女方因素:女方年龄即卵细胞年龄较大,超过 35 周岁时,其卵细胞储备明显减少,卵细胞质量明显下降,显著影响试管婴儿的妊娠率。

(2)男方因素:主要指精子的质量,尤其是当精子活力≤4%时,或畸形精子比例≥60%时,试管婴儿的成功率将显著降低。另外，若精子密度≤每毫升 500 万时，行常规试管婴儿则几乎没有成功的可能。

(3)不孕原因影响：不同病因的患者行试管婴儿的妊娠率不尽相同，如单纯因双侧输卵管梗阻引起的不孕，其成功率较高。而女性年龄≥35 岁或严重的精液异常等，其成功率较低。

(4)诱发超排卵影响：卵巢对药物的反应性不同，卵泡的数量、大小及发育速率等均影响其成功率。

(5)实验室环境及操作的影响：实验室的培养系统、环境条件(如温度、湿度)及清洁度等，人工操作过程的熟练程度及精确性等，可能对卵细胞、精子及胚胎产生不良影响，从而影响其妊娠率。

16. 试管婴儿的治疗过程是怎样的

(1)诱发超排卵：正常女性在自然状态下每个月经周期只排一个卵，通过药物可获得多个卵泡的发育和成熟，增加手术取卵及体外受精等过程的成功率，此过程即诱发超排卵。

(2)监测卵泡发育及确定取卵时间：为评估卵巢刺激效果与决定取卵时间，一般超排卵用药 3 天后，做阴道 B 超监测卵泡的发育情况，配合尿黄体生成素及血雌激素水平检查，调整药量并确定取卵时间。卵泡成熟当晚注射人绒毛膜促性腺激素 10 000 国际单位，34～36 小时后取卵。

(3)取卵：在阴道 B 超的引导下经过后穹隆穿刺，吸出卵子，并将卵子移到培养液中培养 3～6 小时后受精。基本无创伤。

(4)精子优化处理：对精液进行优化处理，筛选活动力强、受精能力优良的精子。应在排卵日同时留取精液。

(5)体外受精及早期胚胎培养：取卵后 3～6 小时卵细胞经优化处理的精子按一定的数量比例放在培养液内培养，使其在体外受精。若受精卵形成且发育正常，将其转移到含生长液的培养皿内继续培养，1～3 天后就可进行胚胎移植。

(6)胚胎移植：将发育良好的胚胎通过移植导管重新放回子宫腔，以利于胚胎能在子宫腔内顺利着床和继续生长发育。移植后平卧 2～4 小时，24～48 小时内避免剧烈活动。

(7)移植后的管理：移植后给予黄体酮或人绒毛膜促性腺激素，促进黄体细胞的增生，促进孕激素的合成和分泌，支持黄体功能。2 周后检查有无妊娠，如妊娠则需用满 3 个月。

(8)试管婴儿需要多长时间：首先进行常规检查，确定是否做试管婴儿。若确定做则在月经前一周开始用药至月经来潮。在月经后 2～3 天，开始用促排卵药，平均用药 10 天。待卵泡成熟后取卵，2～5 天后将胚胎移植进子宫腔。在用黄体酮 2 周后即可检查出有无妊娠，前后共需 45 天左右。需要经常就诊的时间为月经后 2～3 周。

17. 高科技人工助孕为什么要防多胞胎

高科技人工助孕技术圆了不少不孕夫妇做父母的梦。据不完全统计，自我国首例试管婴儿降生以来，11 年间全国有 2 000 多名“试管婴儿”降生，其中有双胞胎、三胞胎，甚至五胞胎。由于目前人们认识上的误区，认为“试管婴儿”多胎是好事，专家建议应谨防科技助孕产生多胞胎，尽早规范管理“试管婴儿”的出生。

在体外授精胚胎移植过程中，为提高妊娠成功率，医生往往将多个胚胎送回孕妇子宫，这就增加了多胎妊娠的几率。以双胞胎为例，“试管婴儿”人工助孕妊娠成功率为 40%，大大高于正常妊娠的几率。这种科技助孕导致的“试管婴儿”多胞胎现象值得重视。

据报道，北京、重庆、上海、浙江、辽宁、山西等地都有三胎以上的多胞胎“试管婴儿”降生。如不限制出生“试管婴儿”多胞胎，将影响到控制全国人口数量，而且从优生学角度讲，多胞胎孕妇易早产、引发妊娠并发症，还会减少新生儿的存活机会，并使早产儿的发育与正常儿童相比处于劣势。

人工助孕技术导致多胞胎妊娠，在国际上被公认为失败。随着我国生殖医学的研究不断与世界生殖医学前沿接轨，越来越多的医学界人士已认识到，人工助孕技术导致的多胞胎妊娠现象并不代表高科技。

附　录

我国卫生部审核批准的开展人类辅助生殖技术机构和设置人类精子库机构

自2001年我国卫生部颁布《人类辅助生殖技术管理办法》和《人类精子库管理办法》以来，卫生部先后公布了《人类辅助生殖技术规范、基本标准和伦理原则》《人类辅助生殖技术与人类精子库评审、审核和审批管理程序》等有关规定，卫生部组织专家对各省(区、市)卫生厅、局审核申报拟开展人类辅助生殖技术和设置人类精子库的机构进行了评审。截至2007年12月31日，按照规定条件，共审核批准了102家机构开展人类辅助生殖技术，10家机构设置人类精子库。

批准开展人类辅助生殖技术机构

1. 北京市

(1)北京大学第三医院：正式运行常规体外受精-胚胎移植、卵胞浆内单精子显微注射、植入前胚胎遗传学诊断、供精人工授精技术。

(2)北京妇产医院：正式运行常规体外受精-胚胎移植、卵胞浆内单精子显微注射技术。

(3)北京协和医院：正式运行常规体外受精-胚胎移植、卵胞浆内单精子显微注射技术。

(4)北京大学人民医院：正式运行常规体外受精-胚胎移植、卵胞浆内单精子显微注射技术。

(5)北京大学第一医院:试运行常规体外受精-胚胎移植、卵胞浆内单精子显微注射技术。

(6)北京家恩德运医院:正式运行常规体外受精-胚胎移植、卵胞浆内单精子显微注射技术。

(7)国家计划生育生殖健康技术服务中心:试运行供精人工授精技术。

2. 天津市

(1)天津市中心妇产医院:正式运行常规体外受精-胚胎移植、卵胞浆内单精子显微注射技术。

(2)天津医科大学总医院:正式运行常规体外受精-胚胎移植、卵胞浆内单精子显微注射技术。

3. 河北省

(1)河北医科大学第二医院:正式运行常规体外受精-胚胎移植、卵胞浆内单精子显微注射技术。

(2)河北医科大学第四医院:正式运行常规体外受精-胚胎移植、卵胞浆内单精子显微注射技术。

(3)石家庄市妇产科医院:试运行常规体外受精-胚胎移植、卵胞浆内单精子显微注射技术。

4. 山西省

(1)山西省妇幼保健院:试运行常规体外受精-胚胎移植、卵胞浆内单精子显微注射技术。

(2)太原市中心医院:试运行常规体外受精-胚胎移植、卵胞浆内单精子显微注射技术。

5. 辽宁省

(1)沈阳市妇婴医院:正式运行常规体外受精-胚胎移植、卵胞浆内单精子显微注射技术。

(2)沈阳二〇四医院:正式运行常规体外受精-胚胎移植、卵胞浆内单精子显微注射、供精人工授精技术。

(3)沈阳东方医疗集团菁华医院:正式运行常规体外受精-胚胎移植、卵胞浆内单精子显微注射、供精人工授精技术。

(4)大连市妇产医院:正式运行常规体外受精-胚胎移植、卵胞浆内单精子显微注射技术;试运行供精人工授精技术。

(5)中国医科大学附属第二医院:正式运行常规体外受精-胚胎移植、卵胞浆内单精子显微注射技术;试运行供精人工授精技术。

6. 黑龙江省

哈尔滨医科大学附属第一医院:试运行常规体外受精-胚胎移植、卵胞浆内单精子显微注射技术。

7. 上海市

(1)上海中国福利会和平妇幼保健院:正式运行常规体外受精-胚胎移植、卵胞浆内单精子显微注射技术。

(2)上海交通大学医学院附属瑞金医院:正式运行常规体外受精-胚胎移植、卵胞浆内单精子显微注射技术。

(3)上海交通大学医学院附属仁济医院:正式运行常规体外受精-胚胎移植、卵胞浆内单精子显微注射技术;试运行供精人工授精技术。

(4)上海集爱遗传与不育诊疗中心:正式运行常规体外受精-胚胎移植、卵胞浆内单精子显微注射技术。

(5)上海交通大学医学院附属第九人民医院:正式运行常规体外受精-胚胎移植、卵胞浆内单精子显微注射技术。

(6)上海市第一妇婴保健院:正式运行常规体外受精-胚胎移植、卵胞浆内单精子显微注射技术。

8. 江苏省

(1)江苏省人民医院:正式运行常规体外受精-胚胎移植、卵胞浆内单精子显微注射、供精人工授精技术;试运行植入前胚胎遗传学诊断技术。

(2)南京市鼓楼医院:正式运行常规体外受精-胚胎移植、卵胞浆内单精子显微注射技术;试运行供精人工授精技术。

(3)南京市妇幼保健院:正式运行常规体外受精-胚胎移植、卵胞浆内单精子显微注射技术。

9. 浙江省

(1)浙江大学医学院附属妇产科医院:正式运行常规体外受精-胚胎移植、卵胞浆内单精子显微注射技术、供精人工授精技术、植入前胚胎遗传学诊断技术。

(2)浙江大学附属邵逸夫医院:正式运行常规体外受精-胚胎移植、卵胞浆内单精子显微注射技术。

(3)温州医学院附属第一医院:正式运行常规体外受精-胚胎移植、卵胞浆内单精子显微注射技术。

(4)宁波市妇女儿童医院:正式运行常规体外受精-胚胎移植、卵胞浆内单精子显微注射技术。

(5)金华市人民医院:试运行常规体外受精-胚胎移植、卵胞浆内单精子显微注射技术。

(6)温州医学院附属第二医院:试运行常规体外受精-胚胎移植、卵胞浆内单精子显微注射技术。

(7)嘉兴市妇幼保健院:试运行常规体外受精-胚胎移植、卵胞浆内单精子显微注射技术。

10. 安徽省

(1)安徽医科大学第一附属医院:正式运行常规体外受精-胚胎移植、卵胞浆内单精子显微注射技术;试运行供精人工授精技术。

(2)安徽省立医院:试运行常规体外受精-胚胎移植、卵胞浆内单精子显微注射技术。

11. 福建省

(1)福建省妇幼保健院:正式运行常规体外受精-胚胎移植、卵胞浆内单精子显微注射、供精人工授精技术。

(2)南京军区福州总医院：正式运行常规体外受精-胚胎移植、卵胞浆内单精子显微注射技术。

(3)解放军一七四医院：试运行常规体外受精-胚胎移植、卵胞浆内单精子显微注射技术。

12. 江西省

(1)江西医学院第一附属医院：正式运行常规体外受精-胚胎移植技术；试运行卵胞浆内单精子显微注射技术。

(2)江西省妇幼保健院：正式运行常规体外受精-胚胎移植技术；试运行卵胞浆内单精子显微注射技术。

13. 山东省

(1)山东省立医院：正式运行常规体外受精-胚胎移植、卵胞浆内单精子显微注射、供精人工授精技术。

(2)青岛市妇女儿童医疗保健中心：正式运行常规体外受精-胚胎移植技术、卵胞浆内单精子显微注射技术。

(3)山东中医药大学第二附属医院：正式运行常规体外受精-胚胎移植技术、卵胞浆内单精子显微注射技术。

(4)烟台市毓璜顶医院：试运行常规体外受精-胚胎移植、卵胞浆内单精子显微注射技术。

14. 河南省

(1)郑州大学第一附属医院：正式运行常规体外受精-胚胎移植、卵胞浆内单精子显微注射技术、胚胎移植前遗传学诊断、供精人工授精技术。

(2)河南省人民医院：正式运行常规体外受精-胚胎移植、卵胞浆内单精子显微注射技术。

(3)郑州大学第三附属医院：试运行常规体外受精-胚胎移植、卵胞浆内单精子显微注射技术。

(4)郑州大学第二附属医院：试运行常规体外受精-胚胎移植、

卵胞浆内单精子显微注射技术。

15. 湖北省

(1)华中科技大学同济医学院附属同济医院:正式运行常规体外受精-胚胎移植、卵胞浆内单精子显微注射技术。

(2)十堰市人民医院:正式运行常规体外受精-胚胎移植;试运行卵胞浆内单精子显微注射技术。

(3)湖北省妇幼保健院:正式运行常规体外受精-胚胎移植、卵胞浆内单精子显微注射技术。

(4)武汉大学人民医院:正式运行常规体外受精-胚胎移植、卵胞浆内单精子显微注射技术。

(5)华中科技大学同济医学院生殖医学中心:正式运行供精人工授精技术。

(6)华中科技大学同济医学院附属协和医院:试运行常规体外受精-胚胎移植、卵胞浆内单精子显微注射技术。

(7)荆州市中心医院:试运行常规体外受精-胚胎移植、卵胞浆内单精子显微注射技术。

(8)三峡大学仁和医院:试运行常规体外受精-胚胎移植、卵胞浆内单精子显微注射技术。

16. 湖南省

(1)中信湘雅不孕与遗传专科医院:正式运行常规体外受精-胚胎移植、卵胞浆内单精子显微注射技术、植入前胚胎遗传学诊断、供精人工授精技术。

(2)中南大学湘雅医院:正式运行常规体外受精-胚胎移植、卵胞浆内单精子显微注射技术、植入前胚胎遗传学诊断。

(3)湖南省妇幼保健院:试运行常规体外受精-胚胎移植、卵胞浆内单精子显微注射技术。

(4)郴州市第一人民医院:试运行常规体外受精-胚胎移植、卵胞浆内单精子显微注射技术。

17. 广东省

(1)中山大学附属第一医院:正式运行常规体外受精-胚胎移植、卵胞浆内单精子显微注射技术、植入前胚胎遗传学诊断。

(2)广州市第二人民医院:正式运行常规体外受精-胚胎移植、卵胞浆内单精子显微注射技术。

(3)广东省妇幼保健院:正式运行常规体外受精-胚胎移植、卵胞浆内单精子显微注射技术。

(4)中山大学附属第二医院:正式运行常规体外受精-胚胎移植、卵胞浆内单精子显微注射技术。

(5)珠海市妇幼保健院:正式运行常规体外受精-胚胎移植、卵胞浆内单精子显微注射技术。

(6)南方医科大学南方医院:正式运行常规体外受精-胚胎移植、卵胞浆内单精子显微注射技术。

(7)深圳罗湖区人民医院:试运行常规体外受精-胚胎移植、卵胞浆内单精子显微注射技术。

(8)北京大学深圳医院:正式运行常规体外受精-胚胎移植、卵胞浆内单精子显微注射技术。

(9)广东省计划生育专科医院:正式运行供精人工授精技术。

(10)中山市博爱医院:试运行常规体外受精-胚胎移植、卵胞浆内单精子显微注射技术。

(11)佛山市妇幼保健院:试运行常规体外受精-胚胎移植、卵胞浆内单精子显微注射技术。

(12)江门市中心医院:试运行常规体外受精-胚胎移植、卵胞浆内单精子显微注射技术。

18. 广西壮族自治区

(1)广西医科大学第一附属医院:正式运行常规体外受精-胚胎移植、卵胞浆内单精子显微注射技术。

(2)广西南宁市第二人民医院:正式运行常规体外受精-胚胎

移植、卵胞浆内单精子显微注射技术、供精人工授精技术。

(3)广西壮族自治区人口和计划生育研究中心:正式运行常规体外受精-胚胎移植、卵胞浆内单精子显微注射技术。

(4)广西壮族自治区妇幼保健院:试运行常规体外受精-胚胎移植、卵胞浆内单精子显微注射技术。

(5)柳州市妇幼保健院:试运行常规体外受精-胚胎移植、卵胞浆内单精子显微注射技术。

(6)广西壮族自治区人民医院:试运行常规体外受精-胚胎移植、卵胞浆内单精子显微注射技术。

19. 海南省

海南医学院附属医院:正式运行常规体外受精-胚胎移植、卵胞浆内单精子显微注射技术、供精人工授精技术。

20. 四川省

(1)四川大学华西第二医院:正式运行常规体外受精-胚胎移植、卵胞浆内单精子显微注射技术、供精人工授精技术。

(2)成都市锦江区妇幼保健院:正式运行常规体外受精-胚胎移植、卵胞浆内单精子显微注射技术。

(3)四川省人民医院:试运行常规体外受精-胚胎移植、卵胞浆内单精子显微注射技术。

(4)四川生殖学院附属医院:正式运行常规体外受精-胚胎移植、卵胞浆内单精子显微注射技术。

21. 重庆市

(1)重庆市妇产科医院生殖与遗传研究所:正式运行常规体外受精-胚胎移植、卵胞浆内单精子显微注射技术、胚胎移植前遗传学诊断、供精人工授精技术。

(2)重庆医科大学附属第一医院:试运行常规体外受精-胚胎移植、卵胞浆内单精子显微注射技术。

22. 贵州省

(1)贵阳市妇幼保健院:正式运行常规体外受精-胚胎移植、卵胞浆内单精子显微注射技术。

(2)遵义医学院附属医院:正式运行常规体外受精-胚胎移植、卵胞浆内单精子显微注射技术。

(3)贵阳医学院附属医院:正式运行常规体外受精-胚胎移植、卵胞浆内单精子显微注射技术。

23. 云南省

(1)云南省第一人民医院:正式运行常规体外受精-胚胎移植、卵胞浆内单精子显微注射技术、供精人工授精技术。

(2)昆明医学院第二附属医院:正式运行常规体外受精-胚胎移植、卵胞浆内单精子显微注射技术。

24. 陕西省

(1)第四军医大学唐都医院:正式运行常规体外受精-胚胎移植、卵胞浆内单精子显微注射技术。

(2)西安市第四医院:正式运行常规体外受精-胚胎移植、卵胞浆内单精子显微注射技术。

(3)陕西省妇幼保健院:正式运行常规体外受精-胚胎移植、卵胞浆内单精子显微注射技术。

25. 甘肃省

(1)兰州大学第一医院:正式运行常规体外受精-胚胎移植、卵胞浆内单精子显微注射技术;试运行供精人工授精技术。

(2)甘肃省妇幼保健院:正式运行常规体外受精-胚胎移植、卵胞浆内单精子显微注射技术。

26. 青海省

青海省人民医院:试运行常规体外受精-胚胎移植、卵胞浆内单精子显微注射技术。

27. 宁夏回族自治区

银川市妇幼保健院:试运行常规体外受精-胚胎移植、卵胞浆内单精子显微注射技术。

28. 新疆维吾尔自治区

(1)新疆佳音医院:正式运行常规体外受精-胚胎移植、卵胞浆内单精子显微注射技术。

(2)新疆医科大学第一附属医院:试运行常规体外受精-胚胎移植、卵胞浆内单精子显微注射技术。

批准设置人类精子库的机构

1. 中信湘雅不孕与遗传专科医院。

2. 江苏省人民医院。

3. 广东省计划生育专科医院。

4. 上海交通大学医学院附属仁济医院。

5. 浙江省计划生育科学技术研究所。

6. 国家人口和计划生育委员会科学技术研究所。

7. 山东省立医院。

8. 山西省计划生育科学研究所附属医院。

9. 河南省妇幼保健院(试运行)。

10. 重庆计划生育科学研究所附属医院精子库。该机构2001年11月获得批准,后由于其在精子采集、存储和对外提供等方面存在严重技术和管理问题,被责令停止对外供精并进行整改。

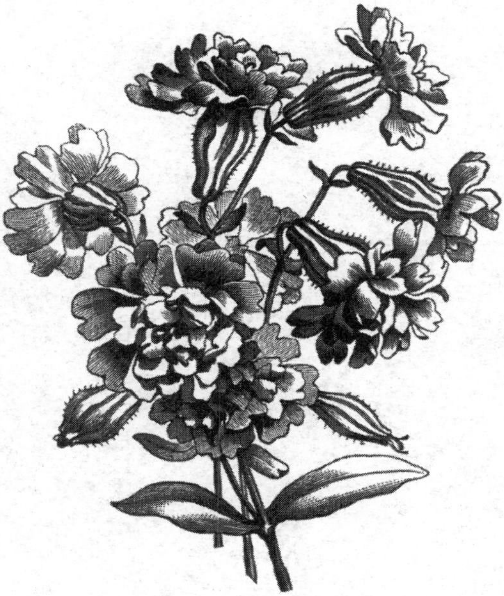